J. Schönbeck

Physiotherapie Schulter

Dieses Buch ist meiner Familie gewidmet, insbesondere meiner verstorbenen Mutter Jutta, die im ersten Beruf ebenfalls Physiotherapeutin war.

Jens Schönbeck

Physiotherapie Schulter

Konservative und postoperative Rehabilitation

1. Auflage

ELSEVIER
URBAN & FISCHER

URBAN & FISCHER München

Zuschriften an
Elsevier GmbH, Urban & Fischer Verlag, Hackerbrücke 6, 80335 München

Wichtiger Hinweis für den Benutzer
Die Erkenntnisse in der Physiotherapie und Medizin unterliegen laufendem Wandel durch Forschung und klinische Erfahrungen. Der Autor dieses Werkes hat große Sorgfalt darauf verwendet, dass die in diesem Werk gemachten therapeutischen Angaben (insbesondere hinsichtlich Indikation, Dosierung und unerwünschter Wirkungen) dem derzeitigen Wissensstand entsprechen. Das entbindet den Nutzer dieses Werkes aber nicht von der Verpflichtung, anhand weiterer schriftlicher Informationsquellen zu überprüfen, ob die dort gemachten Angaben von denen in diesem Werk abweichen und seine Entscheidungen in eigener Verantwortung zu treffen.
Geschützte Warennamen (Warenzeichen) werden in der Regel besonders kenntlich gemacht (®). Aus dem Fehlen eines solchen Hinweises kann jedoch nicht automatisch geschlossen werden, dass es sich um einen freien Warennamen handelt.

Bibliografische Information der Deutschen Nationalbibliothek
Die Deutsche Nationalbibliothek verzeichnet diese Publikation in der Deutschen Nationalbibliografie; detaillierte bibliografische Daten sind im Internet über http://www.d-nb.de/ abrufbar.

26 27 28 29 7 6 5 4

Um den Textfluss nicht zu stören, wurde bei Patienten und Berufsbezeichnungen die grammatikalisch maskuline Form gewählt. Selbstverständlich sind in diesen Fällen immer Frauen und Männer gemeint.

Planung: Marcel Fischer, Rainer Simader
Lektorat: Petra Eichholz, Susanne Szczepanek
Redaktion: Ulrike Kriegel, München
Herstellung: Kerstin Wilk, Leipzig; Christine Kosel, München
Satz: abavo GmbH, Buchloe/Deutschland; TnQ, Chennai/Indien
Druck und Bindung: Rodona Industria Gráfica, S.L., Pamplona/Spanien
Umschlaggestaltung: SpieszDesign, Neu-Ulm
Titelfotografie: colourbox.com

ISBN Print 978-3-437-58760-3
ISBN e-Book 978-3-437-59623-0

Aktuelle Informationen finden Sie im Internet unter **www.elsevier.de** und **www.elsevier.com**

Vorwort

Die Schulterregion mit ihren Gelenken und Strukturen ist eine sehr komplexe Funktionseinheit. Ein gutes Zusammenspiel von verschiedenen Gelenken sowie der humeruskopfzentrierenden und schulterführenden Muskulatur ist entscheidend. Bedingt durch die Vielzahl der aufeinander abgestimmten Bewegungsabläufe, die in ➤ Kap. 1 „Der Schultergürtel – Anatomische Grundlagen" eingehend erläutert werden, kann es zu sehr vielschichtigen Krankheitsbildern und Funktionsstörungen der Schulter kommen. Häufig beginnen die Probleme mit einer solitären Läsion, zum Beispiel einer Rotatorenmanschettenmuskelverletzung, hervorgerufen durch einen Sturz oder ein plötzliches Ziehen am Arm. In der Folge kann es zu einer Dezentrierung des Humeruskopfes kommen. Diese wiederum kann durch die unphysiologische Belastung der Gelenkflächen langfristig zu einer Arthrose führen. Gleichzeitig könnte aber auch ein Impingementsyndrom oder durch die fehlende muskuläre Stabilisierung eine habituelle Luxationstendenz des Schultergelenks entstehen. Aus einer einfachen Verletzung kann sich also mit der Zeit ein multifaktorielles Geschehen ergeben. Im schlimmsten Fall würde eine einfache, solitäre Muskelverletzung am Ende sogar eine prothetische Versorgung der Schulter nötig machen.

Physiotherapeuten sollten sich angesichts dieser Komplexität bewusst sein, dass es Verletzungen an der Schulter gibt, die mit Therapiemaßnahmen positiv beeinflussbar sind, aber nicht in jedem Fall aus der Welt geschafft werden können. So wird etwa ein durch eine Vernarbung des M. supraspinatus hervorgerufenes Impingementsyndrom zwar kurzfristig gelindert, aber dennoch hin und wieder auftreten. Auch eine durch Verletzung der Rotatorenmanschettenmuskulatur hervorgerufene Subluxationstendenz der Schulter wird zwar durch eine bessere Koordination der verbleibenden Muskeln stabilisiert werden können, aber dennoch fehlt in bestimmten Bewegungsbereichen eine gewisse muskuläre Führung. Die konsequente Vermeidung einer gefährdenden Gelenkposition ist aber zum Beispiel für einen Handwerker häufig nicht möglich.

Wichtig für uns Therapeuten ist daher neben dem „handwerklichen" Know How vor allem auch eine realistische Einschätzung der Erfolgsaussichten unserer Therapie beim speziellen Krankheitsbild. Aus meiner Sicht ist es auch Aufgabe eines Therapeuten, dem Patienten weiterführende Therapiemaßnahmen zu empfehlen. Gleichzeitig kommt es bei vielen Krankheitsbildern der Schulter auf den rechtzeitigen Einsatz bestimmter Maßnahmen an. Vielen Patienten ist bereits mit einer kurzfristigen Beschwerdefreiheit geholfen, so dass unser Therapieerfolg in diesen Fällen die gesteigerte Zufriedenheit des Patienten ist.

Die Idee zum vorliegenden Buch ist ursprünglich auf den Wunsch vieler meiner Kursteilnehmer zurückzuführen. Seit 2001 gebe ich an verschiedenen Fortbildungsakademien Kurse zum Thema „Konservative und operative Schultertherapie". Viele der Kursteilnehmer wünschten sich ein Nachschlagewerk zur Nachbereitung des Kurses. Insbesondere eine reiche Bebilderung war ihnen wichtig.

Ich hoffe, dass es mir gelungen ist, mit diesem Buch meinen ehemaligen Kursteilnehmern und allen anderen an diesem Thema interessierten Therapeuten Hinweise, Hilfen oder Anregungen für ihre Therapieplanung zu geben.

Aufgrund meiner Erfahrungen als Dozent und als Ergebnis der Gespräche mit den Kursteilnehmern war es mir ein besonderes Anliegen, ein praxisbezogenes Buch zu schreiben – mit Hinweisen zu effektiven Therapiemaßnahmen und strukturiertem Rehabilitationsaufbau. Daher werden in der Therapie besonders zu beachtende Hinweise im Text deutlich hervorgehoben.

An dieser Stelle möchte ich mich für den regen fachlichen Austausch bei den Herren Prof. Dr. med. Werner Kasper, Dr. med. Andreas Margies, Dr. med. Martin Neu und Werner Scheck bedanken. Durch ihre Erläuterungen etwa zu Operationsverfahren und möglicher postoperativer Belastbarkeit der Strukturen sowie auch die gemeinsame Abstimmung der therapeutischen Maßnahmen konnte ich die Schultertherapie immer weiter spezifizieren und verfeinern.

Ich möchte mich auch bei allen Patienten bedanken, die sich für die Patientenbilder zur Verfügung gestellt haben. Ohne ihre freundliche Unterstützung könnte ich den Lesern sehr viel weniger anschaulich machen. Auch mein ehemaliger Kollege und guter Freund Ralf Kaube hat einen immensen Anteil an diesem Buch. Häufig haben wir therapeutische Möglichkeiten, neue Behandlungsansätze und Ideen diskutiert. Er hat dankenswerterweise eine Menge seiner Freizeit „geopfert" und sich an mehreren Wochenenden für die Grifftechnikbilder zur Verfügung gestellt.

Diese zeitaufwändige Arbeit ist nur durch meine geduldige Familie möglich geworden, die mein Projekt jederzeit mit viel Verständnis und Verzicht auf gemeinsame Zeit unterstützte. Insbesondere meine Frau Bianca, von Beruf Ärztin, hat mein Manuskript immer wieder gelesen und durch Korrekturen und Anregungen begleitet.

All diesen Menschen möchte ich herzlich danken.

Nach nun doch fast zwei Jahren Arbeit liegt ein Buch vor, das, so hoffe ich, viel Wissen vermitteln kann und den Ansprüchen der Therapeuten gerecht wird.

Sollte ein Leser darüber hinaus Interesse an einem meiner Kurse haben, so kann er sich gerne auf meiner Internetseite www.heilpraktiker-schoenbeck.de über Kursorte und -termine informieren.

Riegelsberg, im Januar 2012
Jens Schönbeck

Autor

Jens Schönbeck, Jahrgang 1972, Physiotherapeut und Heilpraktiker, Rückenschultrainer nach ZVK/DGOT, Fort- und Weiterbildungen in Manuelle Therapie, Medizinische Trainingstherapie (Sportphysiotherapie), Propriozeptive neuromuskuläre Fazilitation, Mobilisation neuronaler Strukturen und Osteopathie.
1995–2006 Stellvertretende Leitung der Physiotherapie-Abteilung an der Caritas-Klinik St. Theresia, Saarbrücken: Unfallchirurgie und orthopädische Chirurgie, Psychosomatische Klinik, HNO-Klinik
Seit 2000 eigene Physiotherapiepraxis in Saarbrücken
Seit 2004 Tätigkeit als Dozent an verschiedenen Instituten und Schulen mit Themenschwerpunkten Schulter-, Knie- und Wirbelsäulentherapie
Seit 2007 eigene Heilpraktikerpraxis in Riegelsberg/Saarland

Abkürzungen

A./Aa.	Arteria/Arteriae
AC-Gelenk	Akromioklavikulargelenk
Art.	Articulatio
BWS	Brustwirbelsäule
HWS	Halswirbelsäule
Lig./Ligg.	Ligamentum/Ligamenta
M./Mm.	Musculus/Musculi
N./Nn.	Nervus/Nervi
PHS	Periarthritis humeroscapularis
Proc./Procc.	Processus/Processus
SC-Gelenk	Sternoklavikulargelenk
TAK	Thoraxabduktionskissen
V./Vv.	Vena/Venae

Abbildungsnachweis

Der Verweis auf die jeweilige Abbildungsquelle befindet sich bei den Abbildungen im Werk am Ende des Legendentextes in eckigen Klammern.
Alle nicht besonders gekennzeichneten Fotos: Sebastian Knoll, Saarbrücken/Tobias Maieron, Saarbrücken/Bianca Schönbeck, Riegelsberg
Alle übrigen nicht gekennzeichneten Grafiken und Abbildungen: © Elsevier GmbH, München.

E283 Mettler, F.A.: Essentials of Radiology, 2nd ed., Philadelphia: Elsevier/Saunders 2005

E402 Drake R.L. et al.: Gray's Anatomy for Students, Philadelphia: Elsevier/Churchill Livingstone 2005

E460 Drake R.L. et al.: Gray's Atlas of Anatomy, Philadelphia: Elsevier/Churchill Livingstone 2008

E461 Field, L.D.: Wrist and Elbow (Aana Advanced Arthroscopy), Elsevier/Saunders 2010.

E462 Neumann, D.A.: Kinesiology of the musculoskeletal system, 2nd ed., Elsevier/Saunders 2009.

E463 Canale, S.T./Beaty, J.H.: Campbell's Operative Orthopaedics, 11th ed., Elsevier/Mosby 2008.

E464 Mace, J.D./Kowalczyk, N.: Radiographic Pathology for Technologists, 4th ed., Elsevier/Mosby 2008.

E465 Lippitt, S.B. et al.: The Shoulder. 2-Volume-Set (Rockwood/Matsen), 4th ed., Elsevier/Saunders 2009.

E466 Gartsman, G.M.: Shoulder Arthroscopy, 2nd ed. 2008. Elsevier/Saunders 2008.

E467 Marchiori, D.M.: Clinical Imaging. With Skeletal, Chest and Abdomen Pattern Differentials, 2nd ed., Elsevier/Mosby 2005.

E468 Morrison, W.B./Sanders, T.G.: Problem Solving in Musculoskeletal Imaging, Elsevier/Mosby 2008.

E469 Dines D./Williams, G.R./Laurencin, C.: Arthritis and Arthroplasty. The Shoulder. Elsevier/Saunders 2009.

E470 Browner, B. et al.: Skeletal Trauma, 4th ed. Elsevier/Saunders 2008.

F257 Drosdowech, D.S./Faber, K.J./Athwal, G.S. (2008): Open reduction and internal fixation of proximal humerus fractures. In: Orthop Clin North Am, Vol. 39, Iss. 4, p. 429–439.

F258 Bache, C.E./Clegg, J. (2010): Internal fixation of children‘s fractures using the fixclip system. In: Injury, Vol. 32, Iss. 3, p. 209–16.

F259 Barth, J.R.H./Burkhart, S.S.: Arthroscopic capsular release after hemiarthroplasty of the shoulder for fracture: a new treatment paradigm. In: Arthroscopy, Vol. 21, Iss. 9. p. 1150.

L106 Henriette Rintelen, Velbert

L231 Stefan Dangl, München

S007-1-23 Paulsen F./Waschke J. (Hrsg.): Sobotta, Atlas der Anatomie des Menschen, Band 1, 23. Aufl., München: Elsevier/Urban & Fischer 2010.

S007-4 Paulsen F./Waschke J. (Hrsg.): Sobotta, Atlas der Anatomie des Menschen, Tabellen zu Muskeln, Gelenken und Nerven, 2. Aufl., München: Elsevier/Urban & Fischer 2010.

Inhaltsverzeichnis

KAPITEL

1 Der Schultergürtel – anatomische Grundlagen

Das Wissen um die anatomischen Verhältnisse an der Schulter, dem Schultergürtel und den mit ihnen verbundenen Strukturen stellt die Grundlage für eine effiziente Therapie dar.

Aus diesem Grunde sind die notwendigen Informationen bezüglich der Anatomie in diesem Kapitel zusammengetragen.

Der Schultergürtel ist ein unvollständiger knöcherner Ring, der sich aus verschiedenen Knochen zusammensetzt. Eine direkte, echte gelenkige Verbindung zum Thorax (Brustkorb) hat der Schultergürtel nur über ein Gelenk, das Sternoklavikulargelenk.

Am Schultergürtel selbst sind das Sternum (Brustbein), die Klavikula (Schlüsselbein) und die Skapula (Schulterblatt) beteiligt (> Abb. 1.1).

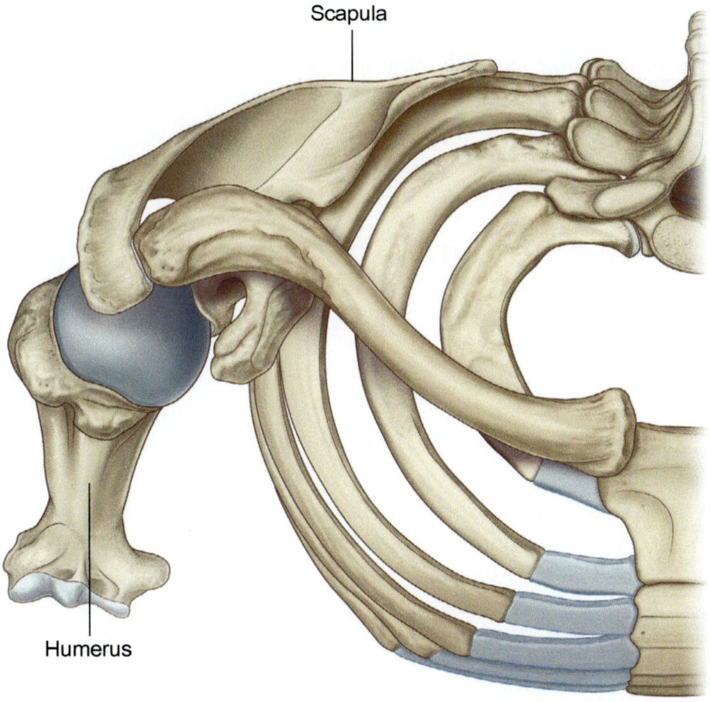

Abb. 1.1 Schultergürtel von kranial. [E460].

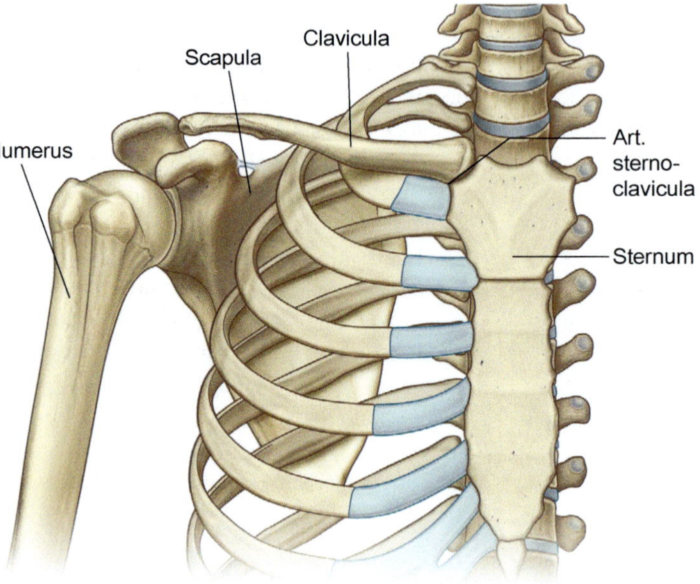

Abb. 1.2 Schultergelenk von ventral [E460].

Das eigentliche Schultergelenk wird von der Skapula (Schulterblatt) und dem Humerus (Oberarm) gebildet (➤ Abb. 1.2).

Halswirbelsäule, Brustwirbelsäule und Rippen werden in der Folge lediglich aufgrund ihrer Bedeutung für die Funktion des Schultergürtels erwähnt.

1.1 Knöcherne und Bandstrukturen

1.1.1 Halswirbelsäule

Die Halswirbelsäule besteht in ihrer Gesamtheit aus sieben Wirbeln. Eine Besonderheit der Halswirbelsäule ist, dass in diesem Wirbelsäulenabschnitt drei unterschiedliche Wirbelformen existieren. Die ersten beiden Halswirbel, Atlas und Axis, unterscheiden sich deutlich von den übrigen Wirbeln (dritter Halswirbel bis fünfter Lendenwirbel), die bezüglich ihres Aufbaus gleich sind.

Im Verhältnis zu anderen Wirbelsäulenabschnitten ist die Halswirbelsäule der beweglichste Teil der Wirbelsäule. In der Sagittalebene ist sie lordotisch gekrümmt.

Zwischen dem ersten und dem zweiten Halswirbel existiert keine Bandscheibe, eine solche ist erst ab dem Segment C2/C3 vorhanden. Eine weitere Besonderheit der Halswirbelsäule ist die links und rechts im Querfortsatz der Wirbel in einem Foramen verlaufende A. vertebralis.

Aufbau des Atlas

Der erste Halswirbel trägt den Kopf bzw. das Okziput. Er ist ein ringförmiger Wirbel ohne festen Wirbelkörper (➤ Abb. 1.3 und ➤ Abb. 1.4). Der Wirbelkörper des Atlas wird ersetzt durch den Dens des Axis. Im Wesentlichen besteht der Atlas aus einem vorderen und hinteren Wirbelbogen. An der hinteren Seite des vorderen Wirbelbogens findet sich eine Einkerbung, die Fovea dentis. Sie ist die Artikulationsfläche des Wirbelbogens mit dem Dens und wird als Art. atlantoaxialis mediana bezeichnet.

Am vorderen und hinteren Wirbelbogen liegt jeweils mittig ein Tuberkulum, das als Muskelansatz dient.

Links und rechts bildet sich an der Verbindung zwischen vorderem und hinterem Wirbelbogen ein Proc. transversus (Querfortsatz) mit einem Foramen für die A. vertebralis.

Die Gelenkflächen für die oberen und unteren Kopfgelenke sitzen an der Seite auf den Massae laterales. Die beiden oberen Gelenkflächen, die in Verbindung mit dem Okziput stehen und mit dessen Kondylen das **obere Kopfgelenk** bilden, sind konkav und zeigen nach kranial-medial/lateral. Die unteren Gelenkflächen hingegen, die mit dem Axis in gelenkiger Verbindung stehen, sind konvex und zeigen nach kaudal-lateral. Sie bilden das linke und das rechte Art. atlantoaxialis lateralis **(unteres Kopfgelenk).**

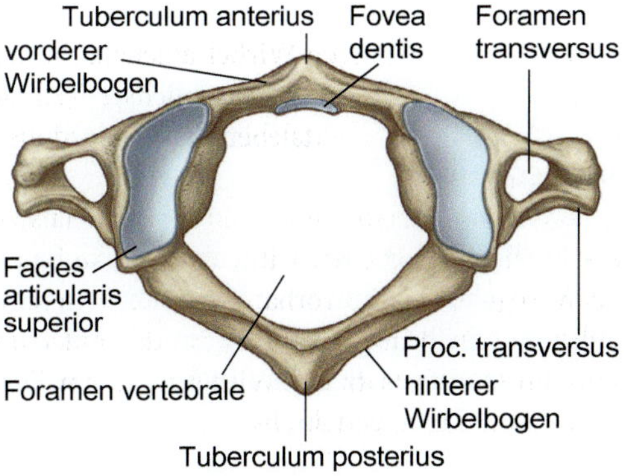

Abb. 1.3 Atlas von oben. [E460]

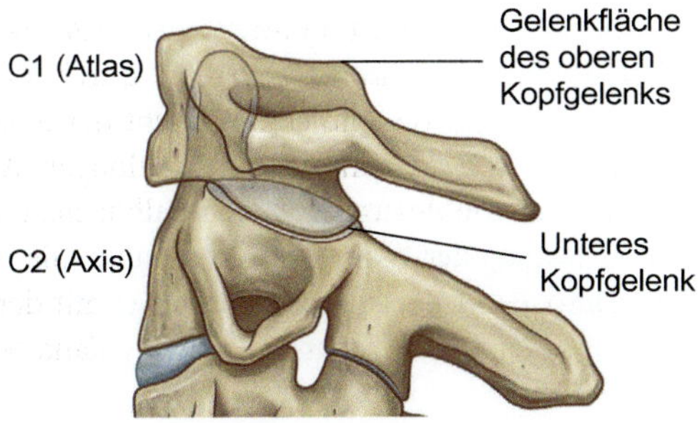

Abb. 1.4 Atlas und Axis von der Seite. [E460]

Aufbau des Axis

Grundsätzlich kann man sagen, dass der Axis schon eher eine typisch wirbelgerechte Form besitzt (➤ Abb. 1.4 und ➤ Abb. 1.5), bestehend aus einem Wirbelkörper, auf dem der Dens axis sitzt, einem Wirbelbogen und einem Wirbelloch, in dem das Rückenmark verläuft.

Der Dens axis besitzt eine vordere und eine hintere Gelenkfläche. Mit der vorderen Gelenkfläche artikuliert er mit der Rückseite des vorderen Wirbelbogens, genauer mit der Fovea dentis des Atlas.

Die oberen, seitlichen Gelenkflächen, die mit den unteren Gelenkflächen des Atlas die unteren Kopfgelenke bilden, sind nach lateral abfallend. Sie tragen den Atlas.

Der Proc. transversus ist beidseits nur schwach ausgebildet und besitzt ebenfalls das gesonderte Foramen für die A. vertebralis. Der Proc. spinosus (Dornfortsatz) hingegen ist kräftig ausgebildet und häufig an der Spitze zweigeteilt.

Beidseits bildet der Axis im kaudalen Bereich einen Gelenkfortsatz zur Verbindung mit den oberen Gelenkfortsätzen des darunterliegenden dritten Halswirbels. Diese werden als Facettengelenke bezeichnet.

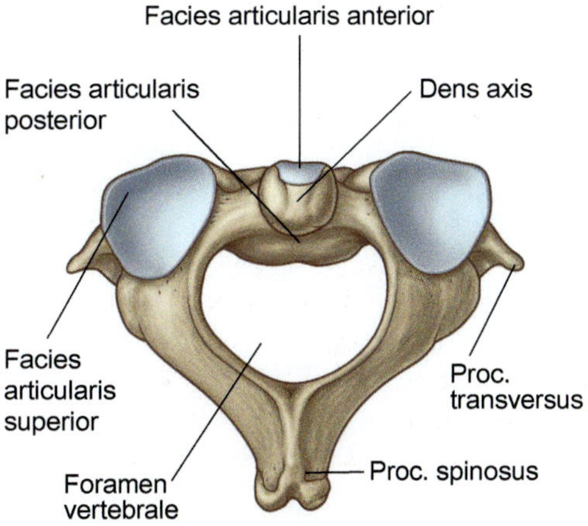

Abb. 1.5 Axis von oben. [E460]

Aufbau der unteren Wirbel (ab C3 kaudal)

Die Wirbel (Vertebrae) vom dritten Halswirbel an kaudalwärts bestehen aus einem Corpus vertebrae (Wirbelkörper), einem vorderen und hinteren Arcus vertebrae (Wirbelbogen), einem Proc. spinosus (Dornfortsatz) und zwei Procc. transversi (Querfortsätze; ➤ Abb. 1.6). Im Halswirbelsäulenbereich befindet sich in den Querfortsätzen ein Foramen für die A. vertebralis.

Der vordere und der hintere Wirbelbogen umschließen das Foramen vertebrale (Wirbelloch) (➤ Abb. 1.7). Durch das Wirbelloch verläuft das Rückenmark nach kaudal. Die Wirbelbögen bilden somit einen knöchernen Schutz für das Rückenmark.

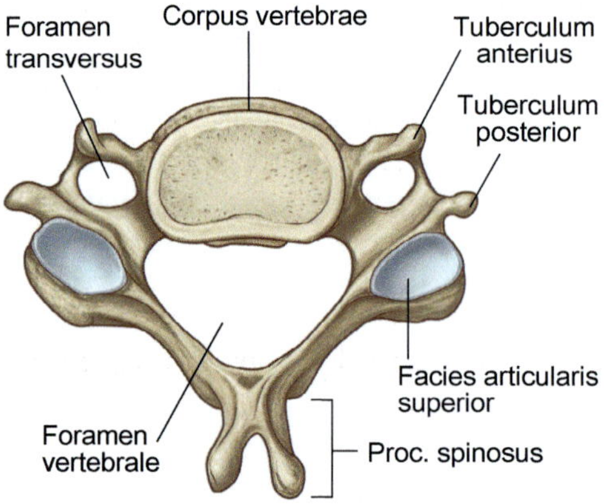

Abb. 1.6 Ansicht eines Halswirbelkörpers von oben. [E460]

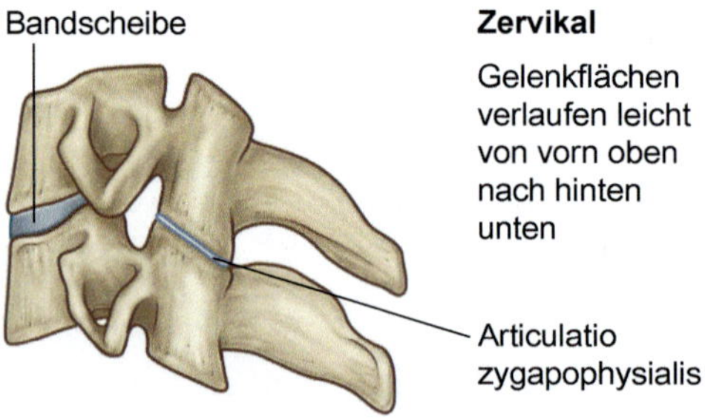

Abb. 1.7 Seitenansicht eines Wirbels. [E402]

Die oberen Deckplatten der Wirbelkörper tragen im Halswirbelsäulenbereich jeweils links und rechts einen knöchernen Auszug, den Proc. uncinatus. Diese werden gemeinhin auch als Unkovertebralgelenke bezeichnet.

Der siebte Halswirbeldornfortsatz ist sehr massiv und prominent und daher wird dieser Wirbel auch als Vertebra prominens bezeichnet.

Ab dem Axis kaudalwärts liegen zwischen den einzelnen Wirbelkörpern Bandscheiben. Zur artikulären Verbindung der Wirbel untereinander existieren neben der Bandscheibenverbindung noch jeweils ein oberer paariger Proc. articularis (Gelenkfortsatz) und ein unterer paariger Proc. articularis am Wirbelbogen. Diese Gelenkfortsätze des oberen und unteren Wirbels bilden gemeinsam die Facettengelenke. Die Facettengelenke stehen im Bereich der Halswirbelsäule etwa in einem 45°-Winkel, wodurch eine gute Beweglichkeit ermöglicht wird. Aufgrund dieser Bewegungsfähigkeit sind diese Gelenke aber auch sehr störanfällig (Facettengelenksläsion).

Bandscheibe

Wie bereits oben erwähnt, liegt ab dem Axis kaudalwärts zwischen den einzelnen Wirbelkörpern jeweils eine Bandscheibe (➤ Abb. 1.8).

Im Wesentlichen dient sie als Puffer und fängt vor allem Stoßbelastungen ab. Im Inneren liegt ein gallertartiger Kern, der Nucleus pulposus. Dieser wird von einem Faserring, dem Anulus fibrosus, umschlossen. Der Anulus fibrosus ist einem Fasernetz ähnlich geflochten.

Der Gallertkern im Inneren der Bandscheibe macht alle Bewegungen mit und wandert bei Wirbelsäulenflexion nach dorsal, bei einer Wirbelsäulenextension nach ventral.

Er nimmt in Ruhephasen, z. B. während des Schlafes, Wasser auf. Bei Schwächen oder auch Rissen im Anulus fibrosus kann er bei unphysiologischer Belastung der Wirbelsäule nach außen durchtreten und Beschwerden verursachen (Bandscheibenprotrusion oder -prolaps).

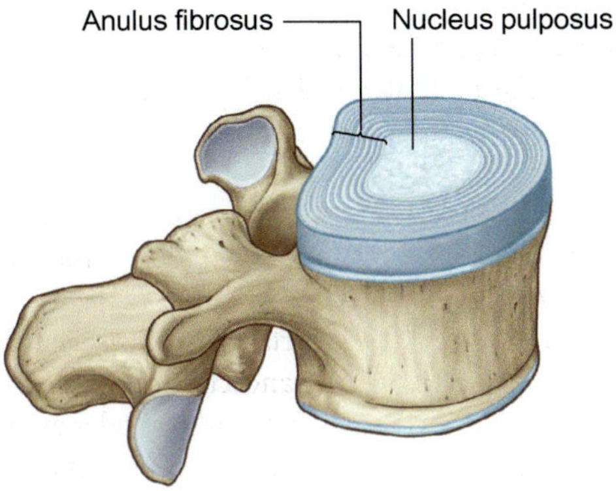

Abb. 1.8 Bandscheibe von seitlich oben. [E402]

Bandstrukturen an der Wirbelsäule

Die Bänder der Wirbelsäule dienen der Stabilisierung und Führung während der eigentlichen Gelenkbewegung (➤ Abb. 1.9). Gleichzeitig sichern sie den Gelenkzusammenhalt und geben wichtige Informationen an das ZNS über die Positionierung des Gelenks im Raum.

Lig. longitudinale anterius (vorderes Längsband)

Das vordere Längsband verläuft vor den Wirbelkörpern, mit denen es fest verbunden ist.

Es verläuft vom Ansatz am Tuberculum anterius atlantis bis zur Vorderfläche des Kreuzbeins. Nach kaudal hin wird es immer breiter.

Lig. longitudinale posterius (hinteres Längsband)

Das hintere Längsband verläuft hinter den Wirbelkörpern und ist vor allem im Brust- und Lendenwirbelsäulenbereich fest mit den Bandscheiben verbunden. Somit sind die Bandscheiben gut gegen einen Austritt nach dorsal gesichert.

Man unterscheidet eine tiefe und eine oberflächliche Schicht. Die oberflächliche Schicht ist praktisch die Fortsetzung der Membrana tectoria (➤ Kap. 1.1.3), die am Körper des Axis ansetzt. Sie erstreckt sich von dort nach kaudal bis auf Höhe der Bandscheibe L3/4. Die tiefe Schicht ist die Fortsetzung des Lig. cruciforme atlantis und läuft bis in den Canalis sacralis hinein.

Beide Längsbänder der Wirbelsäule sorgen für eine deutliche Stabilisierung und Bewegungshemmung der Wirbelsäule, vor allem bei Flexion und Extension der Wirbelsäule. Gleichzeitig schützen sie die Bandscheiben bei vermehrter Flexion durch den entstehenden Anpressdruck des Bandes.

Ligg. flava

Diese Bänder sind zwischen den Wirbelbögen ausgespannt und begrenzen die Foramina intervertebralia nach dorsal. Aufgrund ihres hohen Anteils an elastischen Fasern erscheinen diese Bänder gelb. Sie sind bereits im Ruhezustand gespannt und werden bei einer vermehrten Beugung stärker gedehnt.

Lig. nuchae

Das Lig. nuchae verläuft von der Protuberantia occipitalis externa bis zu den Dornfortsätzen der Halswirbel. Es ist ein sehr kräftiger Bandzug, der sich nach kaudal hin in die Ligg. supraspinalia bzw. in das Lig. supraspinale fortsetzt.

Es dient vor allem Muskeln als Ansatzpunkt.

Ligg. intertransversaria

Diese kurzen Bänder sind zwischen den Querfortsätzen ausgespannt.

Ligg. interspinalia

Diese Bänder liegen zwischen den Dornfortsätzen.

Lig. supraspinale

Das Lig. supraspinale erstreckt sich vom siebten Halswirbel, an dem das Lig. nuchae endet, als dessen Verlängerung bis zum Kreuzbein. Es verläuft über die Dornfortsätze und stellt somit eine kontinuierliche Verbindung dar.

Die Facettengelenkkapsel

Jedes Facettengelenk ist von einer Gelenkkapsel umgeben. Aus dieser werden vor allem Informationen über die Gelenkstellung weitergeleitet.

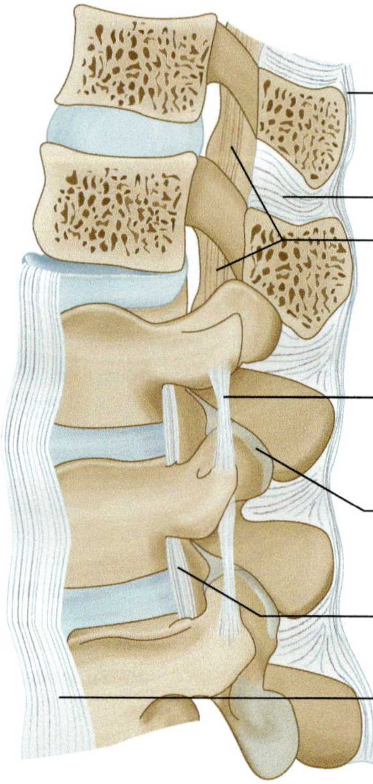

Abb. 1.9 Bänder der Wirbelsäule von C2 an abwärts. [L231]

Bandstrukturen des oberen und unteren Kopfgelenks

Gelenkkapsel

Das obere und das untere Kopfgelenk sind jeweils von einer Gelenkkapsel umgeben, die allerdings eher als schlaff zu bezeichnen ist.

Lig. atlantooccipitale laterale

Dieses Band verläuft als Verstärkung der Gelenkkapsel der oberen Kopfgelenke im seitlichen Bereich zwischen Okziput und Atlas.

Membrana atlantooccipitalis posterior und Membrana atlantoaxialis posterior

Die Membranen, die zwischen den jeweiligen Wirbeln und dem Okziput ausgespannt sind, erfüllen den gleichen Zweck wie die Ligg. flava in den unteren Wirbelsäulenbereichen. Daher können sie als deren Entsprechung im Kopfgelenkbereich angesehen werden.

Membrana atlantooccipitalis anterior und Membrana atlantoaxialis anterior

Diese Membranen liegen im vorderen Bereich. Sie befinden sich unter dem Lig. longitudinale anterius und verbinden jeweils den Atlas mit dem Okziput und den Axis mit dem Atlas. Sie sind als Verstärkung des in diesem Bereich schwächer werdenden Lig. longitudinale anterius zu sehen.

Membrana tectoria

Die Membrana tectoria ist die Verlängerung des Lig. longitudinale posterior und deckt die tieferen Schichten des weiteren Bandapparats nach dorsal ab.

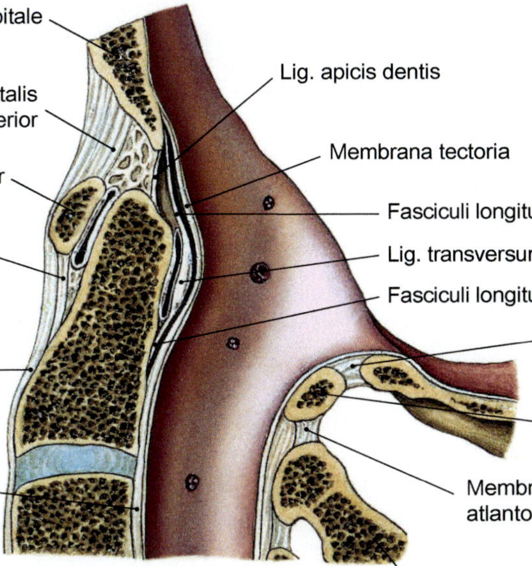

Abb. 1.10 Querschnitt durch die Kopfgelenkregion. [S007-1-23]

Lig. cruciforme atlantis

Unter der erwähnten Membrana tectoria liegt das Lig. cruciforme atlantis. Es besteht aus zwei Teilen. Der eine Teil wird von dem horizontal laufenden Lig. transversum atlantis gebildet. Dieses setzt vom Dens axis kommend seitlich am Atlasbogen an. Der zweite Teil besteht aus vertikal verlaufenden Längsfasern, den Fasciculi longitudinales, die eine Verbindung zum Schädel und zum Wirbelkörper des Axis herstellen.

Ligg. alaria und Lig. apicis dentis

Unter dem Lig. cruciforme atlantis liegen als tiefste Schicht die beiden Ligg. alaria, die seitlich vom Dens axis zum Schädel ziehen, und das Lig. apicis dentis, das den Dens mit dem Schädel verbindet (> Abb. 1.10).

IM ÜBERBLICK

Die Halswirbelsäule

- Bestehend aus sieben Wirbeln mit lordotischer Krümmung.
- Drei verschiedene Formen: Atlas, Axis und der normale Wirbel.
- Die A. vertebralis verläuft in einem gesonderten Foramen (Wirbelloch) im Querfortsatz.
- Bandscheiben existieren erst zwischen zweitem und drittem Halswirbel, allerdings mit geringer Höhe.
- Beweglichster Wirbelsäulenabschnitt.
- Facettengelenke werden von oberem und unterem Gelenkfortsatz der Wirbelbögen gebildet.
- Der siebte Halswirbel wird als Vertebra prominens bezeichnet.
- Starke Bändersicherung, vor allem im Kopfgelenkbereich.
- Die kurzen Nackenmuskeln als gesonderte Muskelgruppe zur Führung und Stabilisierung des Kopfgelenkbereichs.

1.1.2 Brustkorb

Der Brustkorb (Thorax) wird von der **Brustwirbelsäule,** bestehend aus zwölf Brustwirbeln, den **Rippen** und dem **Sternum** gebildet.

Brustwirbelsäule

Die Brustwirbelsäule ist ein eher weniger beweglicher Wirbelsäulenabschnitt, die Haltefunktion steht bei ihr im Vordergrund. Die Brustwirbelsäule ist kyphotisch gekrümmt.

Sie besteht aus zwölf Wirbeln, die als Th1 bis Th12 bezeichnet werden. Allesamt werden sie von kranial nach kaudal hin zunehmend massiver. Ihr Aufbau entspricht im Wesentlichen dem des oben bereits besprochenen Wirbels (➤ Kap. 1.1.1), allerdings wird die Position der Facettengelenke zunehmend steiler (etwa 60–70 Grad) und es existiert kein Foramen transversarium (➤ Abb. 1.11). Die zwölf Brustwirbel tragen seitlich an ihrem Wirbelkörper noch zusätzliche Gelenkflächen. Diese dienen der Aufnahme des Caput costae (Rippenköpfchen). Die ersten zehn Brustwirbel tragen gleichzeitig noch Gelenkflächen an ihren Querfortsätzen. Hier artikuliert das Tuberculum costae (Rippenhöckerchen).

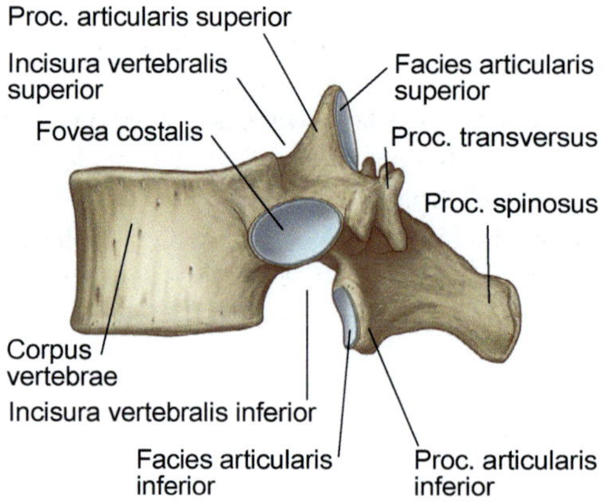

Abb. 1.11 Seitenansicht des 12. Brustwirbels (Th12). [E460]

Rippen

Die Rippen (Costae) bilden einen knöchernen Schutz der lebensnotwendigen Organe des Thorax. Sie schützen vor allem Herz und Lunge. Es existieren zwölf Rippen, die alle direkt mit der Brustwirbelsäule verbunden sind.

Generell unterscheidet man an den Rippen die Bereiche des Collum costae (Rippenhals), des Angulus costae (Rippenwinkel) und des Corpus costae (Rippenkörper).

Das Caput costae (Rippenkopf) und das Tuberculum costae (Rippenhöcker) dienen als Gelenkflächen. Sie artikulieren mit den Gelenkflächen an den Wirbelkörpern und den Querfortsätzen.

Üblicherweise sind die erste und die zwölfte Rippe am kürzesten, die siebte Rippe hingegen ist die längste.

Man unterscheidet echte, unechte und freie Rippen.

- Die ersten sieben Rippen stehen über eine Knorpelverbindung direkt mit dem Brustbein in Verbindung und werden daher als **echte** Rippen bezeichnet.
- Die achte bis zehnte Rippe stehen mit dem Brustbein nur indirekt über den Rippenknorpel in Verbindung (**unechte** Rippen). Sie bilden, indem sie ihre Rippenknorpel der nächsthöheren Rippe anlegen, den Rippenbogen.
- Die elfte und zwölfte Rippe enden **frei** zwischen den Muskeln der seitlichen Bauchwand (➤ Abb. 1.12).

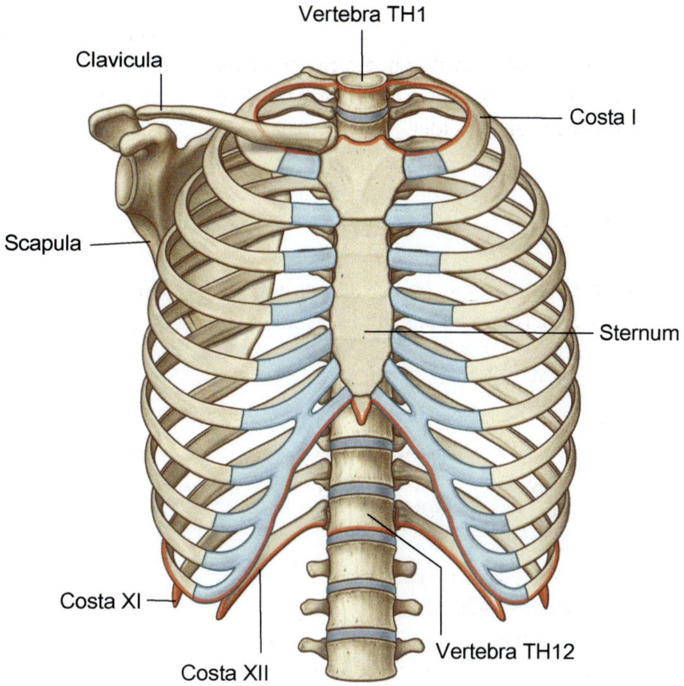

Abb. 1.12 Thorax mit gelenkigen Verbindungen. [E460]

Gelenkige Verbindungen der Rippen

Die Rippen sind gelenkig über das Rippenkopfgelenk (Art. capitis costae) und das Rippenhöckergelenk (Art. costotransversaria) mit der Wirbelsäule verbunden. Rippenkopf- und Rippenhöckergelenk sind zwar räumlich voneinander getrennt, bilden aber funktionell eine Einheit und sind im Bewegungsablauf miteinander verkettet.

Das Brustbein-Rippengelenk (Art. costosternale) bildet die Verbindung zwischen den sieben echten Rippen und dem Sternum. Ein richtiger Gelenkspalt ist allerdings meist nur zwischen der zweiten bis fünften Rippe und dem Sternum (Brustbein) zu finden.

Rippenkopfgelenk

Das Rippenkopfgelenk wird gebildet vom Rippenkopf und einer Gelenkfläche am Wirbelkörper. Die erste, elfte und zwölfte Rippe artikulieren hierbei jeweils nur mit einem Wirbelkörper.

Die zweite bis zehnte Rippe artikuliert mit dem oberen Wirbelkörper, der Bandscheibe und dem unteren Wirbelkörper.

Durch das Lig. capitis costae wird dieses Gelenk in zwei Kammern unterteilt. Alle Kapseln der Rippenkopfgelenke werden durch das Lig. capitis costae radiatum verstärkt.

Rippenhöckergelenk

Das Rippenhöckergelenk ist nur bei der ersten bis zehnten Rippe vorhanden. Die Rippe ist über das Tuberculum costae mit dem Querfortsatz des jeweiligen Wirbels gelenkig verbunden.

Gesichert wird dieses Gelenk durch drei Bänder:

- Lig. costotransversarium laterale
- Lig. costotransversum
- Lig. costotransversarium superius (➤ Abb. 1.13).

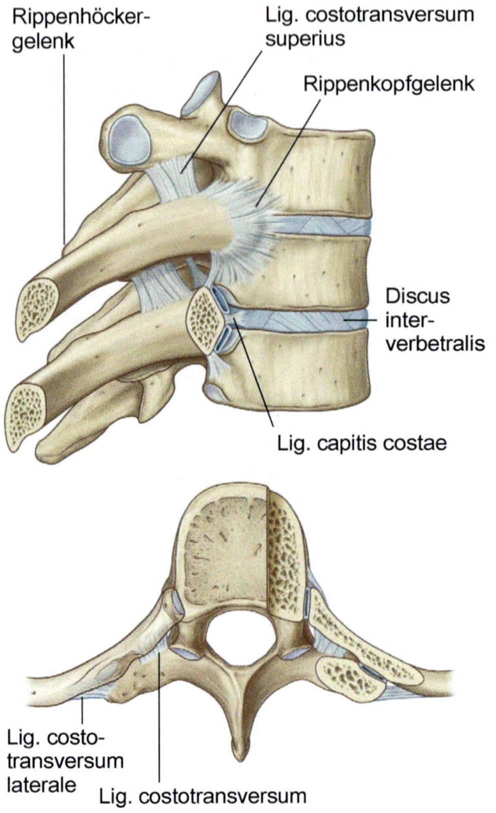

Abb. 1.13 Dorsale Rippengelenke. [E460]

Brustbein-Rippen-Gelenk (Art. sternocostales)
Die Rippenknorpel der ersten sieben Rippen sind direkt mit dem Brustbein verbunden. Ein echter Gelenkspalt existiert aber nur bei der zweiten bis fünften Rippe, die anderen sind synchondrotisch (knorpelhaft) mit dem Brustbein verbunden.

Verschiedene Bänder verstärken die „Gelenkkapsel".

Die Ligg. sternocostalia radiata strahlen in die Vorderseite des Sternums ein und bilden die Membrana sterni mit.

Sternum

Das Sternum (Brustbein) ist ein abgeplatteter, leicht nach vorn gewölbter Knochen, der an jeder Seite mehrere Einkerbungen besitzt (➤ Abb. 1.14). Diese dienen zur Aufnahme der synchondrotischen Verbindung mit den ersten sieben Rippen. Man unterscheidet am Brustbein im Allgemeinen drei Teile: Das Manubrium sterni (den „Handgriff"), den Corpus sterni (Körper des Brustbeins) und schließlich den Proc. xiphoideus (Schwertfortsatz).

Kranial des Manubriums ist die Incisura jugularis (Drosselgrube), seitlich davon die Gelenkfläche für die Klavikula. Hier befindet sich die einzige echte gelenkige Verbindung des Schultergürtels mit dem Brustkorb, das Sternoklavikulargelenk.

Zwischen Manubrium und Corpus befindet sich in jungen Jahren eine Knorpelfuge, die allerdings später mit zunehmendem Alter meistens verknöchert.

Der Proc. xiphoideus (Schwertfortsatz) besteht häufig auch beim Erwachsenen noch aus Knorpel.

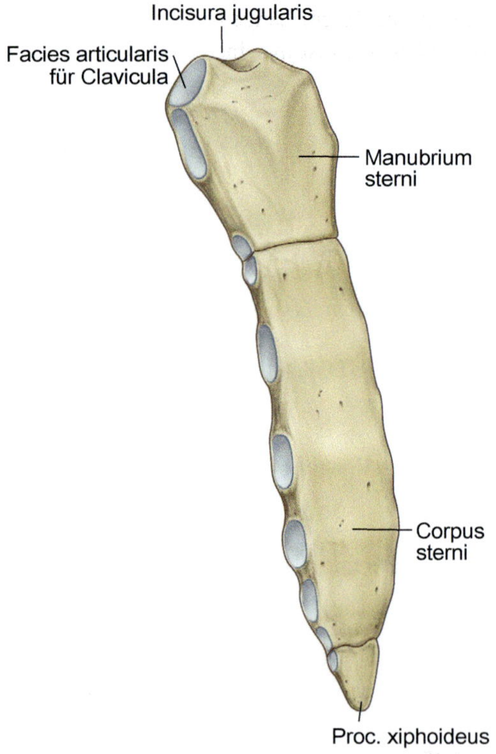

Abb. 1.14 Sternum. [E460]

IM ÜBERBLICK

Der Thorax

- Bestehend aus Brustwirbelsäule mit zwölf Wirbeln, Rippen und Sternum.
- Eine Wirbelform.
- Rippen sind mit der Brustwirbelsäule über das Rippenkopf- und Rippenhöckergelenk verbunden.
- Mit dem Sternum sind die ersten sieben Rippen über das Brustbeinrippengelenk verbunden.
- Sieben echte Rippen mit direktem, knorpeligem Kontakt am Sternum.
- Drei unechte Rippen mit Kontakt zum Sternum über den Rippenknorpel.
- Zwei freie Rippen.
- Einzige Verbindung des Schultergürtels mit dem Rumpf über das Sternoklavikulargelenk.

1.1.3 Klavikula

Die Klavikula (das Schlüsselbein) ist ein s-förmig geschwungener Knochen, der beim Erwachsenen zwischen 12 und 15 cm Länge besitzt (➤ Abb. 1.15). Das Schlüsselbein ist in seiner ganzen Länge palpabel und auch deutlich sichtbar. Man unterteilt **drei Abschnitte:**

- Die Extremitas acromialis ist der Skapula zugewandt und trägt eine annähernd platte, vertikal ausgerichtete Gelenkfläche. Sie bildet mit dem Akromion das Akromioklavikulargelenk.
- Die Extremitas sternalis ist dem Sternum zugewandt und trägt eine sattelförmige Gelenkfläche, die mit dem Sternum im Sternoklavikulargelenk artikuliert.
- Der mittlere Teil der Klavikula wird als Corpus claviculae (Klavikulakörper) bezeichnet.

An der Unterseite der Klavikula befindet sich ein Tuberculum conoideum, der Sulcus musculi subclavii und eine Impressio ligamenti costoclavicularis. An dem Tuberkulum setzen Bänder an, die zum Proc. coracoideus (Rabenschnabelfortsatz) des Schulterblatts laufen. Im Sulkus inseriert der M. subclavius und an der erwähnten Impressio inserieren die von den Rippen kommenden Bänder.

Alle diese Strukturen verhindern eine nach kranial steigende Klavikula.

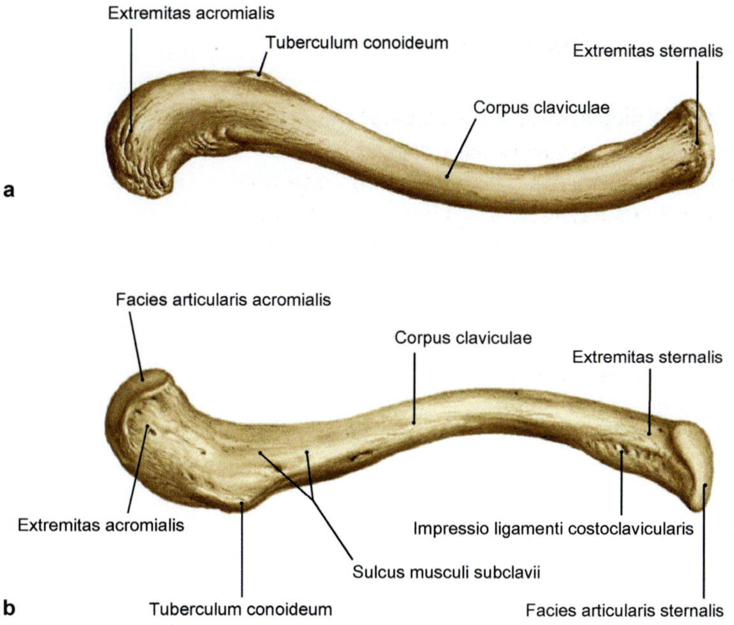

Abb. 1.15 Klavikula von oben (a) und unten (b). [S007-1-23]

1

Als **kostoklavikulärer Raum** (➤ Abb. 1.16) wird der Bereich zwischen Thorax und Klavikula bezeichnet. In diesem Bereich laufen unter der Klavikula der Plexus brachialis, sowie die A. und V. subclavia hindurch.

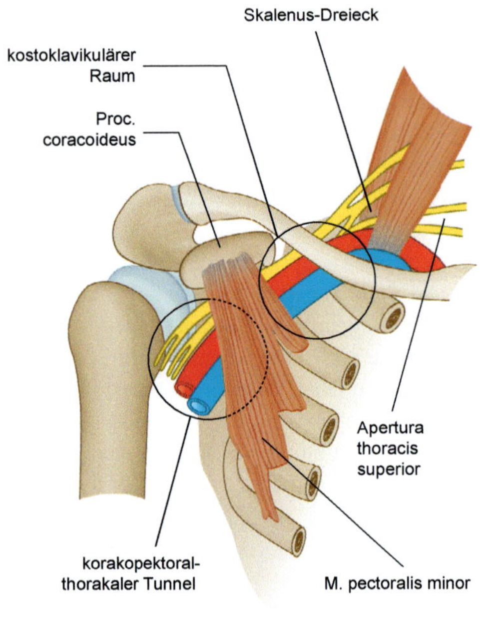

Abb. 1.16 Kostoklavikulärer Raum und korako-pektoral-thorakaler Tunnel. [L231]

IM ÜBERBLICK

Die Klavikula

- S-förmig geschwungener Knochen.
- Bildet das Sternoklavikular- und Akromioklavikulargelenk.
- Tuberculum conoideum als Bänderansatzpunkt.
- Sulcus musculi subclavii als Ansatzpunkt des M. subclavius.
- Impressio ligamenti costoclavicularis als Bänderansatzpunkt.
- Kostoklavikulärer Raum zwischen Thorax und Klavikula.

1.1.4 Skapula

Die Skapula (Schulterblatt) ist ein flacher, dreiseitiger Knochen (➤ Abb. 1.17). Die Ränder bezeichnet man als Margo medialis, Margo lateralis und Margo superior. Sie werden jeweils durch den Angulus superior (oberer Winkel), Angulus inferior (unterer Winkel) und schließlich durch den Angulus lateralis (seitlicher Winkel) begrenzt. Die vordere Fläche der Skapula, auch Facies costalis genannt, ist den Rippen zugewandt und leicht ausgehöhlt. Die hintere Fläche, die Facies posterior, wird durch eine schräg verlaufende Knochenleiste, die Spina scapulae, in zwei Bereiche geteilt: die Fossa supraspinata und die Fossa infraspinata.

Am lateralen Ende läuft sie in das Akromion aus und bildet so das Schultergelenkdach. An der vorderen Fläche des Akromions liegt eine kleine Gelenkfläche. Hier artikuliert die Skapula mit dem lateralen Ende der Klavikula und bildet das Akromioklavikulargelenk.

Am lateralen Winkel bildet die Skapula die Cavitas glenoidalis (Gelenkpfanne des Schultergelenks). An deren oberen Rand befindet sich ein kleines Höckerchen, das Tuberculum supraglenoidale. Im unteren Bereich befindet sich ebenfalls ein kleines Höckerchen, das Tuberculum infraglenoidale. Beide dienen als Muskelansatzpunkte.

Direkt hinter der Cavitas glenoidalis liegt der Bereich des Collum scapulae (Skapulahals).Vom Collum scapulae ausgehend biegt der Proc. coracoideus (Rabenschnabelfortsatz) nach lateral-ventral. Er bildet mit dem Akromion gemeinsam einen knöchernen Schutz für das darunterliegende Schultergelenk und dient gleichzeitig als Ansatz für Bänder und Muskulatur.

Die Skapula wird durch Muskelschlingen geführt (➤ Abb. 1.47), am Thorax fixiert und stabilisiert. Bei herabhängendem Arm sollte der Margo medialis parallel zur Dornfortsatzreihe liegen und die Spina scapulae etwa auf Höhe des dritten Brustwirbels stehen. Der untere Skapularand sollte etwa auf Höhe Th7/Th8 gelegen sein.

Aufgrund der in einem Winkel von 30° zur Frontalebene geneigten Skapulaebene ist die Cavitas glenoidalis nach ventral-lateral gerichtet (➤ Abb. 1.18).

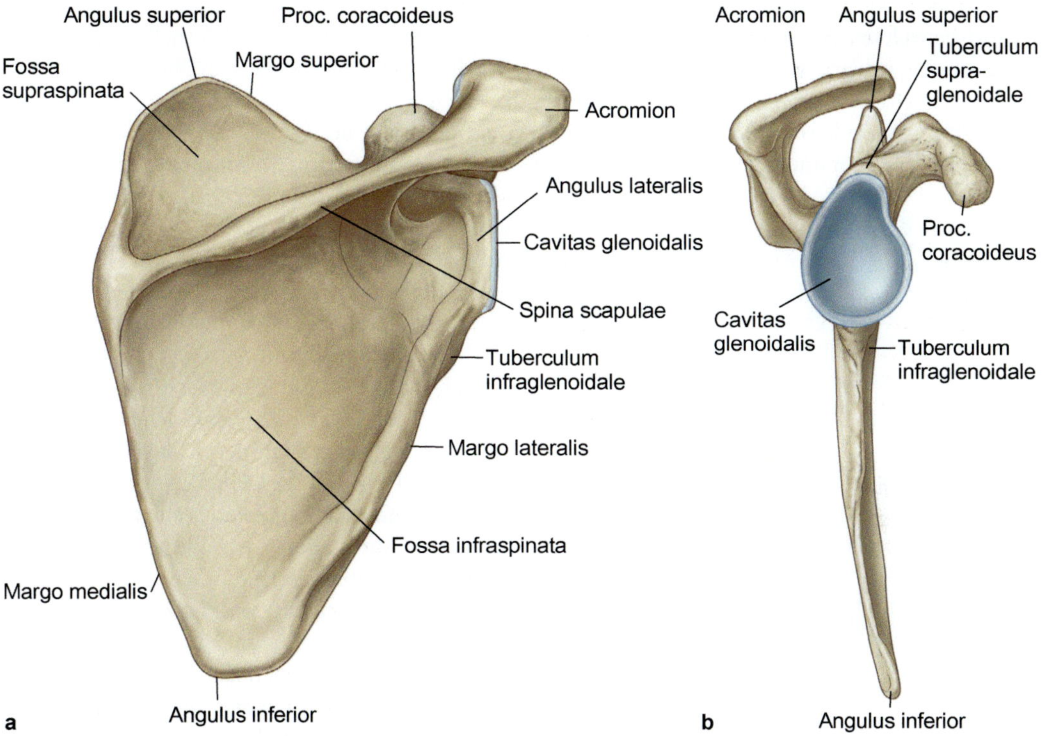

Abb. 1.17 Skapula von dorsal (a) und lateral (b). [E460]

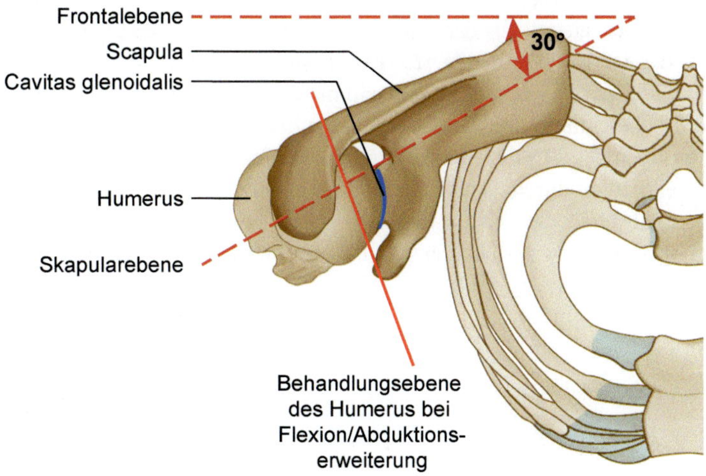

Abb. 1.18 Positionierung der Cavitas im Raum von kranial. [L231]

Als **korako-pektoral-thorakaler Tunnel** wird der Durchtrittsbereich der drei Äste des Plexus brachialis, der A. und V. axillaris sowie der A. thoracoacromialis bezeichnet (➤ Abb. 1.16). Er wird gebildet von dem Proc. coracoideus, dem an ihm inserierenden M. pectoralis minor und dem Thorax.

IM ÜBERBLICK

Die Skapula

- Flacher, dreiseitiger Knochen.
- Bildet mit der Klavikula das Akromioklavikulargelenk.
- Wird über Muskelschlingen geführt.
- Die Spina scapulae teilt die Rückseite in zwei Bereiche, oberhalb die Fossa supraspinatus, unterhalb die Fossa infraspinatus.
- Das Schultergelenkdach wird vom Akromion, dem Korakoid und dem dazwischen ausgespannten Lig. coracoacromiale gebildet.
- Die Cavitas glenoidalis ist die Gelenkpfanne des Schulterdachs und ist nach ventral-lateral gerichtet.
- Der korako-pektoral-thorakale Tunnel bezeichnet die Durchtrittsstelle von Nerven, Venen und Arterien.

1.1.5 Humerus

Der Humerus (Oberarmknochen) wird eingeteilt in einen proximalen und einen distalen Teil sowie den eigentlichen Corpus (Körper). Am proximalen Ende des Humerus befindet sich das Caput humeri (Oberarmkopf), an das sich nach distal hin das Collum anatomicum anschließt. Der Oberarmkopf bildet mit der Cavitas glenoidalis das eigentliche Schultergelenk, das Art. glenohumerale. Im ventral-lateralen Bereich liegt das Tuberculum majus und medial davon das Tuberculum minus. Zwischen diesen beiden Punkten befindet sich der Sulcus intertubercularis, der jeweils lateral durch die Crista tuberculi majoris und medial durch die Crista tuberculi minoris begrenzt wird. Etwas unterhalb des proximalen Endes im Übergangsbereich zum Schaft befindet sich das Collum chirurgicum. Es wird deshalb so genannt, da sich an dieser Stelle die meisten Oberarmkopffrakturen ereignen (➤ Abb. 1.19).

In der Mitte des Corpus befindet sich lateral die Tuberositas deltoidea, die Ansatzstelle des M. deltoideus. Auf der dorsalen Seite des Schafts verläuft schräg der Sulcus nervi radialis. Durch das enge Anliegen dieses Nervs an den Schaft kann es bei Frakturen zu Irritationen dieses Nervs kommen.

Am distalen Ende des Humerus liegt medial der mächtige Epicondylus medialis und lateral der deutlich schwächere Epicondylus lateralis. Zwischen beiden Kondylen liegen die Gelenkflächen zur Verbindung des Oberarmes mit den Knochen des Unterarmes, der Ulna und des Radius. Dieser Bereich wird Condylus humeri genannt und besteht aus zwei Teilbereichen. Lateral liegt das Capitulum humeri zur gelenkigen Verbindung mit dem Radiusköpfchen und medial davon die Trochlea humeri, die den gelenkigen Gegenpart zur Ulna darstellt. Etwas oberhalb befinden sich lateral die Fossa radialis und medial die Fossa coronoidea. Medial der Trochlea humeri befindet sich der Sulcus nervi ulnaris.

Wenn man sich an dieser Stelle stößt, kommt es zu einer deutlich spürbaren Irritation des Nervs mit schmerzhafter Ausstrahlung in den Unterarm (Phänomen des Musikantenknochens). Im dorsalen Bereich des distalen Teils des Oberarmkopfes befindet sich oberhalb der beiden Gelenkflächen eine tiefe Grube, die Fossa olecrani.

Das proximale Ende des Humerus mit seinem Caput ist im Verhältnis zu seinem Schaft um etwa 20° nach hinten gedreht (Torsion). Gleichzeitig steht das Caput zur Längsachse des Schafts in einem Winkel von 130° (➤ Abb. 1.20). Bei einer Fraktur ist die genaue Rekonstruktion dieser Position des Humeruskopfes mitentscheidend über das mögliche Bewegungsausmaß des Schultergelenks.

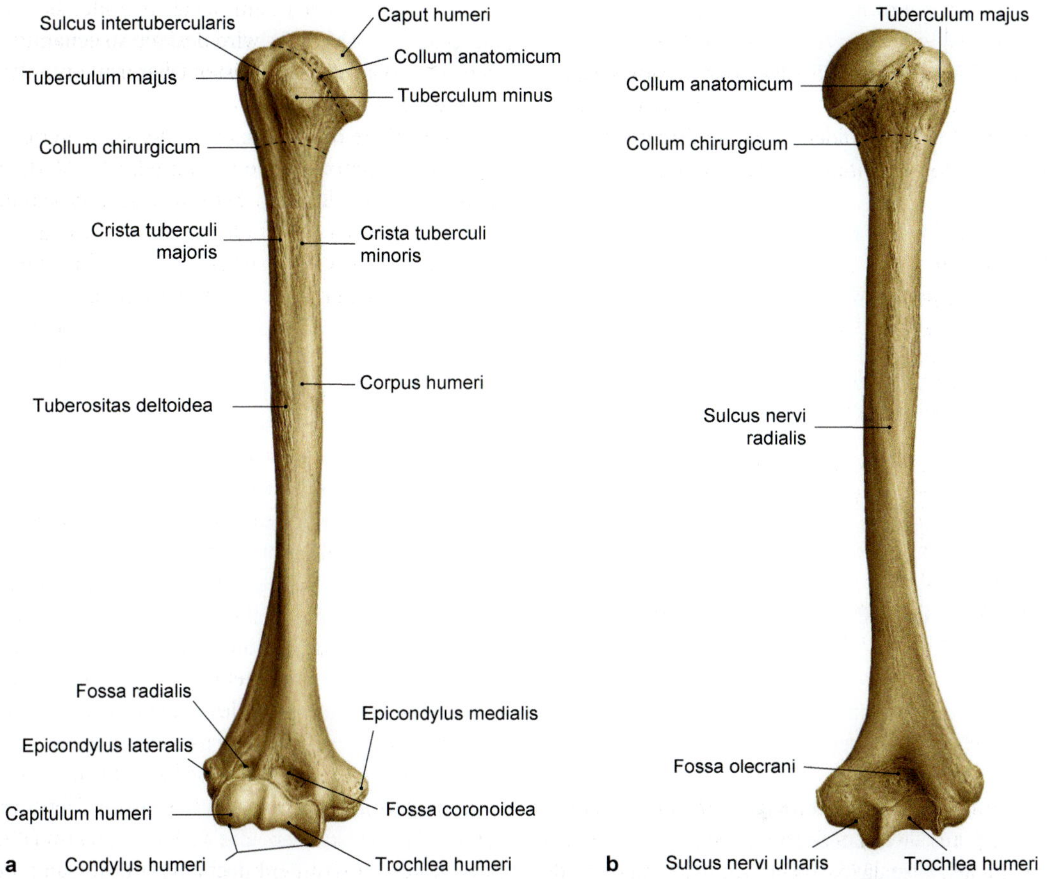

Abb. 1.19 Humerus von ventral (a) und dorsal (b). [S007-1-23]

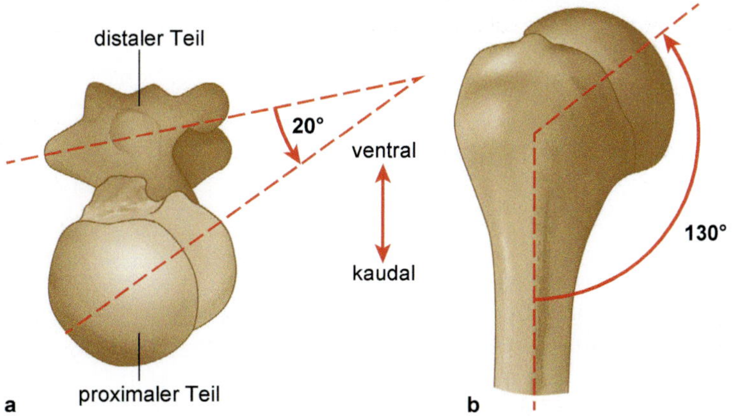

Abb. 1.20 Winkelstellungen des Humeruskopfs (Caput humeri), Ansicht von lateral (a) und kranial (b). [L231]

1

IM ÜBERBLICK

Der Humerus

- Unterteilung in proximaler Teil, distaler Teil und Corpus humeri.
- Das Caput humeri (Oberamkopf) bildet mit der Cavitas glenoidalis das Schultergelenk.
- Der distale Teil bildet mit Radius und Ulna das Ellenbogengelenk. Gelenkpartner am Humerus sind das Capitulum humeri und die Trochlea humeri.
- Tuberculum majus und minus am Humeruskopf dienen als Muskelansatzstellen.
- Dazwischen verläuft im Sulcus intertubercularis die Bizepssehne.
- Tuberositas deltoidea lateral etwa in der Mitte des Corpus.
- Der Oberarmkopf steht im Verhältnis zum Schaft etwa 20° nach hinten gedreht (Torsion).

1.2 Gelenke des Schultergürtels

In der Funktionseinheit Schulter sorgen mehrere Gelenke für einen reibungslosen Ablauf der Bewegungen.

Manche werden als **echte Gelenke** bezeichnet, da sie sich aus zwei knöchernen Gelenkpartnern und einem Gelenkspalt zusammensetzen. Andere wiederum gelten als **unechte Gelenke** oder werden auch als Nebengelenke bezeichnet, da sie nicht die anatomischen Voraussetzungen von Gelenken erfüllen, aber wie Gelenke funktionieren.

1.2.1 Echte Gelenke des Schultergürtels

Akromioklavikulargelenk

Knöcherne Strukturen

Das Akromioklavikulargelenk, auch als Schultereckgelenk bezeichnet, ist der höchste knöcherne Punkt des Schultergürtels.

Es wird von dem distalen Ende der Klavikula (Schlüsselbein) und der Skapula (Schulterblatt), genauer gesagt einem Teil der Skapula, dem Akromion gebildet (➤ Abb. 1.21). Beide Gelenkpartner haben eine plane Gelenkfläche. Die Klavikula liegt dem Akromion quasi auf.

Funktionell ist das Akromioklavikulargelenk ein Kugelgelenk. Des Öfteren befindet sich zwischen den beiden Gelenkpartnern ein Diskus, der als Puffer dient.

Bandstrukturen

Um dieses Gelenk zu fixieren und zu stabilisieren, existieren mehrere Bandstrukturen.

Das Lig. conoideum und das Lig. trapezoideum ziehen vom Korakoid an den Unterrand der Klavikula und sichern diese gegen ein „Nach-oben-Steigen" (➤ Abb. 1.21). Beide Bänder werden bei einer Tossy-I- und -II-Verletzung überdehnt und reagieren dann mit starken Schmerzen. Das Lig. conoideum und das Lig. trapezoideum haben bei der Rotation, insbesondere der Außenrotation, der Klavikula bewegungslimitierende Funktionen. Beide Bänder zusammen werden auch als Lig. coracoclaviculare bezeichnet.

Zur eigentlichen Gelenksicherung des Akromioklavikulargelenks dient das Lig. acromioclaviculare (➤ Abb. 1.21). Es läuft direkt über das Gelenk und verstärkt die Kapsel des Gelenks entscheidend. Häufig besteht es aus tiefen und oberflächlichen Fasern.

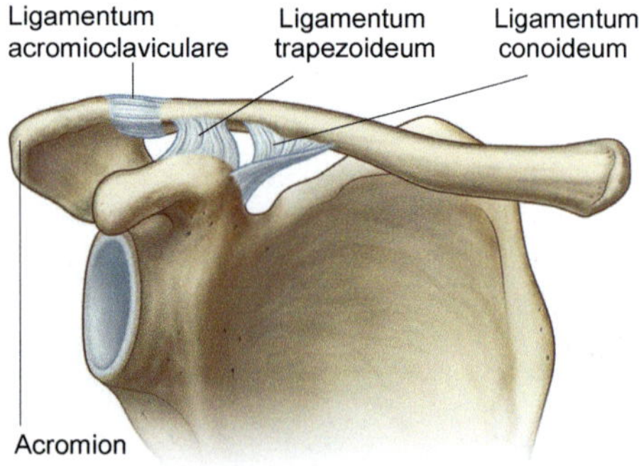

Abb. 1.21 Akromioklavikulargelenk mit Bändern. [E402]

IM ÜBERBLICK

Das Akromioklavikulargelenk

- Gelenktyp: anatomisch planes Gelenk, funktionell Kugelgelenk.
- Gelenkpartner: laterale Klavikula, Facies articularis des Akromions.
- Gelenkspaltverlauf: von dorsal-lateral nach ventral-medial.
- Bewegungsgrade: drei Freiheitsgrade:
  - translatorische Bewegung nach ventral/dorsal
  - translatorische Bewegung nach kranial/kaudal
  - Rotation gemeinsam mit dem Sternoklavikulargelenk.
- Besonderheit: aufgrund der straffen Bänderführung sind nur geringe Bewegungsausschläge möglich.
- Verriegelte Stellung: Arm in 90°-Abduktion.

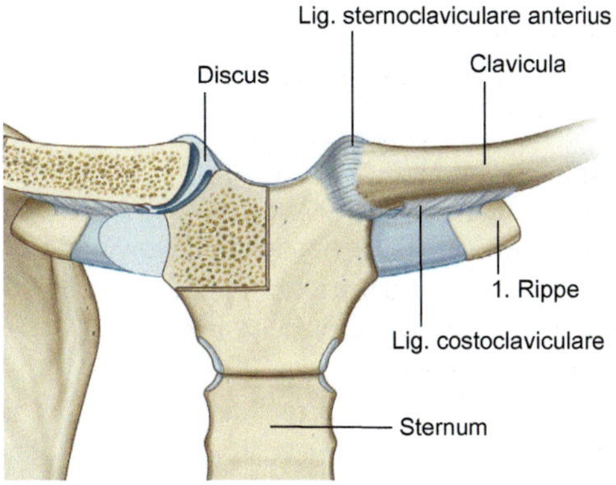

Abb. 1.22 Sternoklavikulargelenk. [E460]

Sternoklavikulargelenk

Knöcherne Strukturen

Das Sternoklavikulargelenk wird vom Sternum (Brustbein) und dem proximalen Teil der Klavikula (Schlüsselbein) gebildet (> Abb. 1.22). Es ist ein Sattelgelenk und funktioniert ebenfalls wie das Akromioklavikulargelenk wie ein Kugelgelenk. Auch hier liegt häufig ein Diskus zwischen den Gelenkflächen, um die entstehenden Belastungen zu minimieren.

Bandstrukturen

Das Sternoklavikulargelenk wird durch mehrere Bänder stabilisiert. Es wird durch das Lig. sternoclaviculare superius, das Lig. sternoclaviculare anterius, das Lig. sternoclaviculare posterius sowie das Lig. costoclaviculare zwischen Rippe und Unterrand der Klavikula in seiner Position gesichert (> Abb. 1.22). Bei diesem Gelenk existiert eine sehr straffe Bandführung. Das Lig. sternoclaviculare superius ist besonders kräftig ausgebildet. Dies ist deshalb so notwendig, da der Schultergürtel einzig über dieses Gelenk mit dem Rumpf verbunden ist. Als muskuläre Sicherung dient der M. subclavius.

- Beim **Heben** des Schultergürtels beschreibt die Klavikula einen Weg um 10 cm nach kranial, der schließlich durch Anspannung des Lig. costoclaviculare und des M. subclavius gebremst wird.
- Ein **Senken** des Schultergürtels mit einem Bewegungsweg der Skapula um circa 3 cm nach kaudal wird durch ein Anspannen des Lig. sternoclaviculare superius und den Kontakt der Klavikula mit der ersten Rippe gebremst.
- Ein **Vorwärtsführen** des Schultergürtels um 10 cm nach ventral führt durch ein Anspannen der Ligg. costoclaviculare und sternoclaviculare posterius zur Limitierung des Bewegungsweges.
- Das **Rückführen** des Schultergürtels um etwa 3 cm nach dorsal wird durch Anspannung der Ligg. costoclaviculare und sternoclaviculare anterius gehemmt.

Insgesamt ist der Klavikula auch eine axiale Rotation um etwa 45° möglich.

IM ÜBERBLICK

Das Sternoklavikulargelenk

- Gelenktyp: Sattelgelenk, funktionell Kugelgelenk.
- Gelenkpartner: mediales Ende der Klavikula, Incisura clavicularis des Sternums.
- Gelenkspaltverlauf: von kaudal/lateral nach kranial/medial.
- Bewegungsgrade: drei Freiheitsgrade:
  - Heben/Senken des Schultergürtels
  - Vor- und Rückführen des Schultergürtels
  - Rotationsbewegungen gemeinsam mit dem Akromioklavikulargelenk.
- Besonderheiten: häufig ein faserknorpeliger Discus articularis, straffe Bandführung.
- Verriegelte Stellung: Arm in maximaler Flexion.

Bewegungsumfang der Klavikula im Sternoklavikulargelenk

Bei den Bewegungen der Klavikula (➤ Abb. 1.23) müssen sich das Sternoklavikular- und Akromioklavikulargelenk frei bewegen können.

Die Klavikula beschreibt beim **Heben und Senken** der Schulter eine Bewegung auf einer nahezu sagittalen Achse. Das Heben ist um etwa 40°, das Senken um 10° möglich.

Das **Vor- und Rückführen** des Schultergürtels, auch Pro- und Retraktion genannt, findet um eine longitudinale Achse statt. Es ist um 30° nach vorne und um etwa 25° nach hinten möglich.

Insbesondere bei der **Flexionsbewegung** des Schultergürtels bzw. des Schultergelenks selbst dreht sich die Klavikula um ihre eigene Achse. Hierbei wirkt sich ihre eigene S-Form bewegungserweiternd aus. Die Rotationsfähigkeit liegt bei etwa 45°.

Durch diesen dritten Bewegungsgrad wird das Sternoklavikulargelenk, in dem alle diese Bewegungen stattfinden, faktisch zu einem Kugelgelenk.

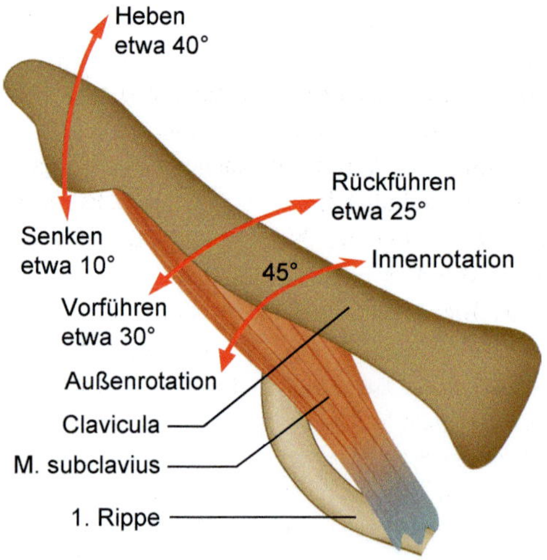

Abb. 1.23 Bewegungsmöglichkeiten der Klavikula. [L231]

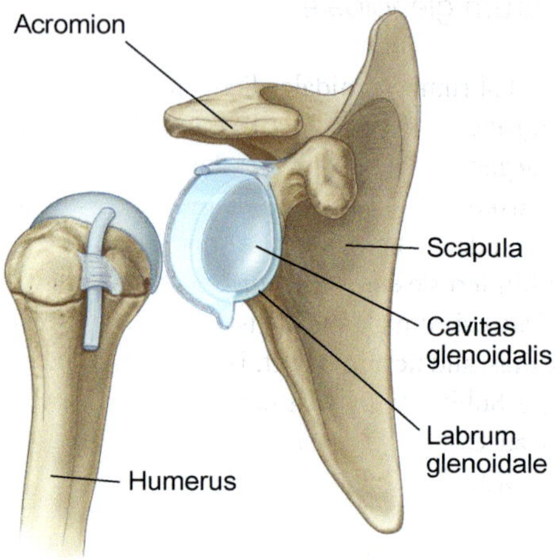

Abb. 1.24 Glenohumeralgelenk. [E460]

Glenohumeralgelenk

Knöcherne Strukturen

Das Glenohumeralgelenk wird vom Humerus (Oberarm) und der Scapula (Schulterblatt) gebildet. Genauer gesagt artikuliert der Humeruskopf mit der Cavitas glenoidalis der Skapula (➤ Abb. 1.24).

Das Glenohumeralgelenk ist ein echtes Kugelgelenk, bei dem der Humeruskopf den konvexen und die Cavitas glenoidalis den konkaven Gelenkpartner stellt.

Durch das Volumenverhältnis von 5:1 (Humeruskopf zu Cavitas) ist es allerdings ein sehr instabiles Gelenk. Daher wird die Aufnahmefläche der Cavitas glenoidalis durch eine Gelenklippe, das sogenannte Labrum glenoidale, vergrößert.

Labrum glenoidale

Das Labrum glenoidale dient als Gelenklippe und vergrößert so die Kontaktfläche der Cavitas glenoidalis gegenüber dem Humeruskopf. Sie gibt dem Humeruskopf zusätzlichen Halt und stützt ihn vor allem im kaudalen Bereich (➤ Abb. 1.25). Letztendlich verhindert sie eine Luxation des Humeruskopfes.

Das Labrum glenoidale ist nicht um den gesamten Cavitasrand herum fixiert. Daher kann es viele minimale Subluxationsbewegungen des Humeruskopfes bis zu einem gewissen Grade durch Verschiebung und Mitgehen mit dem Humeruskopf kompensieren.

VORSICHT!

Die Gelenkfläche der Cavitas glenoidale steht nicht in der reinen Sagittalebene!!
Die Bewegungsebene des Humeruskopfes auf der Cavitas steht bei normaler Skapulahaltung von dorsal-lateral nach medial-ventral. Dies ist bei der manualtherapeutischen Bewegungserweiterung und den übrigen Mobilisationsmaßnahmen unbedingt zu beachten, um während der Gelenkmobilisation eine ungewollte Außenrotationskomponente auszuschließen.

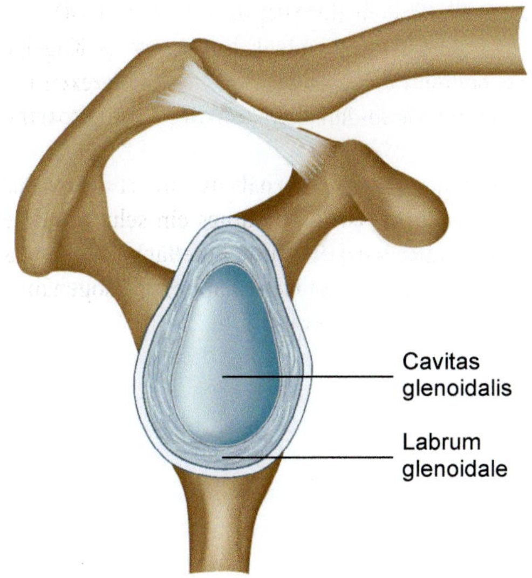

Abb. 1.25 Labrum glenoidale. [L231]

Gelenkkapsel

Die Gelenkkapsel des Glenohumeralgelenks ist schlaff und weit (➤ Abb. 1.26). Sie könnte den Oberarmkopf vom möglichen Volumen her 2,5-fach umfassen.

Die Tubercula majus und minus des Humerus liegen als Ansatzstellen für die Muskeln der Rotatorenmanschette außerhalb der Gelenkkapsel. Die lange Bizepssehne verläuft innerhalb der Kapsel. Die Muskeln der Rotatorenmanschette strahlen mit einzelnen Fasern in die Gelenkkapsel ein. So können sie bei Bewegungen im Gelenk die entstehenden Kapselfalten wegziehen. Dies dient als Schutz der Kapselfalten vor schmerzhafter Einklemmung.

In der Achsel entsteht bei angelegtem Arm eine Kapselfalte, der sogenannte Recessus. Diese Kapselfalte verstreicht bei Abduktion des Armes und dient als notwendige Kapselreserve für kommende Bewegungen. Nach längerer Ruhigstellung kann es durch ein Verkleben des Recessus zu Mobilisationsstörungen im Glenohumeralgelenk kommen.

Bandapparat der Schulter

Die Bänderführung des Glenohumeralgelenks ist im Verhältnis zu den Bänderführungen an anderen Gelenken eher als gering zu bezeichnen, da eine zu straffe Bänderführung mit den Bewegungsanforderungen an das Glenohumeralgelenk nicht vereinbar wäre.

Das **Lig. coracoacromiale,** ausgespannt zwischen dem Korakoid und dem Akromion, bildet in „Verlängerung" des Akromions nach ventral-medial mit diesem das Schulterdach (➤ Abb. 1.26). Es sorgt für eine Abdeckung des M. supraspinatus, der unter ihm hindurchzieht.

Das **Lig. coracohumerale** zieht vom Korakoid zum Humerus (➤ Abb. 1.26). Genauer gesagt zieht es mit einem Bandanteil zum Tuberculum majus und mit einem anderen Anteil zum Tuberculum minus. Es überdeckt folglich den Sulcus bicipitalis und gibt Fasern zur fibrösen Überdeckung desselbigen, sowie zur Insertionsstelle des M. supraspinatus ab. Der zum Tuberculum minus verlaufende Anteil wird bei einer Extension des Armes gespannt, der zum Tuberculum majus verlaufende Anteil wird bei Flexion gespannt. Eine im Anschluss an eine Flexion durchgeführte Innenrotation entspannt die Bänder und ermöglicht somit eine deutliche Bewegungserweiterung.

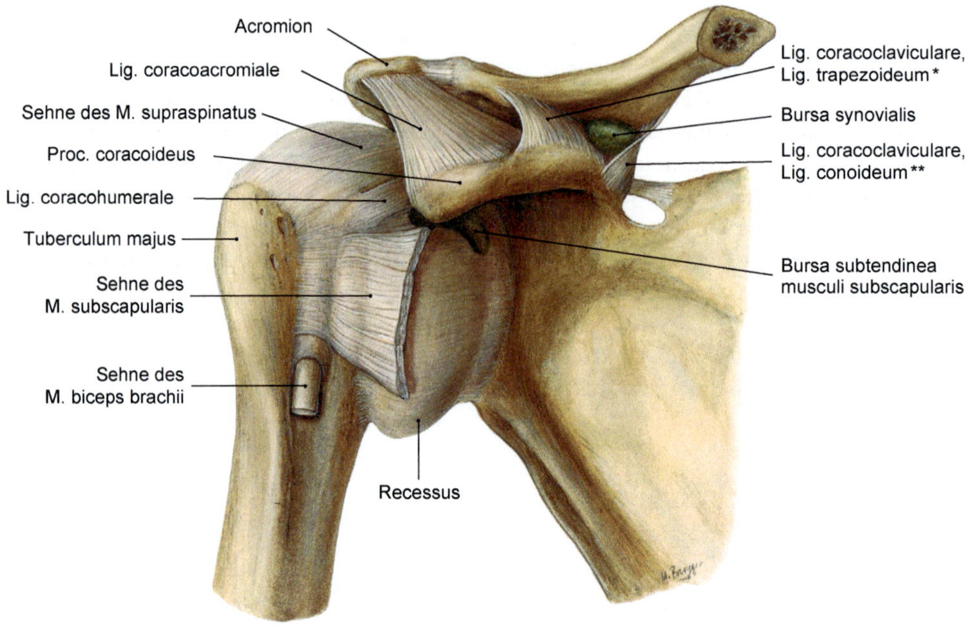

Abb. 1.26 Gelenkkapsel des Schultergelenks; * vorderer Teil des Lig. coracoclaviculare, ** hinterer Teil des Lig. coracoclaviculare. [S007-1-23]

Die **Ligg. glenohumeralia** bilden auf der ventralen Gelenkkapsel mit ihren drei Bändern ein Z. Man unterscheidet das Lig. glenohumerale superius und das Lig.glenohumerale inferius, die gerade verlaufen, und das Lig. glenohumerale medium, das schräg von kranial-medial nach kaudal-lateral verläuft. Bei einer Außenrotation werden alle Bänder angespannt. Bei einer Innenrotation entspannen sie. Bei einer Abduktion des Armes werden nur das untere und das mittlere Band angespannt. Sie dienen als Verstärkungen der ventralen Kapsel.

Die Kapsel und die Bänder des Schultergelenks im Gesamten sind sehr weit und somit eher nicht als bewegungslimitierende Faktoren anzusehen. Da das Schultergelenk aufgrund seiner Gesamtkonstruktion auf Bewegung ausgelegt ist, der Kapsel-Band-Apparat aber als Führung ausfällt, muss die Muskulatur – und hier insbesondere die sogenannte Rotatorenmanschette – die Führungs- und Stabilisierungsfunktion übernehmen.

Die meisten Luxationen erfolgen nach ventral-kaudal, da hier die geringste ligamentäre und muskuläre Sicherung besteht.

Bewegungsausmaß des Glenohumeralgelenks

Das Glenohumeralgelenk kann in seiner Funktion als Kugelgelenk alle Bewegungsrichtungen durchführen (➤ Abb. 1.27). Es besitzt bei herabhängendem Arm drei senkrecht aufeinander stehende Achsen mit den entsprechenden sechs möglichen Bewegungsrichtungen. Gleichzeitig kann noch eine Bewegung in der horizontalen Ebene, bei 90° abduziertem Arm, durchgeführt werden.

- Die Flexion bzw. Extension des Armes, auch als Anteversion und Retroversion bezeichnet, erfolgt um eine horizontale Achse und ist bis 160–170° Flexion und etwa 40° Extension möglich.
- Die horizontale Adduktion beziehungsweise Abduktion des 90° abduzierten Armes, oft auch als horizontale Anteversion oder Retroversion (oder horizontale Flexion und Extension) bezeichnet, ist zwischen 140°, manchmal sogar bis 160° Adduktion und 40–50° Abduktion möglich.

- Die eigentlichen Adduktions- und Abduktionsbewegungen des Armes erfolgen um eine sagittale Achse mit einer Abduktion, die etwa zwischen 160 und 180° möglich ist, und einer Adduktion, die zwischen 30 und 40° möglich ist.
- Um ein volles Bewegungsausmaß der Abduktion und Flexion zu erreichen, erfolgt ab etwa 80–100° eine Außenrotationsbewegung des Humerus, womit eine Kompression des Tuberculum majus gegen das Schulterdach verhindert wird.
- Die Innen- und Außenrotation des Schultergelenks erfolgt um eine Längsachse, die faktisch der Schaftachse des Humerus entspricht. Die Außenrotation ist bei herabhängendem Arm mit etwa 60–80° festzustellen, die Innenrotation wird durch den Rumpf gehemmt, ist aber bei Auflage des Armes auf dem Rücken etwa 90–110° möglich.
- Bei einer Messung der Außen- und Innenrotation bei 90° abduziertem Arm vergrößert sich das Bewegungsausmaß der Außenrotation auf etwa 90°, das Bewegungsausmaß der Innenrotation verringert sich auf etwa 70°.

Neben diesen Bewegungsbezeichnungen wird häufig noch der Begriff der Elevation benutzt. Diese wird typischerweise als Synonym für die Flexion oder Abduktion (oberhalb von 90°) verwandt. Im klinischen Alltag wird er sogar häufig für alle vertikalen Bewegungen außer der Rotation benutzt.

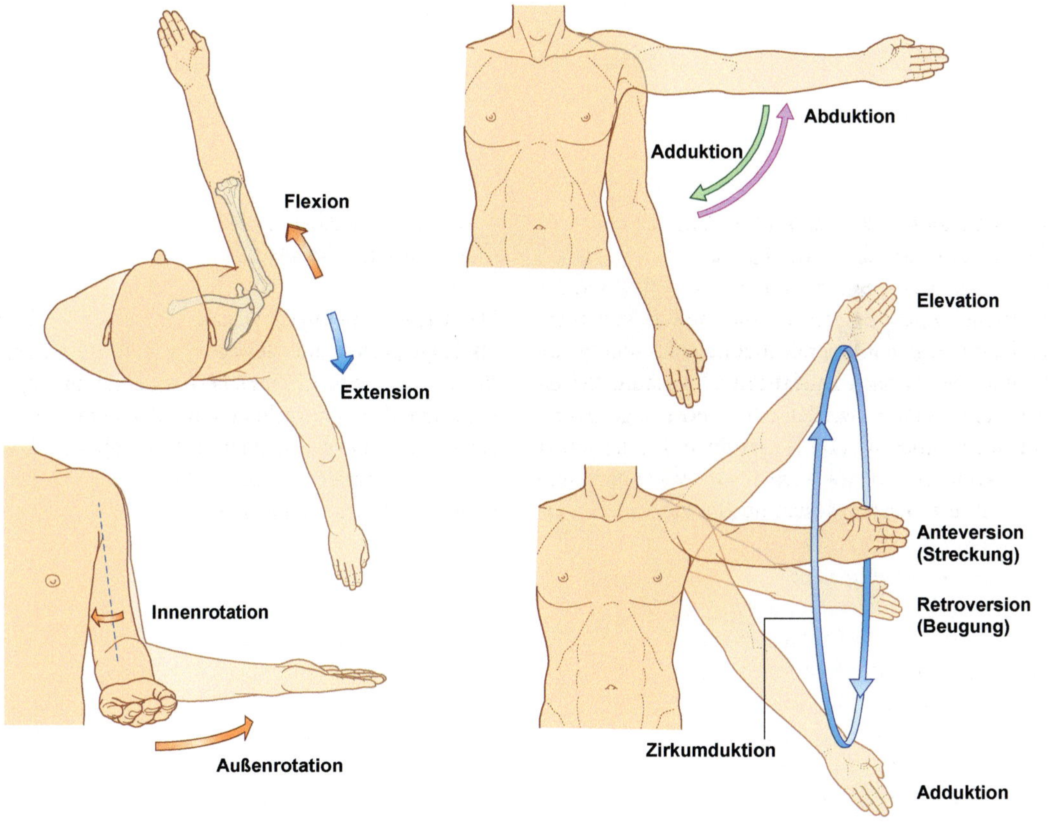

Abb. 1.27 Bewegungsmöglichkeiten des Schultergelenks. [E402]

1

IM ÜBERBLICK

Das Schultergelenk

- Gelenktyp: Kugelgelenk.
- Gelenkpartner: Cavitas glenoidale konkav, Humeruskopf konvex.
- Gelenkspaltverlauf: von dorsal-lateral nach ventral-medial (entscheidend für die Behandlung).
- Bewegungsfreiheitsgrade:
  drei Freiheitsgrade:
  - Flexion/Extension: 160–170°/0°/40°
  - Abduktion/Adduktion: 160–180°/0°/30–40°
  - Außen-/Innenrotation: 60–80°/0°/90–110°
  - horizontale Abduktion/Adduktion: 40–50°/0°/140–160°

  (Vorsicht: In der Literatur finden sich verschiedene Angaben).
- Besonderheiten: muskulär geführtes Gelenk mit hoher Luxationstendenz.
- Verriegelte Stellung: 90°-Abduktion bei gleichzeitiger Außenrotation.
- Ruhestellung des Gelenks bei 30°-Flexion/Abduktion und 0°-Außenrotation.

1.2.2 Nebengelenke des Schultergürtels

Damit der Schultergürtel seiner gesamten Bewegungsfunktion nachkommen kann, existieren neben den echten Gelenken auch noch das subakromiale Nebengelenk und das Skapulothorakalgelenk.

Diese Gleiträume und Verschiebeflächen erfüllen eine gelenkähnliche Funktion und werden daher häufig auch als Nebengelenke oder unechte Gelenke bezeichnet.

Subakromiales Nebengelenk

Mit diesem Begriff ist der Zwischenraum kranial des Caput humeri und kaudal des Unterrandes des Akromions und des Lig. coracoacromiale, also des Schulterdachs, gemeint. Hier liegt ein ausgedehnter, bei manchen Menschen allerdings häufig geteilter Schleimbeutel, die Bursa subacromialis (➤ Abb. 1.28).

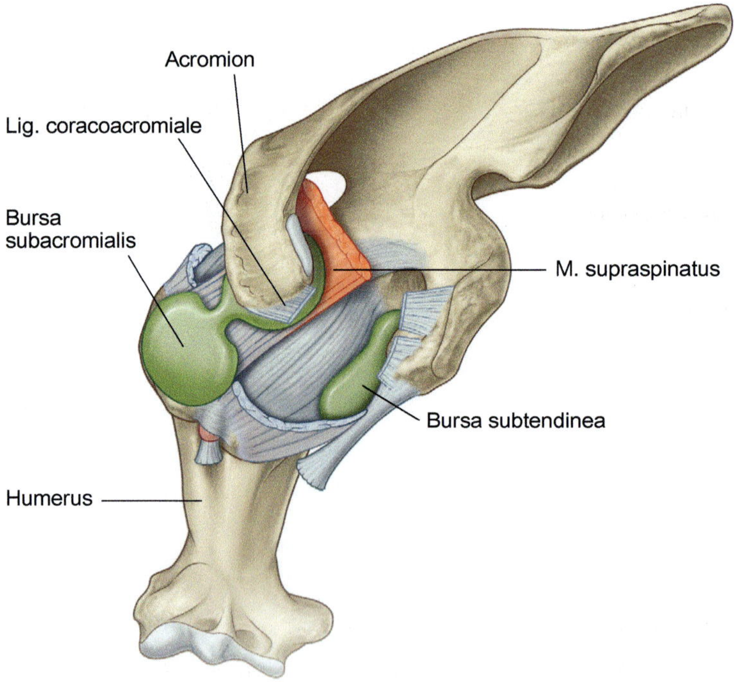

Abb. 1.28 Bursa subacromialis. [E460]

Die **Bursa subacromialis,** zwischen der Aponeurose des M. supraspinatus und dem Akromion gelegen, sowie die Bursa subdeltoidea zwischen dem Lig. coracoacromiale und dem M. deltoideus verschmelzen häufig miteinander. Sie bilden gemeinsam ein Gleitlager für den Humeruskopf, wenn dieser bei Bewegungen unter das Schulterdach gleiten muss.

Reizungen der Bursen (z. B. durch Entzündungen) werden häufig als direkte Schulterschmerzen empfunden.

Beim sogenannten **Impingementsyndrom** der Schulter kommt es bei einer Bewegung von 60–120° Flexion im Schultergelenk im Zwischenraum zwischen Akromion und Humeruskopf häufig zu einer schmerzhaften Einengung, z. B. der hierdurch verlaufenden Supraspinatussehne.

IM ÜBERBLICK

Das subakromiale Nebengelenk

- Zwischenraum zwischen Caput humeri, Akromion und Lig. coracoacromiale.
- Die Bursa subacromialis dient als Gleitlager.
- Bursitiden (Entzündungen des Schleimbeutels) lösen direkte Schulterschmerzen aus.
- In diesem Bereich kann es zu schmerzhafter Einengung von Strukturen kommen.

Skapulothorakalgelenk

Mit dem Begriff „Skapulothorakalgelenk" wird die funktionelle Bewegung zwischen Skapula und der Thoraxwand bezeichnet. Das Skapulothorakalgelenk ist kein Gelenk im eigentlichen Sinne, es erfüllt aber durch seine Funktion die Aufgabe eines solchen.

Der M. serratus anterior teilt mit seinem Ansatz an der medialen Skapula dieses Gelenk in zwei Räume. Es entsteht eine „Verschiebefläche" zwischen Skapula und M. serratus anterior und eine „Verschiebefläche" zwischen M. serratus anterior und der Thoraxwand (➤ Abb. 1.29). Hierdurch kann die Skapula bei durch die Muskelschlingen geführten Bewegungen auf dem Thorax gleiten.

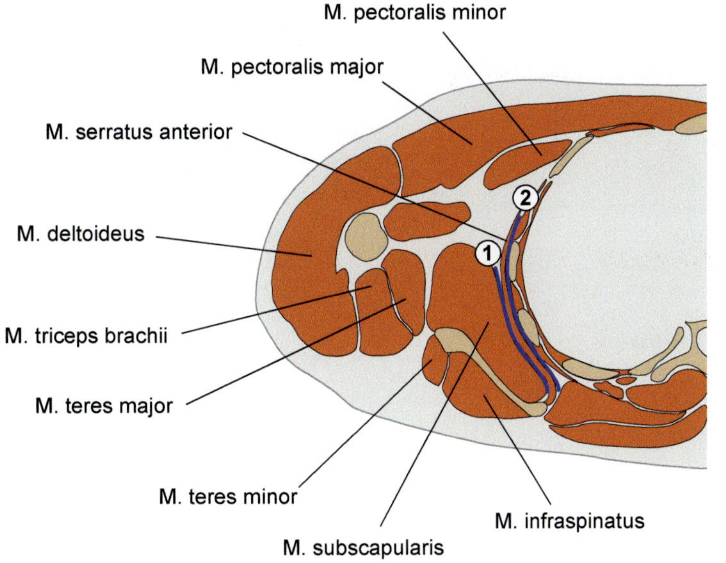

Abb. 1.29 Skapulothorakalgelenk von kranial. [L231]

Bewegungsausmaß im Skapulothorakalgelenk

Die Skapula muss bei Bewegungen der Klavikula folgen, denn sie ist über die straffe Gelenkverbindung des Akromioklavikulargelenks mechanisch mit dieser verbunden (> Abb. 1.30).

Bei dieser „Mitbewegung“ bewegt sich die Skapula im Gleitlager des Skapulothorakalgelenks und wird über die Muskelschlingen geführt und stabilisiert (> Kap. 1.7.2 unter „Schulterblattführende Muskulatur“).

Das **Heben und Senken** der Skapula, auch Elevation und Depression genannt, erfolgt durch eine vertikale Verschiebung der Skapula parallel zur Wirbelsäule nach kranial bzw. nach kaudal.

Das **Vor- und Rückführen** der Skapula, auch Pro- und Retraktion genannt, erfolgt durch eine translatorische Verschiebung nahezu auf horizontaler Ebene nach ventral-lateral bzw. dorsal-medial.

Die **Rotation** der Skapula erfolgt um eine dorsal-ventrale Achse etwa durch die Mitte des Schulterblatts. Sie kommt bei der Flexion und Abduktion des Armes als zwangsläufige Mitbewegung zustande, da hierdurch die Cavitas glenoidalis angehoben und unter den Humeruskopf geführt wird. Diese Rotation ist um etwa 60° möglich. Bei dieser Bewegung wandert der untere Schulterblattwinkel zirka 10 cm nach lateral, der obere Schulterblattwinkel bewegt sich um 2–3 cm nach medial-kaudal.

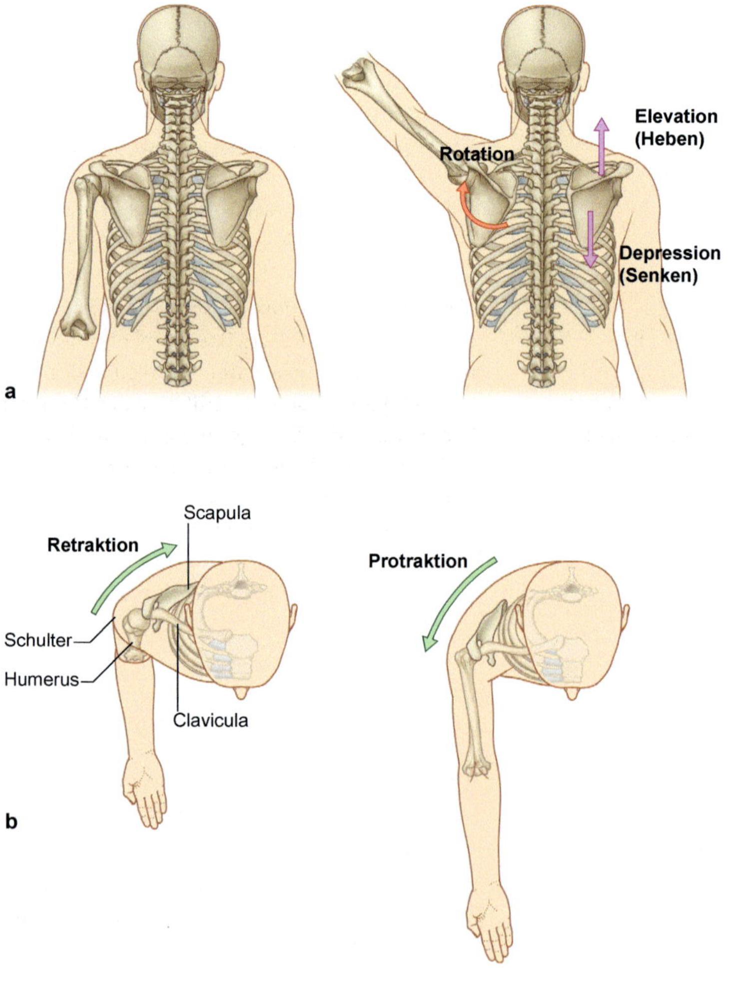

Abb. 1.30 Bewegungsmöglichkeiten der Skapula. [E402]

IM ÜBERBLICK

Das Skapulothorakalgelenk

- Bezeichnung für die funktionelle Bewegung zwischen Skapula und Thoraxwand.
- M. serratus anterior teilt dieses Gelenk in zwei Verschiebeflächen:
  - Verschiebefläche zwischen Skapula und M. serratus anterior
  - Verschiebefläche zwischen M. serratus anterior und der Thoraxwand.
- Die Skapula muss den Bewegungen des Schultergürtels folgen.
- Wird von Muskelschlingen geführt und stabilisiert.

1.3 Funktioneller Ablauf von Abduktion und Flexion – der glenohumerale Rhythmus

1.3.1 Der funktionelle Ablauf der Abduktion

Bei der Abduktion kann man drei Phasen unterscheiden:

- In der **ersten Phase** der Abduktion zwischen 0 und 60/70° findet die Bewegung bei gut stabilisierter Skapula nur im Schultergelenk statt.
- Danach kommt es in einer **zweiten Phase** zwischen 60/70° und etwa 160° zur zwangsläufigen Mitbewegung des Schulterblatts und der Schultergürtelgelenke.
  Für die Bewegungsverhältnisse zwischen Arm und Schulterblatt lässt sich ein Verhältnis von 2:1 feststellen. Das heißt, bei 90° Abduktion finden etwa 60° im Humeroglenoidalgelenk statt und etwa 30° kommen durch die Mitbewegung des Schultergürtels zustande.
  Hierfür muss sich die Skapula um ihre dorsalventrale Achse drehen, damit die Cavitas glenoidalis unter den Humeruskopf geführt wird. Gleichzeitig erfolgt bei dieser Bewegung eine translatorische Hebung des Schulterblatts. Diese von den Muskelschlingen geführten Bewegungen finden in den Gleitlagern des Skapulothorakalgelenks statt. Die Klavikula führt eine Mitbewegung durch und steigt nach oben. Es kommt also zu einer Bewegung im Sinne der Hebung (Elevation) der Schulter. Gleichzeitig kommt es noch zu einer Außenrotation der Klavikula. Damit eine Abduktion über 80–90° überhaupt stattfinden kann, muss etwa bei diesem Bewegungsausmaß der Humeruskopf mit dem Tuberculum majus durch eine Außenrotationsbewegung nach hinten geführt werden. Dies wird als „Zwangsaußenrotation" des Humerus bezeichnet.
- In der **dritten Phase** der Abduktion erfolgt, um ein volles Bewegungsausmaß zu erreichen, schließlich zwischen 160 und 180° noch eine Neigung des Rumpfes zur Gegenseite.

Eine reine Abduktion ist selten, meist ist sie mit der Flexion kombiniert.

1.3.2 Der funktionelle Ablauf der Flexion

Auch bei der Flexion kann man drei Phasen unterscheiden:

- In der **ersten Phase** der Flexion zwischen 0 und 60° findet die Bewegung bei gut stabilisierter Skapula nur im Schultergelenk selbst statt.
- Danach kommt es in einer **zweiten Phase** zwischen 60° und etwa 140/150° zur Mitbewegung des Schulterblatts und notwendigen Mitbewegungen in den Schultergürtelgelenken sowie zur notwendigen Außenrotationsbewegung des Humeruskopfes. Diese Außenrotation des Humeruskopfes, auch als „Zwangsaußenrotation" bezeichnet, ist zwingend erforderlich, da ansonsten das Tuberculum majus unter dem Schulterdach, gebildet von Akromion und Lig. coracoacromiale, anstößt und jede weitere Bewegung limitiert. Damit eine Bewegung ab 60/70° Flexion möglich wird, muss sich aber gleichzeitig die Skapula um ihre dorsoventrale Achse drehen. Hierdurch wird die Cavitas glenoidalis unter den Humeruskopf geführt. Zeitgleich erfolgen bei dieser Bewegung eine translatorische Hebung und ein Vorführen (Protraktion) des Schulterblatts. Diese von den Muskelschlingen geführten Bewegungen finden in den Gleitlagern des Skapulothorakalgelenks statt. Die Klavikula führt eine Mitbewegung durch und bewegt sich mit ihrem lateralen Ende nach oben und vorne. Gleichzeitig führt sie eine Außenrotationsbewegung durch. Es kommt also zu ei-

ner Bewegung im Sinne der Hebung und Vorführung (Elevation und Protraktion) der Schulter.

- Schließlich erfolgt ab etwa 140–150° in der **dritten Phase** eine zusätzliche Extension des Rumpfes.

Meist sind aber auch bei der Flexion verschiedene Bewegungen kombiniert. So setzt sich die endgradige Flexion genau genommen aus einer Kombination der Bewegungen Flexion, Abduktion und Außenrotation zusammen.

Aus diesem Grunde ist das PNF-Muster Flexion/Abduktion/Außenrotation das Schulterpattern überhaupt. Es beinhaltet und bahnt alle für eine endgradige Flexion notwendigen Muskeln.

1.3.3 Folgerungen aus der Anatomie

Bei beiden Abläufen – der Flexion und der Abduktion – sind die rotatorische Mitbewegung der Klavikula im Sinne der Außenrotation sowie die Außenrotation des Humerus, um ein Wegdrehen des Tuberculum majus zu ermöglichen, unabdingbar.

Die physiologische Abfolge der Bewegungen zwischen Humerus und Skapula bezeichnet man als **glenohumeralen Rhythmus.** Der **glenohumerale oder auch humeroskapulare Rhythmus** setzt erst bei Mitbewegung des Schulterblatts ein, also etwa ab 60/70°.

Bei vielen Erkrankungen der Schulter ist diese physiologische Abfolge der Bewegungen ursächlich (z. B. habituelle Luxationen) oder als Folge bei z. B. Schulteroperationen gestört. Die Mitbewegung des Schulterblatts setzt bei vielen dieser Schultererkrankungen sehr viel früher als normal ein. Diese verfrühte Bewegung kann sogar alleine, ohne die Bewegung im Schultergelenk selbst, noch eine verhältnismäßig gute Bewegung des Armes ermöglichen.

Welche Bewegungsmöglichkeit durch eine frühe Mitbewegung der Skapula gegeben ist, lässt sich eindrucksvoll bei einer kompletten Einsteifung des Glenohumeralgelenks sehen. Häufig kann von solchen Patienten noch eine Abduktion von etwa 50–60° erreicht werden und eine Flexion ist meist bis etwa 50/60° möglich. Hierbei findet die Bewegung lediglich in den Gleitlagern des Skapulothorakalgelenks statt.

Bevor allerdings der glenohumerale Rhythmus ins Spiel der Bewegungsabfolge an der Schulter kommt, ist eine weitere wichtige Voraussetzung zu erfüllen. Eine gute **Zentrierung des Humeruskopfes** spielt, ebenso wie ein reibungslos funktionierender glenohumeraler Rhythmus, für die gesamte Schulterbewegung eine zentrale Rolle. Wichtig ist die Humeruskopfzentrierung vor allem in der ersten Phase des physiologischen Bewegungsablaufs zwischen Cavitas glenoidalis und Humeruskopf. Sollte der Humeruskopf nicht zentriert in der Cavitas stehen, so wird die von den Rotatorenmanschettenmuskeln geleistete Arbeit nicht physiologisch ablaufen können und unter Umständen wird der Humeruskopf mit seinem Tuberculum majus sehr viel früher unter dem Schulterdach anschlagen. Zu einem sogenannten Humeruskopfhochstand kommt es häufig bei Verletzungen an der Rotatorenmanschettenmuskulatur.

Anmerkung:

Therapeutisch sollte immer darauf hingearbeitet werden, dass ein physiologischer Ablauf der Phasen und eine gute Humeruskopfzentrierung gewährleistet sind. Dies muss allerdings sehr frühzeitig im Therapieverlauf angebahnt werden und sollte für den glenohumeralen Rhythmus vom Patienten vor allem zu Hause mittels Hausaufgaben unterstützt werden. Einfachste Übung hierfür ist die Adduktion der Schulterblätter in Kombination mit Flexions-und Abduktionsbewegungen (passiv oder aktiv) bis etwa 60°.

MERKE

Folgende **passive Voraussetzungen** sind notwendig für eine gute Schulterfunktion:

1. eine gute Zentrierung des Humeruskopfes
2. gute passive Mobilität in den Gelenken des Funktionskreises Schulter (SC-, AC-, Glenohumeralgelenk)
3. eine gute Abfolge des glenohumeralen Rhythmus (ein gutes Zusammenspiel zwischen den einzelnen Muskeln, aber auch eine ausreichende Bewegung im als Nebengelenke bezeichneten Subakromial- und Skapulothorakalgelenk)
4. eine gute Außenrotationsfähigkeit des glenohumeralen Gelenks: Hinderlich hierfür kann ein Hypertonus der innenrotatorisch, adduktorisch wirksamen Muskeln (M. subscapularis, M. teres major) der Rotatorenmanschette sein.

Die aktive Schulterfunktion setzt ein gutes Funktionieren der oben genannten Punkte sowie eine ausreichende Muskelkraft und -koordination voraus.

1.4 Aktive Strukturen der Wirbelsäule

1.4.1 Topografisch-funktionelle Gliederung

Autochthone Rückenmuskeln (M. erector trunci):

- **Lateraler Anteil des M. erector trunci:**
  - Sakrospinales System:
    - M. iliocostalis
    - M. longissimus
  - Spinotransversales System:
    - M. splenius
  - Intertransversales System:
    - Mm. intertransversarii
    - Mm. levatores costarum
- **Medialer Anteil des M. erector trunci:**
  - Spinales System:
    - Mm. interspinales
    - M. spinalis
  - Transversospinales System:
    - Mm. rotatores breves und longi
    - M. multifidus
    - M. semispinalis
  - Kurze Nackenmuskeln:
    - M. rectus capitis posterior major
    - M. rectus capitis posterior minor
    - M. obliquus capitis superior
    - M. obliquus capitis inferior

Prävertebrale Halsmuskeln (topografisch zur tiefen Halsmuskulatur gehörig):

- M. longus capitis
- M. longus colli
- M. rectus capitis lateralis
- M. rectus capitis anterior

Thoraxmuskeln:

- M. intercostales
- M. transversus thoracis
- Mm. subcostales
- Mm. scaleni (topografisch zur tiefen Halsmuskulatur gehörig)

Rumpf-Rippen-Muskeln:

- M. serratus posterior superior
- M. serratus posterior inferior

1.4.2 Die muskuläre Sicherung der Wirbelsäule

Autochthone Rückenmuskulatur: M. erector trunci

Zur autochthonen Rückenmuskulatur werden alle Muskeln gezählt, die von den Rr. dorsales der Spinalnerven innerviert werden. Diese werden in ihrer Gesamtheit als M. erector trunci bezeichnet. Diese Muskelgruppe bildet zwei deutliche Längswülste parallel zur Dornfortsatzreihe. Der Muskel liegt in einem osteofibrösen Kanal, der knöchern von Wirbelbogen, Proc. costales und Proc. spinosus begrenzt wird. Fibrös wird er durch die Fascia thoracolumbalis abgegrenzt.

Man unterscheidet einen lateralen und medialen Muskelanteil. Der **laterale** Anteil besteht aus den längeren Einzelmuskeln und zieht vom Becken bis zum Schädel. Der **mediale** Anteil hingegen wird seinerseits in ein Geradsystem und ein Schrägsystem unterteilt. Er umfasst die kürzeren Muskeln, die nur über wenige, teilweise sogar nur über ein Segment reichen.

Lateraler Anteil – sakrospinales System

M. iliocostalis: Dieser Muskel setzt sich genau genommen aus drei Muskelgruppen zusammen (➤ Abb. 1.31):

- **M. iliocostalis lumborum:**
  - Ursprung: vom Sakrum, dem äußeren Bereich der Christa iliaca und der Fascia thoracolumbalis
  - Ansatz: Proc. transversus der oberen Lendenwirbel und der unteren sechs bis neun Rippen
- **M. iliocostalis thoracis:**
  - Ursprung: von den unteren sechs Rippen
  - Ansatz: an den oberen sechs Rippen
- **M. iliocostalis cervicis:**
  - Ursprung: von der sechsten bis dritten Rippe kommend
  - Ansatz: Querfortsatz des sechsten bis vierten Halswirbels
  - Innervation: alle drei Anteile werden gemäß ihrer Lokalisation aus den entsprechenden Bereichen der Rr. dorsales (C4–L3) innerviert
  - Funktion: Aufrichtung der Wirbelsäule, Extension über mehrere Segmente, Stabilisation der Wirbelsäule

1

M. longissimus: Auch dieser Muskel setzt sich ähnlich dem M. iliocostalis aus drei Muskelgruppen zusammen (➤ Abb. 1.31):

- **M. longissimus thoracis:**
  - Ursprung: vom Sakrum, den Dornfortsätzen der Lendenwirbel und den Querfortsätzen der unteren Brustwirbel
  - Ansatz: an den Procc. accesssorii der Lendenwirbel, den Procc. transversi der Brustwirbel und den Rippen. Die Ansätze reichen bis zur ersten und zweiten Rippe

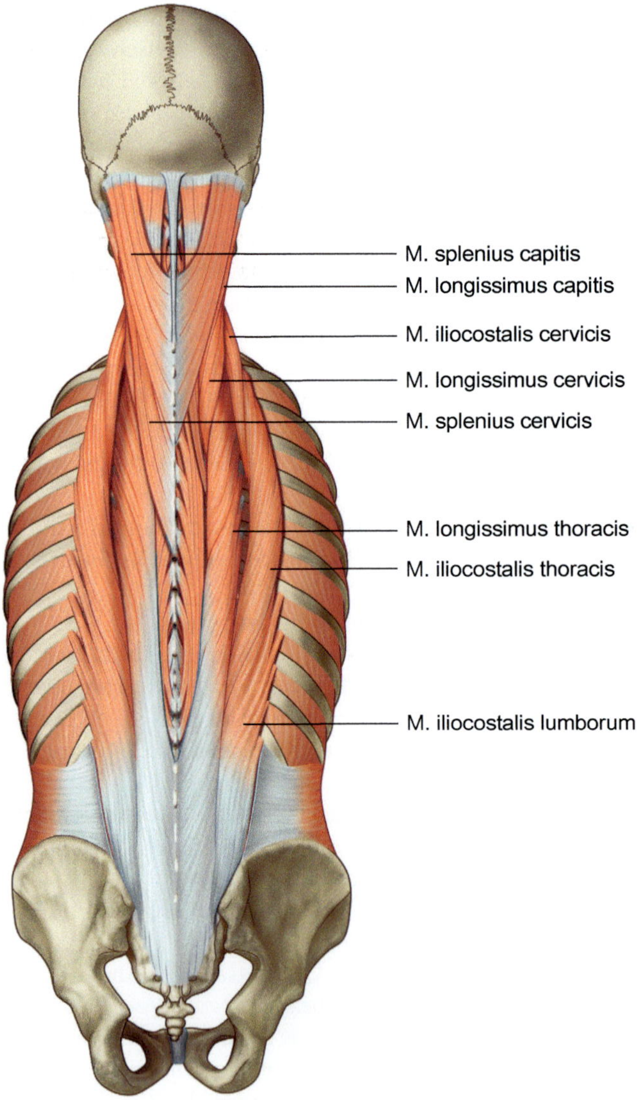

Abb. 1.31 Sakrospinales System: Mm. iliocostales lumborum, thoracis und cervicis, Mm. longissimi thoracis cervicis und capitis (rechts) und spinotransversales System: Mm. splenii cervicis und capitis (links). [E460]

- **M. longissimus cervicis:**
  - Ursprung: an den Querfortsätzen der oberen sechs Brustwirbel
  - Ansatz: am hinteren Bereich der Querfortsätze des zweiten bis fünften Halswirbels
- **M. longissimus capitis:**
  - Ursprung: von den Procc. transversi der oberen drei bis fünf Brustwirbel sowie von den unteren drei Halswirbeln
  - Ansatz: am Proc. mastoideus
  - Innervation: alle drei Anteile werden gemäß ihrer Lokalisation aus den entsprechenden Bereichen der Rr. dorsales (C2–L5) innerviert
  - Funktion: Aufrichtung der Wirbelsäule, Extension über mehrere Segmente, Stabilisation der Wirbelsäule

Lateraler Anteil – spinotransversales System

- **M. splenius cervicis** (> Abb. 1.31):
  - Ursprung: Dornfortsatz des vierten bis sechsten Brustwirbels
  - Ansatz: Querfortsatz des ersten bis zweiten Halswirbels
  - Innervation: Rr. dorsales (C1–C8)
  - Funktion: Aufrichtung der Wirbelsäule, bei einseitiger Aktivität Rotation des Kopfes zur gleichen Seite
- **M. splenius capitis** (> Abb. 1.31):
  - Ursprung: Dornfortsatz des ersten bis dritten Brustwirbels und der unteren vier Halswirbel
  - Ansatz: Bereich des Proc. mastoideus
  - Innervation: Rr. dorsales (C1–C8)
  - Funktion: Aufrichtung der Wirbelsäule, bei einseitiger Aktivität Rotation des Kopfes zur gleichen Seite

Lateraler Anteil – intertransversales System

- **M. intertransversarii posteriores cervicis** (> Abb. 1.32):
  - Ursprung: vom kaudalen Tuberculum posterior der Querfortsätze des zweiten bis siebten Halswirbels
  - Ansatz: am kranialen Tuberculum posterior des benachbarten Querfortsatzes des zweiten bis siebten Halswirbels
  - Innervation: Rr. dorsales C1–C6
  - Funktion: bei beidseitiger Aktivität im Sinne der Extension, bei einseitiger Aktivität im Sinne der Lateralflexion
- **M. intertransversarii mediales lumborum** (> Abb. 1.32):
  - Ursprung: vom kaudalen Proc. accessorius des fünften bis ersten Lendenwirbels
  - Ansatz: am kranialen Proc. accessorius des benachbarten Lendenwirbels
  - Innervation: Rr. dorsales L1–L4
  - Funktion: bei beidseitiger Aktivität im Sinne der Extension, bei einseitiger Aktivität im Sinne der Lateralflexion
- **Mm. levatores costarum** (> Abb. 1.32):
  - Ursprung: von den Querfortsätzen des siebten Halswirbels und des ersten bis elften Brustwirbels
  - Ansatz: Anguli costarum der nächsten oder übernächsten Rippe (daher auch als kurze oder lange unterschieden)
  - Innervation: Rr. dorsales
  - Funktion: Rotation der Wirbelsäule und Rippenhebung

HINWEIS
Die Muskeln der intertransversalen Muskelgruppe werden häufig auch zu dem medialen Anteil des M. erector trunci gerechnet.

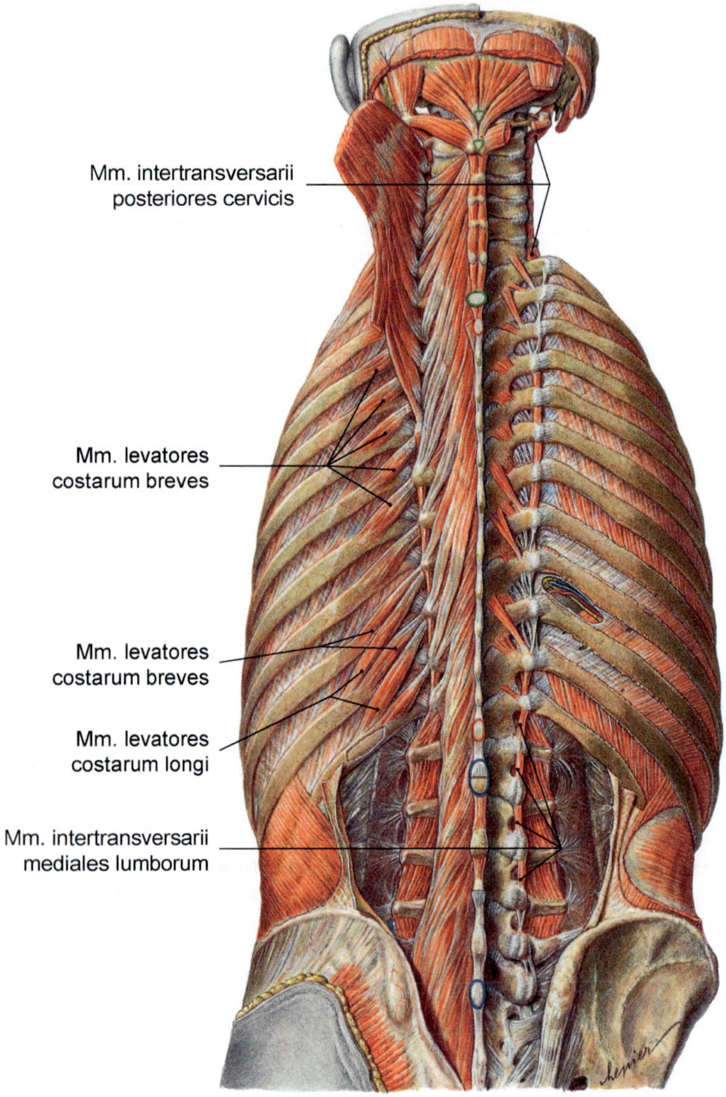

Abb. 1.32 Intertransversales System: Mm. intertransversarii posteriores cervicis und mediales lumborum, Mm. levatores costarum. [S007-1-23]

Medialer Anteil – spinales System oder auch Geradsystem

- **Mm. interspinales** (➤ Abb. 1.33):
  - Ursprung: jeweils von einem Proc. spinosus, Sie fehlen zwischen dem dritten bis elften Brustwirbel
  - Ansatz: jeweils am benachbarten Proc. spinosus
  - Innervation: Rr. dorsales C1–Th3 und Th11–L5
  - Funktion: bei beidseitiger Aktivität im Sinne der Extension, bei einseitiger Aktivität im Sinne der Lateralflexion
  - Es existieren sechs Mm. interspinales cervicis, vier Mm. interspinales thoracis und fünf Mm. interspinales lumborum
- **M. spinalis thoracis** (➤ Abb. 1.33):
  - Ursprung: von den Procc. spinosi des dritten Lendenwirbels bis zum zehnten Brustwirbel
  - Ansatz: an den Procc. spinosi des achten bis zweiten Brustwirbels
  - Innervation: Rr. dorsales Th6–Th10
  - Funktion: bei beidseitiger Aktivität im Sinne der Extension, bei einseitiger Aktivität im Sinne der Lateralflexion
- **M. spinalis cervicis** (➤ Abb. 1.33):
  - Ursprung: von den Procc. spinosi des zweiten Brustwirbels bis zum sechsten Halswirbel
  - Ansatz: an den Procc. spinosi des vierten bis zweiten Halswirbels
  - Innervation: Rr. dorsales C2–Th3
  - Funktion: bei beidseitiger Aktivität im Sinne der Extension, bei einseitiger Aktivität im Sinne der Lateralflexion

Medialer Anteil – transversospinales System oder auch Schrägsystem

- **Mm. rotatores breves** (➤ Abb. 1.34):
  - Ursprung: Querfortsätze der Brustwirbel
  - Ansatz: Dornfortsatz des nächsthöheren Wirbels
  - Innervation: Rr. dorsales der Spinalnerven
  - Funktion: beidseitige Aktivierung: Extension der BWS, einseitige Aktivierung: Rotation zur kontralateralen Seite
- **Mm. rotatores longi** (➤ Abb. 1.34):
  - Ursprung: Querfortsätze der Brustwirbel
  - Ansatz: Dornfortsatz des übernächsten höheren Wirbels
  - Innervation: Rr. dorsales der Spinalnerven
  - Funktion: beidseitige Aktivierung: Extension der BWS, einseitige Aktivierung: Rotation zur kontralateralen Seite
- **M. multifidus** (➤ Abb. 1.34):
  - Ursprung: Querfortsätze der Wirbel (zweiter Halswirbel bis Os sacrum)
  - Ansatz: Dornfortsatz der höheren Wirbel (überspringt zwei bis vier Wirbel),
  - Innervation: Rr. dorsales der Spinalnerven
  - Funktion: beidseitige Aktivierung: Extension der BWS, einseitige Aktivierung: Lateralflexion

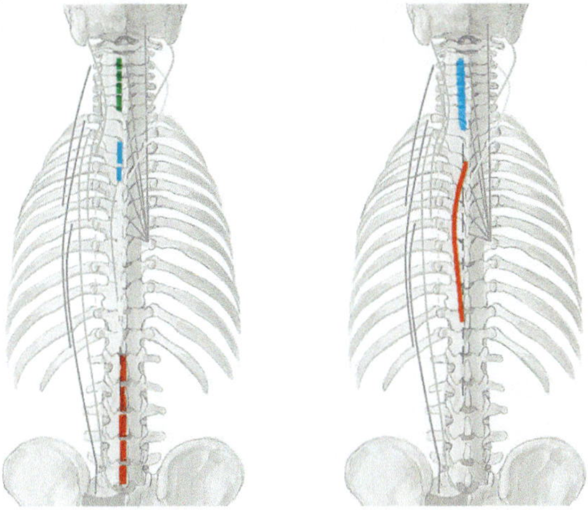

Abb. 1.33 Spinales oder Geradsystem: Mm. interspinales (links) und Mm. spinales (rechts). [S007-4]

zur ipsilateralen Seite und Rotation zur kontralateralen Seite

HINWEIS

Bei diesem Muskel kann auch in M. multifidus lumborum, M. multifidus thoracis und M. multifidus cervicis unterschieden werden.

- **M. semispinalis thoracis** (➤ Abb. 1.34):
  - Ursprung: Querfortsätze des sechsten bis zwölften Brustwirbels
  - Ansatz: Dornfortsatz des sechsten Hals- bis vierten Brustwirbels
  - Innervation: Rr. dorsales der Spinalnerven
  - Funktion: beidseitige Aktivierung: Extension der BWS, einseitige Aktivierung: Lateralflexion zur ipsilateralen Seite und Rotation zur kontralateralen Seite
- **M. semispinalis cervicis** (➤ Abb. 1.34):
  - Ursprung: Querfortsätze des ersten bis sechsten Brustwirbels

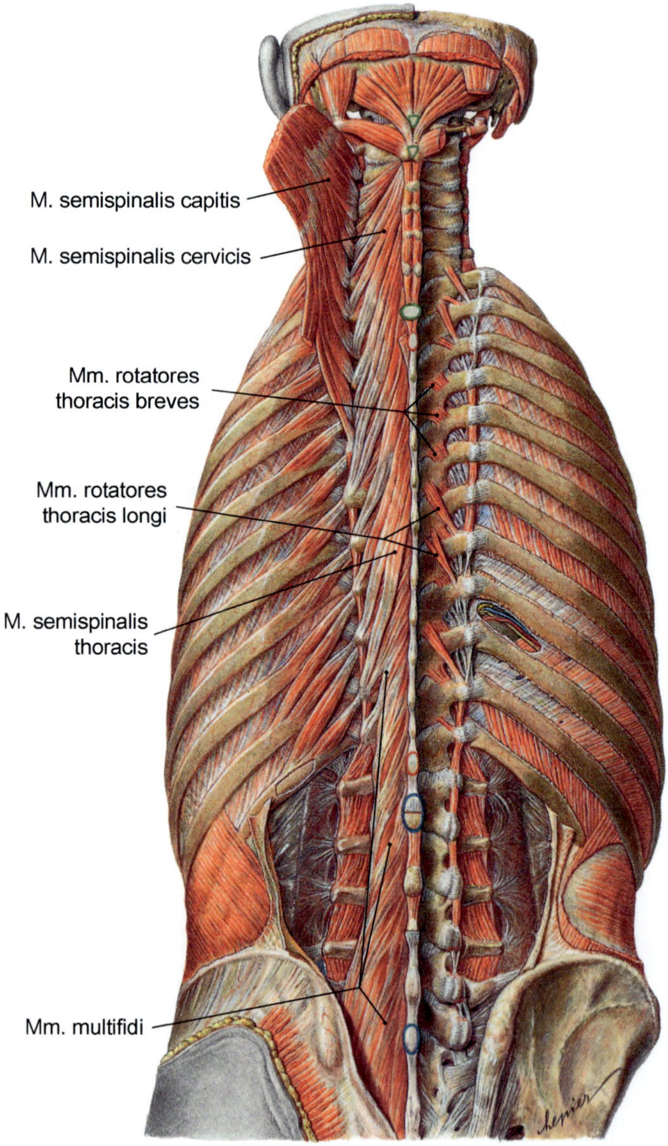

Abb. 1.34 Transversospinales oder Schrägsystem: Mm. rotatores breves und longi, Mm. multifidi, Mm. semispinales thoracis, cervicis und capitis. [S007-1-23]

- Ansatz: Dornfortsatz des zweiten bis siebten Halswirbels
- Innervation: Rr. dorsales der Spinalnerven
- Funktion: beidseitige Aktivierung: Extension der HWS, einseitige Aktivierung: Lateralflexion zur ipsilateralen Seite und Rotation zur kontralateralen Seite

- **M. semispinalis capitis** (> Abb. 1.34):
  - Ursprung: Querfortsätze des dritten Hals- bis sechsten Brustwirbels
  - Ansatz: Os occipitale zwischen Linea nuchalis superior und inferior
  - Innervation: Rr. dorsales der Spinalnerven
  - Funktion: beidseitige Aktivierung: Extension der HWS und des Kopfes, einseitige Aktivierung: Lateralflexion zur ipsilateralen Seite und Rotation zur kontralateralen Seite

Kurze Nacken- und Kopfgelenksmuskeln

- **M. rectus capitis posterior major** (> Abb. 1.35):
  - Ursprung: Dornfortsatz des Axis
  - Ansatz: mittleres Drittel der Linea nuchalis inferior
  - Innervation: Rr. dorsalis von C1 (N. suboccipitalis)
  - Funktion: beidseitige Aktivierung: Extension, einseitige Aktivierung: Drehen des Kopfes zur ipsilateralen Seite
- **M. rectus capitis posterior minor** (> Abb. 1.35):
  - Ursprung: Tuberculum posterius des Atlas
  - Ansatz: inneres Drittel der Linea nuchalis inferior
  - Innervation: Rr. dorsalis von C1 (N. suboccipitalis)
  - Funktion: beidseitige Aktivierung: Extension, einseitige Aktivierung: Drehen des Kopfes zur ipsilateralen Seite
- **M. obliquus capitis superior** (> Abb. 1.35)
  - Ursprung: Querfortsatz des Atlas
  - Ansatz: kranial des Ansatzes des M. rectus capitis posterior major
  - Innervation: Rr. dorsalis von C1 (N. suboccipitalis)
  - Funktion: beidseitige Aktivierung: Dorsalextension, einseitige Aktivierung: Lateralflexion des Kopfes zur ipsilateralen Seite und Rotation des Kopfes zur kontralateralen Seite
- **M. obliquus capitis inferior** (> Abb. 1.35):
  - Ursprung: Dornfortsatz des Axis
  - Ansatz: Querfortsatz des Atlas
  - Innervation: Rr. dorsalis von C1 (N. suboccipitalis)
  - Funktion: beidseitige Aktivierung: Dorsalextension, einseitige Aktivierung: Rotation des Kopfes zur ipsilateralen Seite

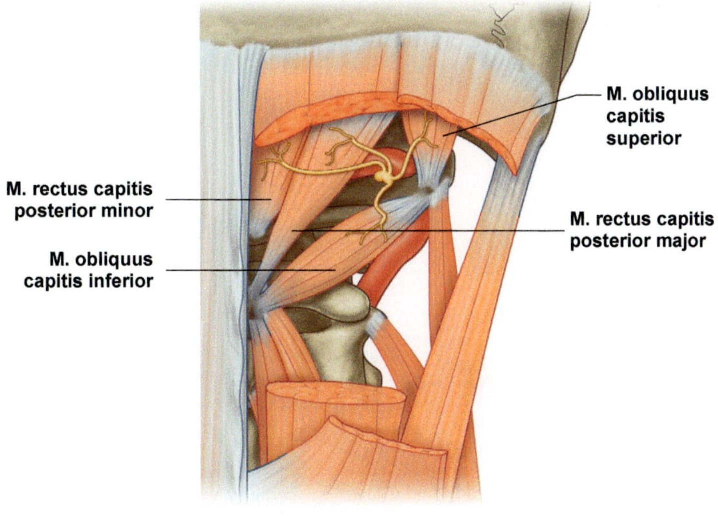

Abb. 1.35 Kurze Nacken- und Kopfgelenksmuskulatur. [E402]

1

Prävertebrale Halsmuskeln

- **M. longus capitis** (> Abb. 1.36):
  - Ursprung: Tubercula anteriora an den Querfortsätzen des dritten bis sechsten Halswirbels
  - Ansatz: Pars basilaris des Os occipitale
  - Innervation: Spinalnerven von C1–C4
  - Funktion: einseitige Aktivierung: Lateralflexion und geringe Rotation des Kopfes ipsilateral; beidseitige Aktivierung: Ventralflexion des Kopfes
- **M. longus colli** (> Abb. 1.36):
  An dem M. longus colli lassen sich drei Teile unterscheiden: Pars recta, Pars obliqua superior und der Pars obliqua inferior
  - Ursprung:
    - Pars recta: vordere Wirbelkörper des fünften Hals- bis dritten Brustwirbels
    - Pars obliqua superior: Tubercula anteriora der Querfortsätze des dritten bis fünften Halswirbels
    - Pars obliqua inferior: Vorderseite des ersten bis dritten Brustwirbels
  - Ansatz:
    - Pars recta: Vorderseite des zweiten bis vierten Halswirbels
    - Pars obliqua superior: Tuberculum anterius des Atlas
    - Pars obliqua inferior: Tubercula anteriora der Querfortsätze des fünften und sechsten Halswirbels
  - Innervation: Spinalnerven von C2–C6
  - Funktion: einseitige Aktivierung: Lateralflexion und geringe Rotation des Kopfes ipsilateral; beidseitige Aktivierung: Ventralflexion des Kopfes
- **M. rectus capitis anterior** (> Abb. 1.36):
  - Ursprung: Massa lateralis des Atlas
  - Ansatz: Pars basilaris des Os occipitale
  - Innervation: R. ventralis von C1
  - Funktion: einseitige Aktivität: Lateralflexion im Atlantookzipitalgelenk; beidseitige Aktivierung: Ventralflexion im Atlantookzipitalgelenk
- **M. rectus capitis lateralis** (> Abb. 1.36):
  - Ursprung: Proc. transversus des Atlas
  - Ansatz: Pars basilaris des Os occipitale
  - Innervation: R. ventralis von C1
  - Funktion: einseitige Aktivität: Lateralflexion im Atlantookzipitalgelenk; beidseitige Aktivierung: Ventralflexion im Atlantookzipitalgelenk

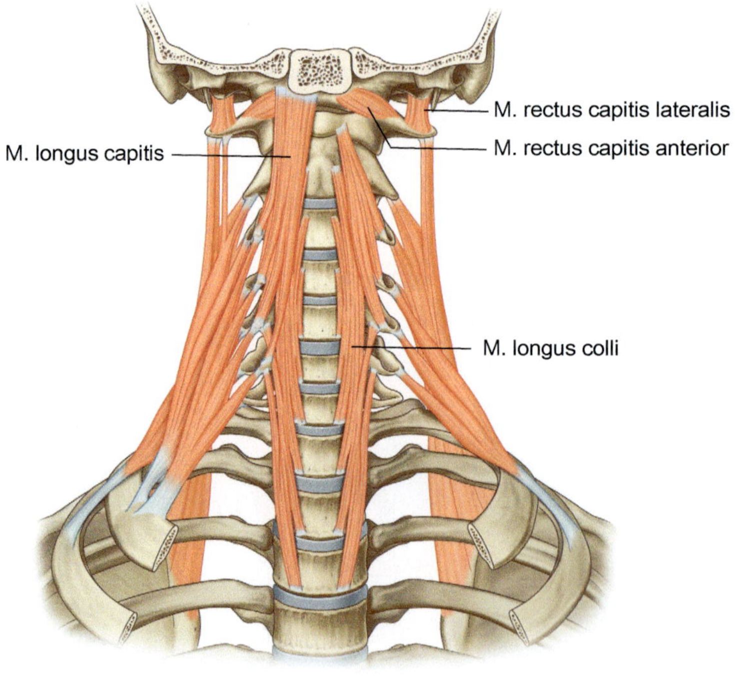

Abb. 1.36 Prävertebrale Halsmuskeln. [E460]

Thoraxmuskeln

- **Mm. intercostales externi** (➤ Abb. 1.37):
  - Ursprung: Unterrand der höheren Rippe
  - Ansatz: Oberrand der nächsttieferen Rippe
  - Innervation: Nn. intercostales I–XI
  - Funktion: gemäß ihrem Verlauf von hinten oben nach vorne unten als Rippenheber; Stabilisation der Thoraxwand und Verspannung der Rippenzwischenräume

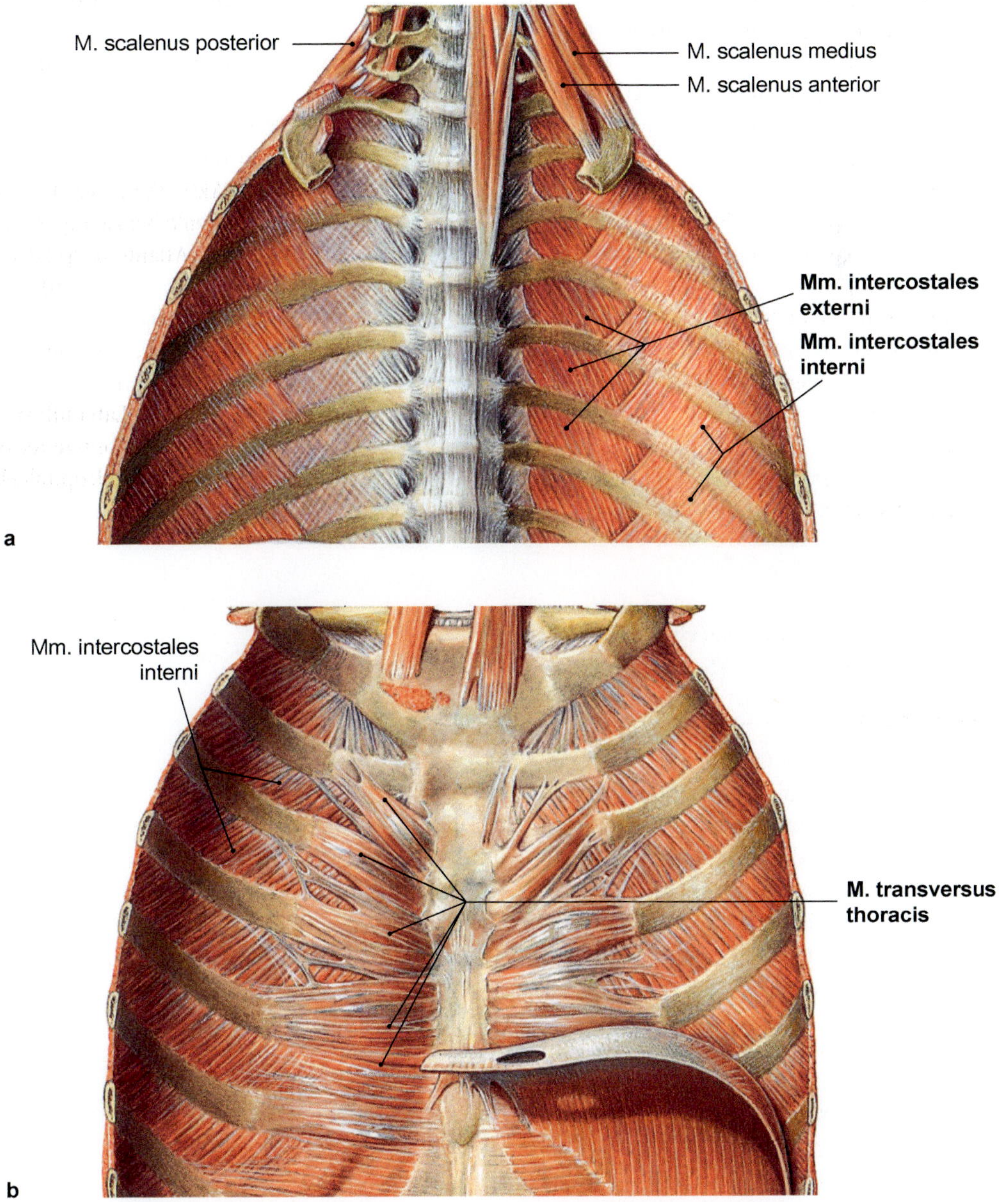

Abb. 1.37 Thoraxmuskulatur. Ventrale (a) und dorsale (b) Rumpfwand. [S007-1-23]

- **Mm. intercostales interni und intimi** (➤ Abb. 1.37):
  - Ursprung: Oberrand einer Rippe
  - Ansatz: Unterrand der nächsthöheren Rippe
  - Innervation: Nn. intercostales I–XI
  - Funktion: gemäß ihrem Verlauf von hinten unten nach vorne oben als Rippensenker; Stabilisation der Thoraxwand und Verspannung der Rippenzwischenräume
- **Mm. subcostales:** Als Mm. subcostales bezeichnet man die Mm. intercostales interni, die, statt nur zwei Rippen untereinander zu verbinden, über mehrere Rippen laufen.
- **M. scalenus anterior** (➤ Abb. 1.37)
  - Ursprung: Tubercula anteriora der Querfortsätze des dritten bis sechsten Halswirbels
  - Ansatz: Tuberculum musculi scaleni der ersten Rippe
  - Innervation: Spinalnerven von C3–C6
  - Funktion: Rippenheber, bei einseitiger Aktivität: Lateralflexion der HWS zur ipsilateralen Seite, beidseitige Aktivierung: Ventralflexion des Halses
- **M. scalenus medius** (➤ Abb. 1.37):
  - Ursprung: Tubercula posteriora der Querfortsätze des dritten bis siebten Halswirbels
  - Ansatz: an der ersten Rippe
  - Innervation: Spinalnerven von C3–C6
  - Funktion: Rippenheber, bei einseitiger Aktivität: Lateralflexion der HWS zur ipsilateralen Seite, beidseitige Aktivierung: Ventralflexion des Halses
- **M. scalenus posterior** (➤ Abb. 1.37):
  - Ursprung: Tubercula anteriora der Querfortsätze des fünften bis siebten Halswirbels
  - Ansatz: Außenfläche der zweiten Rippe
  - Innervation: Spinalnerven von C3–C6
  - Funktion: Rippenheber; bei einseitiger Aktivität: Lateralflexion der HWS zur ipsilateralen Seite; beidseitige Aktivierung: Ventralflexion des Halses
- **M. transversus thoracis** (➤ Abb. 1.37):
  - Ursprung: Innenseite der Rippenknorpel der zweiten bis sechsten Rippe
  - Ansatz: Innenseite des Corpus sterni bis zum Proc. xiphoideus
  - Innervation: Nn. intercostales II–VI
  - Funktion: Rippensenker

HINWEIS
In dem Dreieck zwischen M. scalenus anterior, M. scalenus medius und der ersten Rippe verlaufen die unteren Äste des Plexus brachialis sowie die A. subclavia. Diese können durch eine Hypertonie der Skalenusmuskulatur oder eine Störung der ersten Rippe irritiert werden. Insbesondere Nervenkompression führt zu ausstrahlenden Beschwerden in den Arm und kann ein sogenanntes Thoracic-Outlet- oder Schulter-Arm-Syndrom hervorrufen.

Rumpf-Rippen-Muskeln

- **M. serratus posterior superior** (➤ Abb. 1.38)
  - Ursprung: Dornfortsätze des sechsten Hals- bis zweiten Brustwirbels
  - Ansatz: an der zweiten bis fünften Rippe
  - Innervation: Nn. intercostales I–IV
  - Funktion: Hebung der Rippen
- **M. serratus posterior inferior** (➤ Abb. 1.38):
  - Ursprung: von der Fascia thoracolumbalis (Höhe zwölfter Brust- bis dritter Lendenwirbel)
  - Ansatz: an der neunten bis zwölften Rippe
  - Innervation: Nn. intercostales IX–XII
  - Funktion: Senkung der Rippen

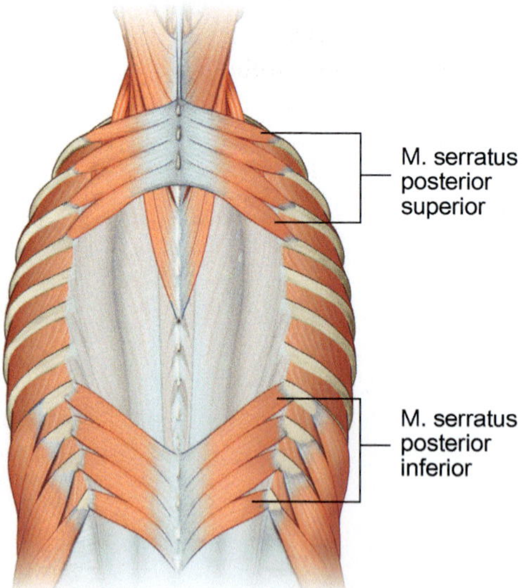

Abb. 1.38 Rumpf-Rippen-Muskeln: Mm. serrati posterior superior und inferior. [E460]

1.5 Aktive Strukturen der Schulter

1.5.1 Topografisch-funktionelle Gliederung

- **Vom Kopf eingewanderte Schultergürtelmuskeln:**
  - M. trapezius
  - M. sternocleidomastoideus
  - M. omohyoideus
- **Dorsale Rumpf-Rücken-Muskeln:**
  - M. rhomboideus major
  - M. rhomboideus minor
  - M. levator scapulae
- **Ventrale Rumpf-Schultergürtel-Muskeln:**
  - M. subclavius
  - M. pectoralis minor
  - M. serratus anterior
- **Dorsale Schultergelenkmuskeln:**
  - M. supraspinatus
  - M. infraspinatus
  - M. subscapularis
  - M. teres minor
  - M. teres major
  - M. deltoideus
  - M. latissimus dorsi
- **Ventrale Schultergelenkmuskeln:**
  - M. pectoralis major
  - M. coracobrachialis
- **Dorsale Oberarmmuskeln:**
  - M. triceps brachii
- **Ventrale Oberarmmuskeln:**
  - M. biceps brachii

Es gibt verschiedene Möglichkeiten, die muskulären Strukturen des Schultergürtels und die des Schultergelenks zu unterscheiden und zu gliedern.

Eine rein **funktionelle** Betrachtung und eine Einteilung der Muskeln nach ihrer Funktion erscheint allerdings viel sinnvoller als eine rein topografische Einteilung. Daher wird im Anschluss zunächst die eingelenkige Muskulatur des Schultergelenks, also die Rotatorenmanschettenmuskulatur, und erst in der Folge die Schultergürtelmuskulatur betrachtet. Diese wird nochmals in die schulterblattführenden und die schultergelenkführenden Muskeln untergliedert. Abschließend werden die Muskeln, die einen Einfluss auf die Klavikula ausüben, aufgeführt.

1.5.2 Die muskuläre Sicherung des Schultergelenks

Rotatorenmanschette

Die Muskeln der Rotatorenmanschette umgeben das Schultergelenk von ventral, kranial und dorsal (➤ Abb. 1.39). Sie bilden die tiefste Muskelschicht der schultergelenkführenden Muskulatur. Die Muskeln der Rotatorenmanschette sorgen für einen zuverlässigen Gelenkzusammenhalt und eine aktive Gelenkführung. Darüber hinaus stellen sie bei Bewegungsaktivität die Zentrierung des Humeruskopfes auf der Cavitas glenoidalis, der auch als Glenoid bezeichneten Gelenkpfanne, sicher. Dieser Ablauf wird als Humeruskopfzentrierung bezeichnet.

Kaudalwärts in Richtung Achsel ist die Rotatorenmanschette offen. Die Sehnen der Muskeln geben Faserzüge in die Gelenkkapsel ab, mit denen sie bei Gelenkbewegung durch Wegziehen der entstehenden Kapselfalten die Gelenkkapsel vor Einklemmung bewahren.

Ein **Normotonus** dieser Muskeln ist notwendig, um eine gute passive Mobilität in den Gelenken des Funktionskreises Schulter zu erreichen. Nur dann kann eine einwandfreie und physiologische Bewegungsabfolge des **glenohumeralen Rhythmus** gewährleistet werden. Der glenohumerale Rhythmus ist die Bezeichnung für die physiologischen, notwendigerweise nacheinander ablaufenden Bewegungen zwischen Humerus und Skapula. Gleichzeitig sorgen die Muskeln der Rotatorenmanschette durch Anspannung der das Schultergelenk außenrotierenden Muskeln für die bei maximaler Flexion und Abduktion so immens wichtige Außenrotationsbewegung des glenohumeralen Gelenkes. Dies kann allerdings nur bei gleichzeitiger Muskelentspannung der die Schulter innenrotierenden Muskeln erfolgen.

Eine gute Gesamtfunktion des Schultergelenks setzt eine gute Koordination der Rotatorenmanschette sowie ausreichende Muskelkraft der schulterumgebenden Muskulatur voraus.

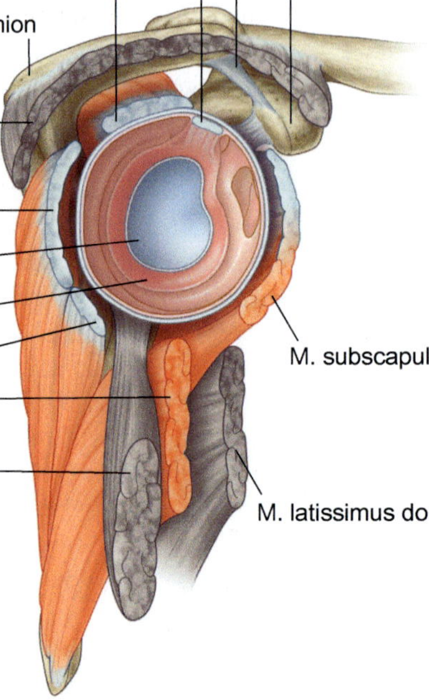

Abb. 1.39 Muskeln der Rotatorenmanschette von lateral. [E460]

IM ÜBERBLICK

Aufgaben der Rotatorenmanschette

- Zentrierung des Oberarmkopfes auf der Cavitas glenoidalis in jeder Position.
- Sicherung des Gelenkzusammenhalts.
- M. infraspinatus und M. teres minor sorgen bei Bewegung für die Außenrotation des Tuberculum majus, damit es nicht am Akromion anschlägt.

Folgende Muskeln bilden die Rotatorenmanschette:

- M. subscapularis
- M. supraspinatus
- M. infraspinatus
- M. teres minor
- M. teres major (wird in der Literatur teilweise nicht dazugezählt)

M. subscapularis (➤ Abb. 1.40):

- Ursprung: ventrale Seite der Skapula
- Ansatz: Tuberculum minus
- Innervation: N. subscapularis (aus dem Plexus brachialis)
- Funktion: Innenrotation, Adduktion
- Bedingt durch seinen Faserverlauf ist er ein sehr kräftiger Innenrotator für das Schultergelenk

HINWEIS

Der M. subscapularis gehört zu den Muskeln, die über einen guten Behandlungserfolg an der Schulter mitentscheiden. Entwickelt er im Zuge einer bestehenden Pathologie reflektorisch seine starke innenrotierende, adduktorische Komponente, so verhindert dieser Hypertonus im weiteren Rehabilitationsprozess die später so notwendige Außenrotation des Humeruskopfes. Daher ist es angezeigt, diesen Muskel von Beginn der Therapie an zu detonisieren und zu behandeln, um im Verlauf einen reflektorischen Hypertonus dieses Muskels zu verhindern.

M. teres major (➤ Abb. 1.40):

- Ursprung: Angulus inferior
- Ansatz: Crista tuberculi minoris
- Innervation: N. thoracodorsalis (C6–C8)
- Funktion: Innenrotation, Adduktion, Retroversion

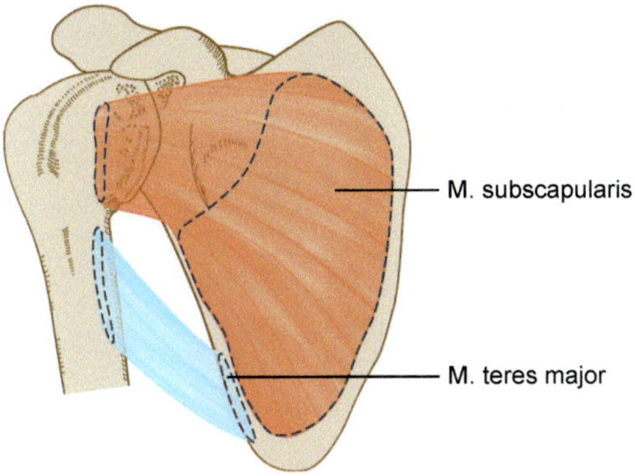

Abb. 1.40 Muskeln der Rotatorenmanschette von ventral. [L231]

HINWEIS

Auf den M. teres major sollte, ähnlich wie auf den M. subscapularis, von Behandlungsbeginn an ein Augenmerk gerichtet sein. Er entfaltet bei einer Pathologie der Schulter ebenfalls reflektorisch eine sehr starke innenrotatorische, adduktorische Komponente, der nur durch konsequente Detonisierung unter der Therapie entgegengewirkt werden kann.
Damit der Arm später eine vollständige Flexion durchführen kann, müssen diese beiden Muskeln genügend Dehnfähigkeit und Elastizität besitzen, sonst verhindern sie durch ihre Gegenspannung einen guten Ablauf des glenohumeralen Rhythmus und damit eine vollständige Flexion oder Abduktion (im Sinne des PNF-Musters der Flexion/Abduktion/Außenrotation).

M. supraspinatus (➤ Abb. 1.41):
- Ursprung: Fossa supraspinata
- Ansatz: Tuberculum majus
- Innervation: N. suprascapularis (aus dem Plexus brachialis)
- Funktion: Abduktion, Träger des Armes

HINWEIS

Der M. supraspinatus kann in Ruhestellung bei großen Lasten den Gelenkzusammenhalt alleine sichern. Er wirkt mit dem M. deltoideus im Sinne einer Abduktion und wird häufig auch als Starter der Abduktion bezeichnet. Bei einer Parese des M. deltoideus kann er noch eine Abduktion bis etwa 45–60° bewerkstelligen.
Durch seine Lage im osteofibrösen Ring, in dem er von Akromion und Lig. coracoacromiale bedeckt liegt, kann er bei einem Impingementsyndrom pathologische Bedeutung erlangen.

M. infraspinatus (➤ Abb. 1.41):
- Ursprung: Fossa infraspinata
- Ansatz: hintere Anteil der Kapsel, Tuberculum majus
- Innervation: N. suprascapularis (aus dem Plexus brachialis)
- Funktion: Außenrotation, schwache Adduktion und Retroversion

M. teres minor (➤ Abb. 1.41):
- Ursprung: Margo lateralis
- Ansatz: hinterer Anteil der Kapsel, Tuberculum majus
- Innervation: N. axillaris
- Funktion: Außenrotation, schwache Adduktion und Retroversion

HINWEIS

M. infraspinatus und M. teres minor sind unsere einzigen Außenrotatoren am Schultergelenk. Im Vergleich zu den Innenrotatoren M. pectoralis major, M. latissimus dorsi, M. subscapularis und M. teres major sind sie recht schwach ausgebildet. Allerdings bewerkstelligen sie bei der Flexion/Abduktion die notwendige Außenrotation des Humeruskopfes, damit das Tuberculum majus sich unter dem Akromion wegdrehen kann.
Funktioniert dieses muskuläre Zusammenspiel nicht richtig, so kommt es zur Klinik des schmerzhaften Bogens, des sogenannten „painful arc" (➤ Kap. 3). Viele Pathologien ergeben sich aus einer Dysfunktion dieser beiden Muskeln.
Interessanterweise sind beide Muskeln durch verschiedene Nerven innerviert, damit es dem Menschen möglich ist, bei Ausfall oder Schädigung eines Nervs seinen Arm dennoch zu heben.

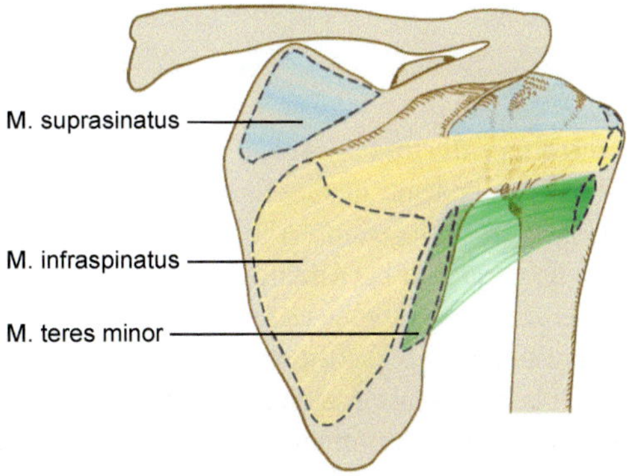

Abb. 1.41 Muskeln der Rotatorenmanschette von dorsal. [L231]

1

Schultergürtelmuskeln

Schulterblattführende Muskulatur

M. pectoralis minor (➤ Abb. 1.42):

- Ursprung: von der dritten bis fünften Rippe
- Ansatz: Proc. coracoideus
- Innervation: Nn. pectorales mediales und laterales (C6–Th1)
- Funktion: Verlagerung der Skapula nach ventral-kaudal, der Angulus inferior wandert somit nach dorsomedial; Atemhilfsmuskel

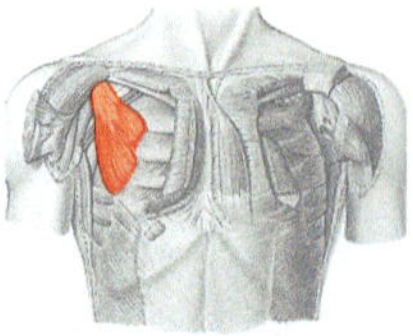

Abb. 1.42 M. pectoralis minor. [S007-4]

HINWEIS

Der M. pectoralis minor sorgt bei Aktivität für eine Verlagerung der Skapula nach ventral-kaudal und ein Ziehen des Akromions über den Humeruskopf. Bei einer Flexion stößt der Humeruskopf mit dem Tuberculum majus in der Folge sehr viel schneller an das Akromion.
Bei einer Pathologie der Schulter kann dieser Muskel also aufgrund eines reflektorischen Hypertonus eine Flexion des Armes behindern. Deshalb ist auch dieser Muskel von Anbeginn einer Rehabilitation im Sinne der Detonisierung zu behandeln.
Gleichzeitig kann eine Hypertonie dieses Muskels eine Irritation der unter ihm verlaufenden Gefäße und Nerven verursachen. Diese Störung im korako-pektoral-thorakalen Tunnel wird in der Regel als Thoracic-Outlet-Syndrom bezeichnet.

M. serratus anterior (➤ Abb. 1.43):

- Ursprung: erste bis neunte Rippe
- Ansatz: über die gesamte Margo medialis von Angulus superior bis Angulus inferior
- Innervation: N. thoracicus longus (C5–C7)
- Funktion: Atemhilfsmuskel; Verschiebung der Skapula nach ventral-lateral. Der untere Anteil ermöglicht die Flexion über 90° durch eine Drehung des unteren Schulterblattwinkels

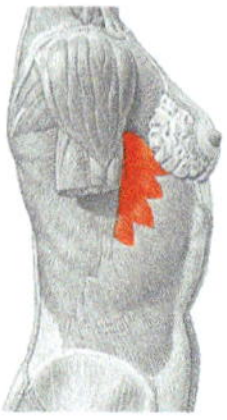

Abb. 1.43 M. serratus anterior. [S007-4]

HINWEIS

Durch das bei Aktivität des unteren Anteils des M. serratus anterior bedingte Schwenken des unteren Schulterblattwinkels wird der Humeruskopf bei der Flexion oder bei der Abduktion durch die Cavitas glenoidalis von kaudal her untergriffen. Diese Stellung des Glenoids verhindert ein Abgleiten des Humeruskopfes nach kaudal und letztlich eine Luxation.

M. trapezius (➤ Abb. 1.44):

- Ursprung: Der M. trapezius wird nach seinen drei Ursprungsanteilen unterteilt:
  - Pars descendens: Os occipitale und über Lig. nuchae an die Dornfortsätze aller Halswirbel
  - Pars transversa: über einen Sehnenspiegel an die Dornfortsätze der ersten vier Brustwirbel
  - Pars ascendens: Dornfortsätze des fünften bis zwölften Brustwirbels
- Ansatz:
  - Pars descendens: laterales Drittel Klavikula
  - Pars transversa: Akromion
  - Pars ascendens: Spina scapulae
- Innervation: XI. Hirnnerv und Plexus cervicalis (C2–C4)
- Funktion:
  - Pars descendens: Ziehen der Skapula nach schräg oben und Drehen des Angulus inferior nach lateral
  - An der HWS: ipsilaterale Seitneigung, kontralaterale Rotation
  - Pars transversa: Fixation und Verlagerung des Schulterblatts nach medial
  - Pars ascendens: Ziehen der Skapula nach kaudal-medial

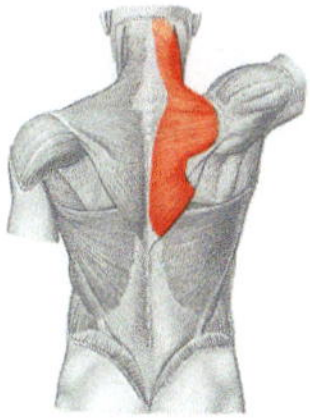

Abb. 1.44 M. trapezius. [S007-4]

HINWEIS

Alle Anteile des M. trapezius fixieren die Skapula am Thorax und wirken somit einer Skapula alata entgegen (siehe Hinweis-Kasten zu M. rhomboideii).
Durch den Ansatz der Pars descendens an der HWS können sich Störungen, die ihre Ursache in einer Schultergelenkproblematik haben, an der HWS manifestieren (siehe Hinweis-Kasten zu M. levator scapulae).
Die Pars descendens arbeitet synergistisch mit dem unteren Anteil des M. serratus anterior. Dieser Anteil dreht die Skapula im gleichen Sinne und sorgt somit für ein Drehen der Cavitas glenoidalis unter den Humeruskopf und erweitert so den Bewegungsraum des Schultergelenks.

M. omohyoideus (➤ Abb. 1.45):
- Ursprung: Margo superior des Schulterblatts
- Ansatz: Os hyoideum
- Innervation: Plexus cervicalis (C1–C4)
- Funktion: Absenken des Zungenbeines, Verlagerung des Kehlkopfes (Schlucken, Sprache), hält durch seine Spannung die V. jugularis interna offen

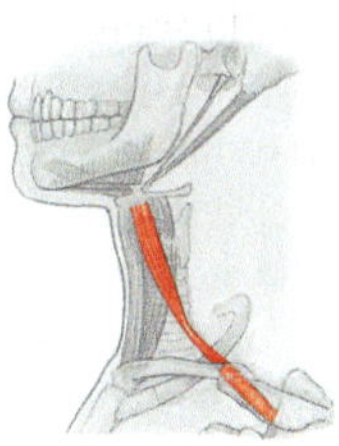

Abb. 1.45 M. omohyoideus. [S007-4]

HINWEIS

Der M. omohyoideus kann ebenfalls durch einen Hypertonus, resultierend aus Schulterproblematiken, Störungen nach kranial weiterleiten. Er kann z. B. eine Abflussstörung der intrakraniellen Gefäße und somit Spannungskopfschmerz verursachen.

M. levator scapulae (➤ Abb. 1.46):
- Ursprung: Proc. transversi der ersten vier Halswirbelkörper
- Ansatz: Angulus superior der Skapula
- Innervation: N. dorsalis scapulae (C4–C5)
- Funktion: Zieht die Skapula nach kranial-medial, schwenkt den Angulus inferior in die Ausgangsstellung zurück (Gegenspieler zum unteren Anteil des M. serratus anterior); ipsilaterale Seitneigung der HWS

HINWEIS

Im Verlauf einer Schulterproblematik entwickeln viele Patienten aufgrund des direkten Bezugs dieses Muskels zur Halswirbelsäule Beschwerden in diesem Bereich, z. B. über Facettenläsionen oder Fehlrotationen der Wirbel.
Manchmal können rezidivierende Kopfschmerz- und Atlasproblematiken ihre Ursache in einer gestörten muskulären Ablaufkoordination des Schulterblatts haben, die in einem ständigen Hypertonus des M. levator scapulae endet. Durch diesen Hypertonus können in der Folge Störungen in den Segmenten der oberen HWS verursacht werden.

M. rhomboideus minor (➤ Abb. 1.46):
- Ursprung: Dornfortsätze des sechsten und siebten Halswirbels

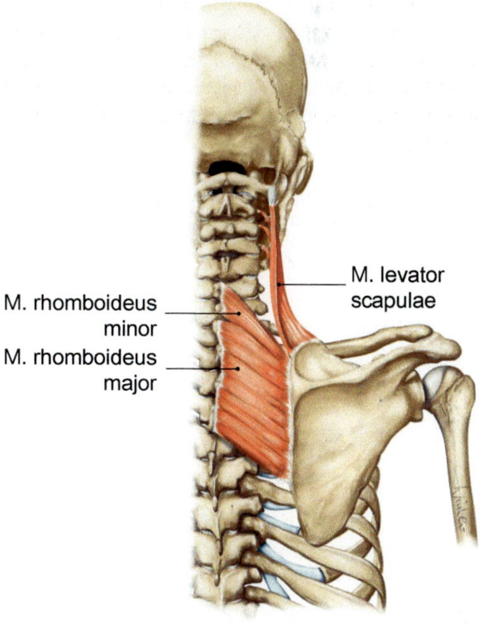

Abb. 1.46 M. levator scapulae, M. rhomboideus minor und M. rhomboideus major. [S007-1-23]

- Ansatz: Margo medialis des Schulterblatts
- Innervation: N. dorsalis scapulae (C4–C5)
- Funktion: Fixierung der Skapula, Ziehen der Skapula nach kranial-medial

M. rhomboideus major (➤ Abb. 1.46):

- Ursprung: Dornfortsätze der ersten vier Brustwirbel
- Ansatz: Margo medialis des Schulterblatts
- Innervation: N. dorsalis scapulae (C4–C5)
- Funktion: Fixierung der Skapula, Ziehen der Skapula nach kranial-medial

HINWEIS

Die beiden Rhomboideus-Muskeln arbeiten gemeinsam und sind eigentlich nur von der Nomenklatur her zu unterscheiden.

Bei einer Atrophie oder muskulären Schwächung dieser Muskeln kommt es zum Phänomen der **Scapula alata**, denn sie sorgen bereits bei normalem Tonus für das Anliegen des Schulterblatts am Thorax.

Eine Scapula alata kann neben einer schonhaltungsbedingten Abschwächung dieser Muskeln aber auch ihren Grund in einem falschen Trainingsaufbau haben, z. B. wenn beim Kraftsport dem Training der pektoralen Muskeln zu viel Bedeutung beigemessen wird. Infolgedessen kommt es zu einer unphysiologischen Positionierung der Skapula. Dies wirkt sich durch die geänderte Muskelstabilisation begünstigend für später auftretende Störungen an der Schulter aus.

Aus diesem Grund sollte beim Training der Schulter- und Schultergürtelmuskulatur immer auch großer Wert auf das Training der schulterblattadduzierenden Muskeln gelegt werden, bzw. die Übungen mit adduzierten, also fixiertem Schulterblatt durchgeführt werden.

Muskelschlingen zur Führung der Skapula

Verschiedene Muskeln des Schultergürtels bilden antagonistisch wirkende Muskelschlingen (➤ Abb. 1.47), in denen das Schulterblatt regelrecht aufgehängt ist. Sie führen das Schulterblatt und sorgen in jeder Position für ein mögliches Rückholen des Schulterblatts in die Ursprungslage. Somit ermöglichen sie die eigentliche Bewegung des Schulterblatts im skapulothorakalen Gelenk.

Ein Ungleichgewicht in diesen Muskelschlingen, z. B. durch eine manifeste Schädigung eines versorgenden Nervs zieht zwangsläufig eine Stellungsanomalie der Skapula nach sich.

- Muskelschlinge des **M. levator scapulae** und des **M. trapezius, Pars ascendens:** Diese Muskelschlinge wird vom M. levator scapulae und der Pars ascendens des M. trapezius gebildet. Sie verläuft vertikal und sichert ein Heben und Rückführen des Schulterblatts.
- Muskelschlinge des **M. trapezius, Pars descendens** und des **M. pectoralis minor:** Diese Muskelschlinge verläuft von kranial-dorsal nach ventral-kaudal. Sie wird gebildet von dem M. pectoralis minor und der Pars descendens des M. trapezius.
- Muskelschlinge des **M. trapezius, Pars transversa** und des **M. serratus anterior:** Sie besteht aus der Pars transversa des M. trapezius und der Pars media des M. serratus anterior. Sie wirkt in der Horizontalen und sichert das Annähern des Schulterblatts an die Wirbelsäule und ein Lateralführen des Schulterblatts.
- Muskelschlinge des **M. serratus anterior** und der **Mm. rhomboidei:** Diese Muskelschlinge wird gebildet von den Mm. rhomboidei und der Pars inferior des M. serratus anterior. Sie verläuft also von kranial-dorsal nach ventral-kaudal. Sie sichert ein Anheben und ein Führen des Schulterblatts nach vorne unten.

Es bestehen also zwei vertikale und zwei horizontale Muskelschlingen, die sich in ihrer Wirkung gegenseitig ergänzen und fast jede Stellung des Schulterblatts ermöglichen und gleichzeitig stabilisieren.

1 M. levator scapulae
2 M. trapezius, Pars descendens
3 M. trapezius, Pars transversa
4 M. trapezius, Pars ascendens
5 Mm. rhomboidei
6 M. serratus anterior, Pars superior
7 M. serratus anterior, Pars inferior
8 M. pectoralis minor

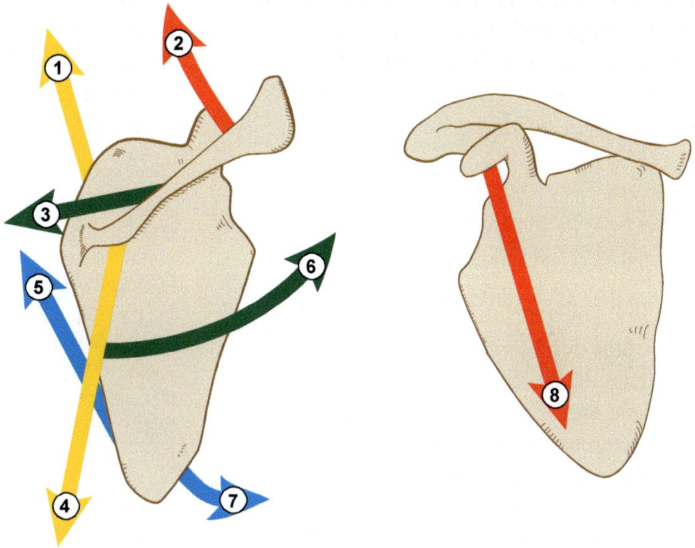

Muskelschlinge M. levator scapulae/M. trapezius, Pars ascendens
Muskelschlinge M. trapezius descendens/M. pectoralis minor
Muskelschlinge M. trapezius, Pars transversa/M. serratus anterior superior
Muskelschlinge Mm. rhomboidei/M. serratus anterior inferior

Abb. 1.47 Muskelschlingen. [L231]

Schultergelenkführende Muskulatur

M. pectoralis major (➤ Abb. 1.48):

- Ursprung:
  - Pars clavicularis: mediale Hälfte der Klavikula
  - Pars sternocostalis: Sternum und zweiter bis siebter Rippenknorpel
  - Pars abdominalis: Rippenknorpel der achten und neunten Rippe
- Ansatz: Crista tuberculi majoris des Humerus
- Innervation: Nn. costales mediales und laterales
- Funktion: Adduktion und Innenrotation mit allen Teilen, Anteversion mit Pars clavicularis und sternocostalis, Atemhilfsmuskel

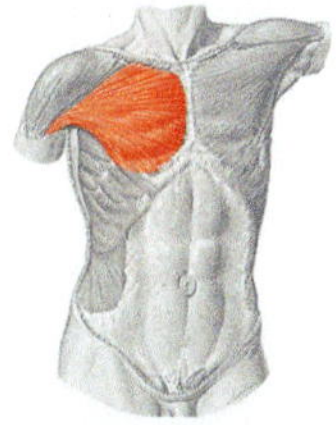

Abb. 1.48 M. pectoralis major. [S007-4]

HINWEIS

Die drei Anteile des M. pectoralis major überkreuzen sich nach lateral zum Ansatz hin. Somit setzt die Pars clavicularis am weitesten distal, die Pars abdominalis am weitesten proximal an.

Therapeutischer Hinweis: Der M. pectoralis major ist in Hinsicht auf die Schulterbewegung kein Hemmnis für eine vollständig durchführbare Flexion.

Für eine Hypertrophie mit eventuell dann eintretender Weichteilhemmung oder Hypertonie mag dies möglich sein, erfahrungsgemäß muss dieser Muskel selten gezielt gedehnt oder behandelt werden, um eine bessere Mobilität des Schultergelenks zu erreichen. Dagegen ist sein kleiner Bruder, der M. pectoralis minor, durch seinen Einfluss auf die Skapula, die er nach ventral-kaudal zieht, sehr viel eher für eine Bewegungseinschränkung verantwortlich.

M. latissimus dorsi (➤ Abb. 1.49):

- Ursprung: Der M. latissimus dorsi teilt sich in verschiedene Anteile gemäß seinen Ursprüngen auf.
  - Pars vertebralis: Dornfortsätze des siebten bis zwölften Brustwirbels und über die Fascia thoracolumbalis von den Dornfortsätzen sämtlicher Lendenwirbel und dem Kreuzbein
  - Pars iliaca: hinteres Drittel der Crista iliaca
  - Pars costalis: neunte bis zwölfte Rippe
  - Pars scapularis: unterer Schulterblattwinkel
- Ansatz: Crista tuberculi minoris humeri
- Innervation: N. thoracodorsalis (C6–C8)
- Funktion: Atemhilfsmuskel (Hustenmuskel); Adduktion, Retroversion und Innenrotation des Armes

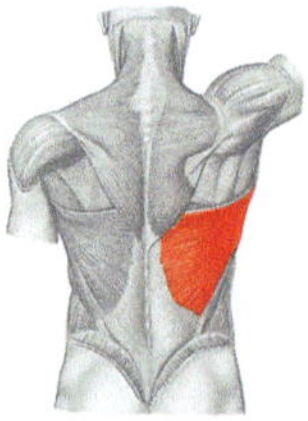

Abb. 1.49 M. latissimus dorsi. [S007-4]

HINWEIS

Der M. latissimus dorsi wird gemeinhin auch als Schürzenbindemuskel bezeichnet, da beim Schürzenbinden auf dem Rücken alle seine Bewegungskomponenten zur Geltung kommen.

Der M. teres major legt sich ab seinem Ursprung am Schulterblatt dem M. latissimus dorsi an, mit dem er gemeinsam dieselben Bewegungsmuster am Schultergelenk bewirkt. Im Gegensatz zum M. latissimus dorsi ist der M. teres major aber einer der Muskeln, der bei einer bestehenden Schulterpathologie mittels eines reflektorischen Hypertonus den glenohumeralen Rhythmus stört. Durch seine starke Innenrotationskomponente kann er die zur höheren Flexion notwendige Außenrotation des Humerus verhindern.

Daher ist es bei der Behandlung einer durch eine fixierte Innenrotation gehemmten Außenrotation des Glenohumeralgelenks ratsam, das Augenmerk eher auf die kleineren Muskeln wie M. subscapularis und M. teres major zu richten (siehe hierzu auch Hinweis-Kasten beim M. pectoralis major).

Der M. latissimus dorsi kann allerdings durch seine Kraftentfaltung ein Luxieren des Humeruskopfes bewirken. Nämlich dann, wenn er als sehr kräftiger Muskel bei mangelhafter Abstützung des Humeruskopfes auf dem Glenoid oder durch das Labrum glenoidale den Humeruskopf nach kaudal zieht.

M. coracobrachialis (➤ Abb. 1.50):

- Ursprung: Proc. coracoideus
- Ansatz: Verlängerung der Crista tuberculi minoris
- Innervation: N. muscolocutaneus (C6–C7)
- Funktion: Anteversion, Adduktion, Innenrotation

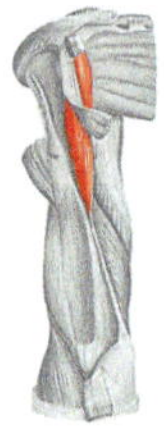

Abb. 1.50 M. coracobrachialis. [S007-4]

HINWEIS

Obwohl der Einfluss des M. coracobrachialis immer wieder als Hemmnis für eine endgradige Flexion/Außenrotation diskutiert wird, hat der Autor bislang nie eine Hypertonie in Folge einer Schulterproblematik bei diesem Muskel, wie auch im Übrigen beim M. pectoralis major, festgestellt. Daher ist die gezielte Behandlung dieses Muskels aus Sicht des Autors unnötig.

M. biceps brachii (➤ Abb. 1.51):

- Ursprung:
  - Caput longum: Tuberculum supraglenoidale
  - Caput breve: Proc. coracoideus
- Ansatz: Tuberositas radii
- Innervation: N. musculocutaneus (C5–C7)
- Funktion: Flexion, Supination am Ellenbogengelenk. Das Caput longum führt am Schultergelenk eine Abduktion, Innenrotation und Anteversion, das Caput breve eine Adduktion, Innenrotation und Anteversion durch.

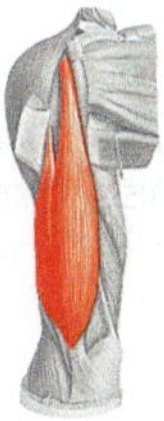

Abb. 1.51 M. biceps brachii. [S007-4]

HINWEIS

Das Caput longum des M. biceps sorgt durch seinen Verlauf durch den Sulcus intertubercularis für eine 20-prozentige Abduktionskraft. Gleichzeitig sichert es in jeder Position den Zusammenhalt des Glenohumeralgelenks.

M. deltoideus (➤ Abb. 1.52): Der M. deltoideus liegt oberflächlich und verleiht der Schulter die typische Rundung. Er besitzt drei funktionelle Anteile mit jeweils verschiedenen Funktionen:

- Ursprung:
  - Pars clavicularis von der Klavikula kommend: Funktion: Anteversion, Innenrotation, Adduktion
  - Pars acromialis vom Akromion kommend: Funktion: reine Abduktion
  - Pars spinata von der Spina scapulae kommend: Funktion: Retroversion, Außenrotation, Adduktion
- Ansatz: gemeinsamer Ansatz aller Anteile an der Tuberositas deltoidea
- Innervation: innerviert durch den N. axillaris

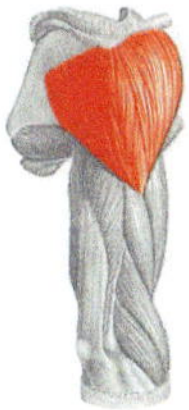

Abb. 1.52 M. deltoideus. [S007-4]

HINWEIS

Der M. deltoideus zeichnet sich durch einen inneren Antagonismus aus. So kann er je nach Position des Humerus eine Adduktion und Abduktion mit den klavikulären und spinalen Anteilen durchführen. Ab einer Abduktion von 60–90° wirken die sonst adduzierenden Partes clavicularis und spinalis unterstützend für die Abduktion. Ebenso kann die Pars clavicularis die Flexion unterstützen, wohingegen die Pars spinalis bei der Retroversion aktiv ist. Bei Atrophie des Muskels, z. B. durch längere Ruhigstellung, Schonhaltung oder Ähnliches, bekommt die Schulter eine eckige Kontur und der Humeruskopf ist deutlich zu tasten.

M. triceps brachii (➤ Abb. 1.53):

- Ursprung:
  - Caput longum: am Tuberculum infraglenoidale
  - Caput mediale: kommt von der Hinterfläche des Humerus und dem Septum intermusculare rum mediale
  - Caput laterale: kommt von der Hinterfläche des Humerus und dem Septum intermuscularum laterale
- Ansatz: Olekranon der Ulna
- Innervation: N. radialis (C5–C8)
- Funktion: Extension im Ellenbogen, im Schultergelenk Retroversion und Adduktion durch das Caput longum

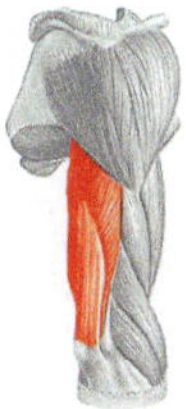

Abb. 1.53 M. triceps brachii. [S007-4]

HINWEIS

Mittels Spannungsaufbau kann das Caput longum des M. triceps brachii eine Luxation des Humeruskopfes nach kaudal verhindern. Bei Aktivität dieses Trizepsanteils wird der Humeruskopf nach kranial geschoben. Somit wirkt er bei kraftvoll durchgeführten Bewegungen der luxierenden Kraft des M. latissimus dorsi entgegen.

Muskeln der Klavikula

M. subclavius (➤ Abb. 1.54):

- Ursprung: erste Rippe
- Ansatz: laterales unteres Drittel der Klavikula
- Innervation: N. subclavius (C5/6)
- Funktion: Fixierung und Sicherung des Sternoklavikulargelenks

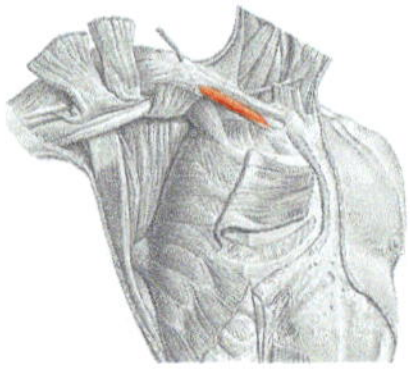

Abb. 1.54 M. subclavius. [S007-4]

HINWEIS

Der M. subclavius verläuft unter dem Schlüsselbein und kann allein durch seine Lage bei Hypertonus mannigfaltige Probleme bei den Strukturen, die er überkreuzt (V. und A. axillaris und Nerven des Plexus brachialis), hervorrufen. Gleichzeitig fixiert er bei Hypertonus die Klavikula und hindert diese somit an der notwendigen freien Bewegung, z. B. bei der endgradigen Flexion/Außenrotation des Schultergelenks.

M. sternocleidomastoideus (➤ Abb. 1.55):

- Ursprung: Manubrium sterni (Caput sternale), mediales Drittel der Klavikula (Caput claviculare)
- Ansatz: Proc. mastoideus und Linea nuchae superior
- Innervation: N. accessorius (XI. Hirnnerv) direkte Äste aus Plexus cervicalis (C1–C2)
- Funktion:
  - einseitige Aktivität: ipsilaterale Seitneigung, kontralaterale Rotation
  - beidseitige Aktivität: Atemhilfsmuskel, Dorsalextension Kopf

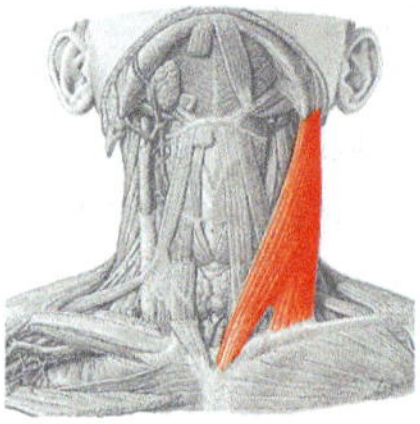

Abb. 1.55 M. sternocleidomastoideus. [S007-4]

HINWEIS

Der M. sternocleidomastoideus kann aufgrund eines Hypertonus, der verschiedenartig bedingt sein kann, eine subluxierende Wirkung auf das Sternoklavikulargelenk nach kranial ausüben. Dadurch kann der gesamte Bewegungsablauf des Schultergürtels gestört sein. Es kommt zu einem lokalen Druckschmerz direkt über dem Sternoklavikulargelenk, einem leichten Erguss im Gelenk und meist zu einem Gegenhalten, also vermehrtem Tonus, im M. subclavius.
Aufgrund einer Schulterproblematik reagiert er nicht mit, er kann allerdings wie oben gezeigt eine verursachen. Deshalb ist er hier mit aufgezählt.

KAPITEL

2 Erkrankungen und Verletzungen von Schulter und Schultergürtel

Es gibt eine Vielzahl von Bezeichnungen für Schulterproblematiken, die das Problem mal genauer, mal weniger genau beschreiben. Es gibt Ortsbeschreibungen wie das Subakromialsyndrom, Zustandsbeschreibungen wie das Krankheitsbild der Periarthritis humeroscapularis und der adhäsiven Kapsulitis sowie sehr konkrete Diagnosen wie die Ruptur des M. supraspinatus.

Grundsätzlich können die Krankheitsbilder an der Schulter aber auch nach ihrer **Entstehung** eingeteilt werden:

- traumatisch (z. B. Humeruskopffraktur, Rotatorenmanschettenruptur nach Sturz usw.)
- degenerativ (z. B. Arthrose, degenerative Rotatorenmanschettenläsion usw.)
- habituell (z. B. Luxationen der Schulter).

In diesem Kapitel wurde eine Einteilung nach Erkrankungen des Schultergelenks und Schultergürtels und nach Erkrankungen der umgebenden Strukturen vorgenommen. Ebenso werden Erkrankungen mit Schmerzprojektion in die Schulter und Erkrankungen mit einer möglichen Manifestation an der Schulter erläutert.

2.1 Frakturen der Schulter und des Schultergürtels

2.1.1 Hill-Sachs-Läsion

Die Hill-Sachs-Läsion entsteht meist im Zuge einer Luxation des Humeruskopfes. Hierbei kommt es durch die eigentliche Luxation und das damit verbundene Rutschen des Humeruskopfes über den Glenoidrand zu einer dorsolateralen Impressionsfraktur am Humeruskopf selbst.

Diese Verletzung prädisponiert zur habituellen Schulterluxation, da sich häufig bei Bewegung des Humeruskopfes die entstandene „Delle“ am Glenoidrand einhakt und in der Folge den Humeruskopf aus der Pfanne hebelt.

IM ÜBERBLICK

Hill-Sachs-Läsion

- Meist Folge einer Schulterluxation
- Dorsolaterale Impressionsfraktur am Humeruskopf
- Prädisponierender Faktor für habituelle Schulterluxationen

2.1.2 Proximale Oberarmfraktur

Als proximale Oberarmfraktur wird eine Fraktur zwischen Humerusschaft und Humeruskopf bezeichnet (➤ Abb. 2.1). In der Regel wird sie durch

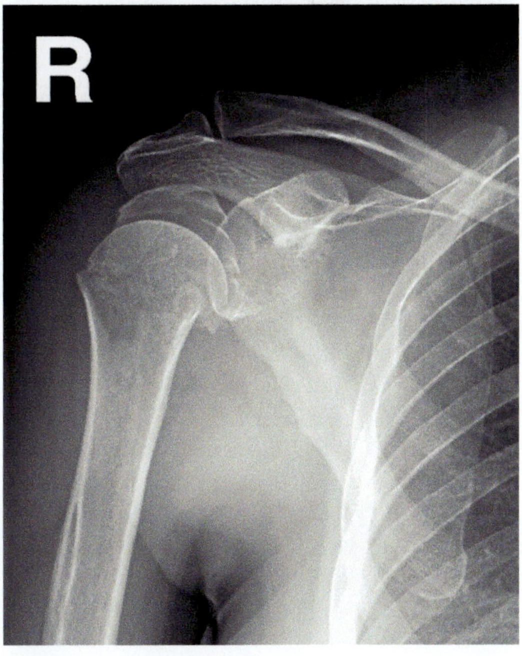

Abb. 2.1 Röntgenbild einer proximalen Humerusfraktur. [F257]

ein Trauma verursacht, z. B. durch einen Sturz auf den ausgestreckten Arm oder ein Anpralltrauma.

Die proximale Oberarmkopffraktur macht etwa 4–5 % aller auftretenden Frakturen aus. Oder anders ausgedrückt erleiden von 100.000 Einwohnern 105 Personen eine proximale Oberarmfraktur. Sie ist damit eine der häufigsten Frakturen überhaupt.

Man kann sie als eine typische Frakturform des älteren Menschen bezeichnen, denn 80 % aller Patienten sind über 65 Jahre alt. Frauen sind gegenüber Männern häufiger, nämlich im Verhältnis 2:1, von dieser Fraktur betroffen. Dieses Verhältnis dürfte durch die meist bei älteren Frauen vorhandene Osteoporose begründet sein.

Die Patienten zeigen klinisch eine schmerzhafte Bewegungseinschränkung der Schulter mit starkem Ruheschmerz im Schultergelenk. Typisch für die proximale Oberarmfraktur ist eine gleichzeitige starke Hämatombildung. Dieses Hämatom kann dem Patienten im Verlauf der Rehabilitation durch sein Absinken mit der Schwerkraft vom Oberarm in den Ellenbogen starke Beschwerden verursachen. Gesichert wird die Diagnose mittels a. p. Röntgenbild.

HINWEIS

Wer schon mal einen Bluterguss, z. B. nach sportlicher Betätigung, im Muskel hatte, weiß, wie schmerzhaft dieser bei jeder Muskelaktivität sein kann.

Eine Komplikation der proximalen Humerusfraktur kann die Verletzung der den Humeruskopf versorgenden Gefäße (A. circumflexa humeri) sein. Durch diese Verletzung kann es zu einer Humeruskopfnekrose kommen.

Gefürchtet ist auch die Verletzung des N. axillaris, die meist eine Schwäche bis hin zu einer Lähmung der Handmotorik nach sich zieht.

Die schmerzhafte Schultersteife (Frozen Shoulder) kann nach einer Ruhigstellung als sekundäres Krankheitsbild auftreten.

Eingeteilt wird die Humeruskopffraktur nach der AO-Klassifikation in verschiedene Schweregrade. Es werden **drei Typen** unterschieden:

- Der A-Typ bezeichnet eine einfragmentige, extraartikuläre Fraktur
- Der B-Typ bezeichnet eine zweifragmentige, extraartikuläre Fraktur
- Der C-Typ bezeichnet eine ein- bis mehrfragmentige Fraktur mit Gelenkbeteiligung

IM ÜBERBLICK

Proximale Oberarmfraktur

- Fraktur zwischen Humerusschaft und Humeruskopf
- Meist durch Trauma, z. B. Sturz oder Anpralltrauma
- 4–5 % aller Frakturen
- Frauen : Männer 2 : 1
- 105 Oberarmkopffrakturen/100.000 Einwohner/Jahr
- Überwiegend eine Fraktur des älteren Menschen
- 80 % der Patienten sind über 65 Jahre
- Häufig Osteoporose als Grunderkrankung

Therapeutische Optionen

Bei günstigem Stand der Frakturteile zueinander steht als therapeutische Option zunächst die konservative Therapie im Vordergrund. 80 % aller Frakturen können mittels **Ruhigstellung** behandelt werden. Dies geschieht meist durch Oberarmbrace (beidseitige Schienung am Oberarm) oder Gilchrist-Versorgung. Eine Heilung mittels Ruhigstellung funktioniert allerdings nur bei guter und stabiler Stellung des Humeruskopfes zum Humerusschaft (Gefahr der Humeruskopfnekrose!). Nur dann kann eine gute Knochenheilung mittels Kallusüberbauung erfolgen. Der Patient wird während dieser Zeit mit Analgetika versorgt und im weiteren Verlauf rechtzeitig, meist nach erster Frakturstabilisierung, zur Verhinderung einer möglichen Kapselschrumpfung physiotherapeutisch behandelt.

Frakturen, deren Frakturteile ungünstig zueinander stehen, müssen **osteosynthetisch** versorgt werden. Als Kriterium für eine notwendige Operation dienen der Stand und die Position des Humeruskopfes zum Humerusschaft (➤ Abb. 2.2). Droht eine mittels Kallus nicht ausreichende Stabilisierung der Frakturstücke oder ein Abknicken des Humeruskopfes, so ist eine Operation unumgänglich.

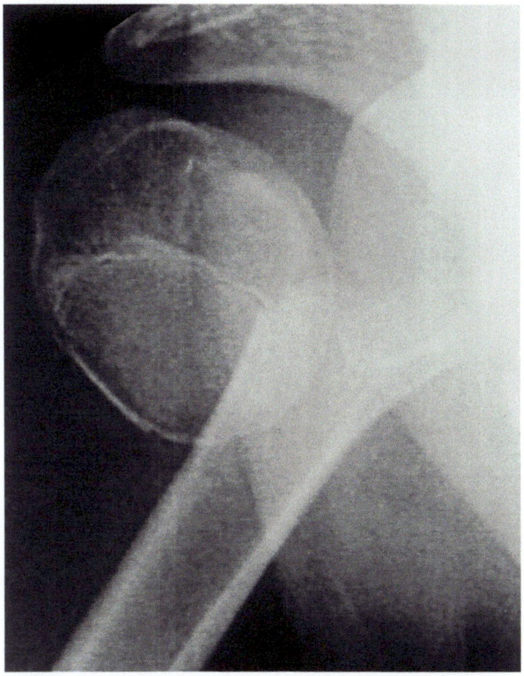

Abb. 2.2 Röntgenbild einer proximalen Humerusfraktur mit nach dorsal verschobenem Humeruskopf (OP-Indikation). [F258]

Die Stabilisierung kann entweder mittels Nagelung oder aber, was heutzutage üblicher ist, mittels einer Platte, z. B. der sogenannten Philosplatte, geschehen.

Bei einer Trümmerfraktur oder einer Luxation des Humeruskopfes bleibt als letzte Option oft nur noch die prothetische Versorgung.

Mögliche operative Versorgung der proximalen Humerusfraktur

Versorgung mit Bündelnägeln

Die Nägel werden im distalen, dorsalen Bereich des Humerus oberhalb der Fossa olecrani durch die Trizepssehne in den Markraum eingebracht. Im Anschluss werden sie von kaudal durch den Markraum geführt, bis sie im Humeruskopf greifen. Nach der Einbringung des ersten Nagels kann der Humeruskopf reponiert und exakt eingerichtet werden.

Im Anschluss werden zur Stabilisierung der Fraktur weitere Nägel eingebracht, denn verständlicherweise kann nicht nur ein Nagel den Kopf fixieren. Um eine gute Rotationsstabilität des Humeruskopfes zu erreichen, sind daher mindestens drei Nägel vonnöten. Es verhält sich wie in der normalen Mechanik: Um eine Rotationsstabilität zwischen zwei Enden zu erreichen, werden mindestens drei Verbindungen benötigt.

Versorgung mit einer Platte (meist Philosplatte)

Die Platte hat den Vorteil, dass sie winkelstabil ist und daher die einwirkenden Kräfte vor allem bei mehreren Frakturteilen sehr gut aufnehmen und an den Humerusschaft weiterleiten kann. Durch die optimale Schraubenplatzierung wird eine gute Lastverteilung am Schaft erzielt. Folglich kommt es durch die Platte zu einer guten Abstützung der Fraktur.

Auch in osteoporotischem Knochen halten die Schrauben sehr gut. Insbesondere das häufig im Verlauf befürchtete Abkippen des Humeruskopfes in Varus- oder Valgusstellung ist fast ausgeschlossen.

Zur Einbringung der Platte wird ein Schnitt entlang des ventralen medialen Randes des M. deltoideus durchgeführt, damit der Weichteilschaden möglichst gering bleibt. Schließlich soll dieser Muskel in seiner Funktion komplett erhalten bleiben. Nach Einsicht des Operateurs in den Frakturbereich und ggf. manueller Reposition des Humeruskopfes wird die Platte angepasst.

Mittels eines auf der Platte fixierten Zielgeräts, das später von der Platte entfernt wird, wird die Platte auf den Humerus aufgelegt und in der endgültigen Position zunächst mittels Kirschnerdrähten fixiert.

Als nächster Schritt werden die Schrauben eingebracht. Dies erfolgt mittels Führungsbuchsen, die in den für die Schrauben vorgesehenen Löchern der Platte eingeführt werden. So kann es beim Verschrauben nicht zu einem versehentlichen Abrutschen der Schraube kommen. Die Platte wird am Humerusschaft mit mehreren Schrauben fixiert, ebenso wird der Kopf mit mehreren Schrauben gegriffen und die Frakturelemente mittels Zug durch die Schrauben fixiert (➤ Abb. 2.3).

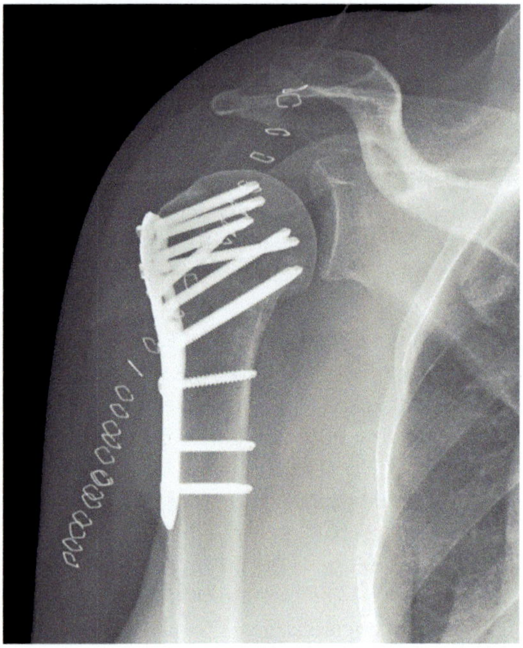

Abb. 2.3 Versorgung einer Mehrfragmentfraktur durch Philosplatte [F257].

HINWEIS 1

Wichtig für ein gutes Therapieergebnis ist die richtige Höhe der Philosplatte, denn wenn sie zu hoch am Tuberculum majus sitzt oder eventuell sogar „übersteht", wird dies zu großen Problemen bei der nachfolgenden physiotherapeutischen Behandlung führen.

Die Konsequenzen werden eine schlechtere Abduktion (meist nur 80–90°) und vor allem aber auftretende Schmerzen bei der Flexion oder Abduktion meist ab 60° sein. In einem solchen Fall sollte die Platte nach Frakturkonsilidierung unbedingt entfernt werden.

HINWEIS 2

Manchmal erleichtert es dem Patienten, eine verbleibende Einschränkung seiner Beweglichkeit zu akzeptieren, wenn man ihm erklärt, dass die Mechanik des Gelenks auf Millimeterbewegungen ausgelegt ist. Die Verhältnisse sind beim normalen, nicht frakturierten und versorgten Arm vor allem unter dem Akromion schon so eng, dass minimale Störungen der Gewebe z. B. ein Impingement hervorrufen können.

Zur Demonstration sollte der Patient einmal dieselbe Anzahl der in seinem Oberarmkopf versenkten Schrauben in die Hand nehmen. Diese nehmen zwangsläufig Platz weg und üben nach außen einen gewissen Druck auf die geschlossene Hand aus. Dann kann man den Patienten erklären, dass derselbe Druck nun von innen auf den Humeruskopf ausgeübt wird. Durch die „Vergrößerung" des Humeruskopfes und durch den Druck von innen kann die Mechanik des Gelenks nicht mehr hundertprozentig funktionieren.

Dieses Bild hilft vielen Patienten, zu akzeptieren und auch zu verstehen, warum der Arm unter Umständen nicht mehr seinen vollen Bewegungsumfang erreichen wird.

2.1.3 Abrissfraktur des Tuberculum majus

Bei der Abrissfraktur des Tuberculum majus kommt es meist durch eine Abscherbewegung zu einem Abbrechen desselbigen vom Humeruskopf.

In der Regel kann diese Verletzung konservativ versorgt werden. Sollte dies nicht möglich sein, so wird das Fragment mittels Schrauben oder Drähten wieder an seiner ursprünglichen Stelle fixiert. In der Regel wird eine mittelfristige Ruhigstellung im Gilchrist-Verband durchgeführt.

Die Gefahr bei einer solchen Verletzung besteht vor allem darin, dass die Muskelansätze das Fragment dislozieren oder aber durch die Kallusbildung eine größere Distanz zwischen Ursprung und Ansatz der Muskulatur entsteht, die dann zu einer Störung der Muskelhebelverhältnisse führen kann.

Dessen ungeachtet kann auch die zusätzliche Kallusbildung an der Frakturstelle durch ein „Vergrößern" des Humeruskopfes zu einem sekundären Impingementphänomen bei Flexion oder Abduktion führen.

Nach Abschluss der Ruhigstellung müssen von physiotherapeutischer Seite vor allem das Muskelgleichgewicht am Arm sowie die Bewegungsabfolge im Gelenk selbst wiederhergestellt werden.

IM ÜBERBLICK

Abrissfraktur des Tuberculum majus

- Ursächlich meist ein Trauma mit einer Abscherbewegung
- Meist konservative Therapie
- Operative Versorgung mit Schrauben oder Drähten
- Gefahr eines sekundären Impingements

2.1.4 Klavikulafraktur

Die Klavikulafraktur ist ebenfalls wie die AC-Gelenkverletzung meist traumatischer Natur. Sie kommt am häufigsten durch ein Anpralltrauma (typische Verletzung durch Autogurt) oder einen Sturz auf den ausgestreckten Arm zustande.

Eine Sonderform stellt die geburtstraumatische Fraktur bei Kleinkindern dar (1–2 % aller Neugeborenen).

Sie wird an dem in Drittel eingeteilten Knochen nach dem Ort der Fraktur unterschieden. Man unterscheidet eine distale Klavikulafraktur im distalen Drittel, eine proximale Klavikulafraktur im proximalen Drittel und letztlich eine mediale Klavikulafraktur im medialen Drittel.

Das mittlere Drittel ist zu 80 %, das distale Drittel zu 15 % und das proximale Drittel nur in 5 % an der Gesamtzahl aller Klavikulafrakturen beteiligt.

Klinisch kommt es bei einer Klavikulafraktur zu einer eindrucksvollen Fehlstellung und Schwellung im Frakturbereich der Klavikula. Häufig kombiniert mit einer deutlichen Distanzverkürzung, die sehr auffallend im Seitenvergleich ist, zwischen Akromioklavikular- und Sternoklavikulargelenk.

Als Begleitverletzungen können Gefäßverletzungen (A. subclavia), Läsionen des Plexus brachialis und zusätzliche Frakturen der 1. Rippe auftreten.

Die Diagnose kann meist bereits inspektorisch gestellt werden. Zur Sicherung wird allerdings eine a. p. Röntgenaufnahme durchgeführt.

Versorgung der Klavikulafraktur

In 98 % aller Fälle wird die Klavikulafraktur konservativ mit dem allseits bekannten Rucksackverband für eine Dauer von drei bis vier Wochen versorgt. Sollte die Distanz zwischen den Frakturenden zu groß oder die Gefahr einer Pseudoarthrosebildung gegeben sein, so wird allerdings operiert.

Operativ versorgt wird die Klavikulafraktur in der Regel mittels Plattenosteosynthese oder Spickdrähten mit oder ohne Cerklage.

Häufig kommt es bei Heilung dieser Fraktur, v. a. bei Frakturen im medialen Drittel, zu einer unschönen und viele Patienten ästhetisch störenden **Stufenbildung** durch den sich bildenden Kallus oder die nicht ganz korrekt zueinander stehenden Frakturenden. Therapeutisch stellt eine nach kranial überschießende Kallusbildung kein Problem dar. Sollte sich dies Phänomen allerdings nach kaudal im Unterrandbereich der Klavikula ausbilden, so kann es zu einer Irritation des unter der Klavikula liegenden M. subclavius oder sogar der nervalen Strukturen des Plexus brachialis kommen. Hierdurch kann es später z. B. zu Kribbelparästhesien, Schmerzausstrahlung in den Arm oder Ähnlichem kommen.

Eine andere Gefahr bei der konservativen Versorgung mit Rucksackverband stellt die Entstehung einer **Pseudoarthrose** dar. Hierbei kommt es durch mangelnden Knochenkontakt zwischen den Frakturenden zur Entstehung eines Spalts zwischen den Einzelteilen des Knochens.

Sollte eine solche Pseudoarthrose entstehen, wird die Fraktur nach Scheitern des konservativen Therapieansatzes doch noch mit der Anlage einer Platte operativ versorgt.

IM ÜBERBLICK

Klavikulafraktur

- Meist traumatisch
- Unterteilung der Fraktur nach Lokalisation:
  - distales Drittel: 15 %
  - mittleres Drittel: 80 %
  - proximales Drittel: 5 %
- Eindrucksvolle Fehlstellung und Schwellung, meist auch eine Verkürzung
- 98 % aller Verletzungen können konservativ versorgt werden
- Operative Versorgung mit Platte oder Spickdrähten und Zerklage
- Kaudale Kallusbildung kann Beschwerden auslösen

2.1.5 Skapulafraktur

Die Skapulafraktur ist eine recht seltene Fraktur, da der umgebende Muskelmantel meist einen ausreichenden Schutz für diesen Knochen darstellt.

Daher muss es auch zu einer heftigen und massiven, meist direkten Gewalteinwirkung kommen, damit die Skapula bricht.

Man unterscheidet je nach Lokalisation der Fraktur zwischen:

2

- Korpus- und Kollumfrakturen
- Glenoidfrakturen
- Frakturen des Akromions oder des Proc. coracoideus

Die Patienten nehmen meist eine Schonhaltung ein, die Bewegung des Schultergürtels ist schmerzhaft eingeschränkt und über der Skapula ist der Patient im Frakturbereich sehr druckdolent.

HINWEIS

Skapulafrakturen sind in 50 % der Fälle mit anderen Verletzungen, z. B. einem Pneumothorax, vergesellschaftet. Zur Diagnosesicherung wird ein a. p. Röntgenbild erstellt und ggf. eine MRT-Untersuchung durchgeführt.

Die meisten Patienten werden für wenige Tage mit einem Gilchrist- oder Dessault-Verband versorgt. Im Anschluss erfolgt eine frühfunktionelle Physiotherapie, die neben der Mobilisation der Skapulothorakalräume auch eine Atemtherapie umfassen sollte.

Vor allem Patienten mit dislozierten Frakturen des Akromions oder des Proc. coracoideus werden operativ versorgt. Hier wird meist eine Schrauben- bzw. Zuggurtungsosteosynthese durchgeführt.

IM ÜBERBLICK

Skapulafraktur

- Recht seltene Fraktur aufgrund massiver Gewalteinwirkung
- Formen: Korpus- und Kollumfrakturen, Glenoidfrakturen, Fraktur des Proc. coracoideus oder des Akromions
- Typische Schonhaltung mit schmerzhaft eingeschränkter Schulterbewegung
- Gilchrist-Versorgung oder Versorgung mit Schrauben- bzw. Zuggurtungsosteosynthese

2.2 Pathologien der umgebenden Strukturen von Schulter und Schultergürtel

2.2.1 Verletzungen des Akromioklavikulargelenks

Zu Verletzungen des Akromioklavikulargelenks (AC-Gelenk) kommt es meist durch ein Trauma, z. B. einen Sturz.

Die AC-Gelenksverletzung wird nach Tossy in Schweregrade I–III eingeteilt:

- **Tossy I** bezeichnet eine meist sehr schmerzhafte Zerrung des Kapsel-Band-Apparats des AC-Gelenks im Sinne einer Distorsion, allerdings ohne stattgefundene Bandzerreißungen. In der Folge kann es auch zu einem leichten Erguss im Gelenk selbst kommen.
- Bei **Tossy II** handelt es sich bereits um eine Zerreißung des Kapsel-Band-Apparates des AC-Gelenks (Lig. acromioclaviculare), meist in Kombination mit einer Überdehnung der Ligg. coracoacromiale und conoideum. Häufig stellt sich eine Subluxation der Klavikula im AC-Gelenk dar. Tossy I und II sind bedingt durch ihre Bänderirritationen sehr schmerzhaft und häufig mit einer reflektorischen Bewegungseinschränkung, hervorgerufen durch die schulterblattführende Muskulatur, kombiniert.
- Bei **Tossy III** ist es neben den Verletzungen der Kapsel-Band-Strukturen von Tossy II auch zu einer Zerreißung der letzten passiven Haltestrukturen der Klavikula, also der Ligg. coracoacromiale und conoideum, gekommen. Die Klavikula steigt, der sie nach kaudal fixierenden Bänder entledigt, nach kranial. Daher ist bei dieser Verletzung häufig das sogenannte Klaviertastenphänomen zu beobachten.
  Testen kann man dies sehr einfach und eindrucksvoll: Bei Druck nach kaudal im lateralen Endbereich der Klavikula springt diese ähnlich einer Klaviertaste nach dem Loslassen zurück (➤ Abb. 2.4).

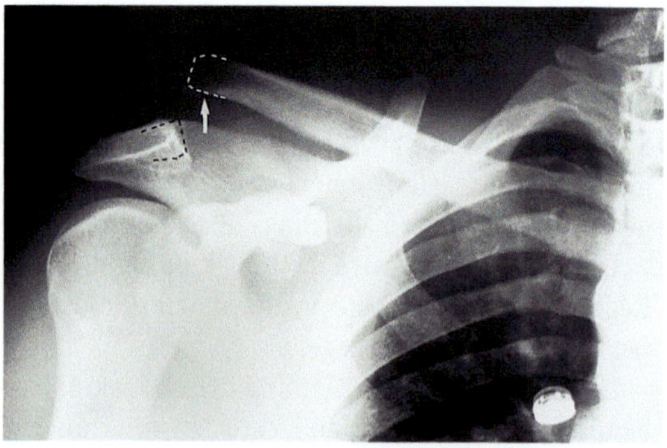

Abb. 2.4 Tossy-III-Verletzung mit aufgehobenem Knochenkontakt zwischen Klavikula und Akromion. [E283]

Diagnosesicherung

Durch eine a. p. Röntgenaufnahme wird zunächst eine Fraktur ausgeschlossen.

Durch eine Panoramaaufnahme des Schultergelenks unter 10 kg Zugbelastung an beiden Händen wird das Ausmaß der Verletzung festgelegt:

- Bei Tossy II besteht noch partieller Kontakt der Gelenkflächen.
- Bei Tossy III besteht eine Dislokation im AC-Gelenk um mindestens eine Klavikulabreite.

Mögliche Versorgung von AC-Gelenkverletzungen

- Tossy I:
  - konservativ mit Ruhigstellung
  - ab dem 10. Tag kann mit Krankengymnastik begonnen werden
- Tossy II:
  - durch die Bänderdehnung meist deutlich schmerzhafter als Tossy III
- Tossy III:
  - operativ mit Bandnaht und/oder Drahtzerklage und Stellschrauben
  - In der Folge wird allerdings die im AC-Gelenk stattfindende physiologische Bewegung aufgehoben.

IM ÜBERBLICK

AC-Gelenkverletzungen

Unterscheidung je nach Schweregrad in Tossy I–III:

- Tossy I: schmerzhafte Zerrung/Distorsion des Kapsel-Band-Apparats
- Tossy II: Zerreißung des Kapsel-Band-Apparates des AC-Gelenks meist in Kombination mit einer Überdehnung der Ligg. coracoacromiale und conoideum
- Tossy III: Zerreißung dieser letzten passiven Haltestrukturen der Klavikula, häufig mit Klaviertastenphänomen

2.2.2 Arthrose des Akromioklavikulargelenks

Die Arthrose im Akromioklavikulargelenk ist meist degenerativer Natur oder die Folge eines früheren Traumas an der Schulter. Kontinuierliche, intermittierende Mikrotraumen z. B. durch Überkopfarbeiten, Presslufthammerarbeiten o. Ä. führen allerdings auch zu einer ständigen Druckbelastung und Auflösung des Knorpels in diesem Gelenk. Mittelfristig entsteht, wie bei anderen Gelenken auch, die Arthrose, also der Abrieb des Knorpelüberzugs der Gelenkflächen.

Die AC-Gelenkarthrose ist sehr schmerzhaft. Häufig wird sie aber verkannt, da die Schmerzen direkt in die Schulter ausstrahlen.

IM ÜBERBLICK

AC-Gelenkarthrose

- Sehr schmerzhaft
- Häufig degenerativ oder die Folge eines früheren Traumas (Mikrotraumen)
- Es kommt zur Auflösung des Gelenkknorpels

Operative Versorgung: AC-Gelenkresektion

Die AC-Gelenkresektion wird meist im Rahmen der subakromialen Dekompression durchgeführt.

Bei der Gelenkresektion werden das laterale Ende der Klavikula sowie die Gelenkfläche des Akromions entfernt. Somit ist die Knochenkontaktfläche zwischen Akromion und Klavikula als Ursache des Schmerzes entfernt.

Der Kapsel-Band-Apparat um das AC-Gelenk bleibt erhalten und muss nun bei erlangter Schmerzfreiheit die gesamte Haltefunktion für dieses Gelenk und auch den Schultergürtel übernehmen, denn über das SC- und AC-Gelenk ist der Schultergürtel mit dem Thorax verbunden.

HINWEIS

In späteren Jahren kommt es häufig zu Irritationen der verbleibenden Kapsel-Band-Strukturen, die durch die zwangsläufige Dauerbelastung dieser Strukturen (Haltefunktion des Schultergürtels) nur bedingt therapeutisch beeinflussbar sind.

2.2.3 Sehnenreizungen und -entzündungen (Tendinosen)

Sehnenreizungen kommen an der Schulter durch die starke Belastung der gelenkführenden muskulären Strukturen sehr häufig vor. Der M. supraspinatus beispielsweise ist durch die engen Verhältnisse unter dem Schulterdach (Akromion – Lig. coracoacromialis) sehr häufig betroffen.

Meistens sind Sehnenreizungen im Bereich des Übergangs von Muskelbauch zur Sehne oder im Übergang des Knochens zur Sehne lokalisiert.

Durch eine kontinuierliche Überlastung der Strukturen durch z. B. ungewohnte körperliche Arbeit oder auch ständige Muskelarbeit (Haltearbeit dieser Muskeln) kommt es schließlich zu Veränderungen an der Sehne selbst. In der Folge entwickelt sich ein schleichender Entzündungsprozess, der bei andauernder ständiger Belastung zunehmend akut wird.

Häufige Lokalisationen sind der Ansatzbereich des M. supraspinatus und der Verlauf der langen Bizepssehne des M. biceps im Sulcus bicipitalis.

Aber auch die außenrotatorisch tätigen M. infraspinatus und M. teres minor der Rotatorenmanschette können betroffen sein.

Bei längerem Fortbestehen können diese Sehnenirritationen einen begünstigenden Faktor für einen späteren Sehnenabriss dieser Muskeln darstellen.

IM ÜBERBLICK

Tendinosen

- Durch die starke Belastung der gelenkführenden muskulären Strukturen sehr häufig
- Ursächlich ist meist eine kontinuierliche Überlastung
- Lokalisation meist am Übergang von Muskelbauch zur Sehne oder von Knochen zur Sehne
- Später kommt es zu Veränderungen an der Sehne selbst
- Häufigste Lokalisation sind der M. supraspinatus und die lange Bizepssehne

2.2.4 Tendinosis calcarea

Bei der Tendinosis calcarea, dem umgangssprachlich als Kalkschulter bezeichneten Beschwerdebild, handelt es sich genauer gesagt um Kalkablagerungen in vorher vitalem Sehnengewebe. Es bilden sich kleine, abgekapselte Kalkdepots, deren Entstehung meist idiopathischer Natur ist.

Die Tendinosis calcarea durchläuft verschiedene Stadien:

- Zunächst erfolgt das Stadium der **Präkalzifikation.** Hierbei kommt es zu einer vermehrten Faserknorpelbildung im gesunden Sehnengewebe.
- Dann folgt das Stadium der eigentlichen Kalkanlagerung, **Kalzifikation** genannt.
- Im Anschluss an die Phase der Kalzifikation kommt es zu einer **Ruhe- und Resorptionsphase** mit einer vermehrten Gefäßeinsprossung und einer erhöhten Aktivität von Makrophagen um die Kalkanlagerung herum.
- In der nächsten Phase, der **Postkalzifikation,** erfolgt schließlich die Bildung von Narbengewebe.

Häufigste Lokalisation für die Tendinosis calcarea mit bis zu 80 % der Fälle ist die Sehne des M. supraspinatus (➤ Abb. 2.5). Die Bursa subacromialis ist meist primär nicht mitbeteiligt.

Zum Glück ist die Tendinosis calcarea häufig asymptomatisch, d. h. sie verursacht keine Beschwerden. Wenn sie allerdings symptomatisch wird, kann sie über Nacht plötzlich und ohne erkennbaren Auslöser sehr schmerzhaft werden. Dies äußert sich als typischer allgemeiner Schulterschmerz, häufig auch – bedingt durch die Lokalisation im M. supraspinatus – mit sekundärer Impingementsymptomatik (➤ Abb. 2.6).

Als bildgebendes Verfahren dient das Röntgen in zwei Ebenen inklusive Outlet View. Häufig fällt bei diesen Aufnahmen als positiver Befund eines oder mehrere Kalkdepots auf. Diese liegen meist 1–2 cm vom Tuberculum majus entfernt und haben keinen direkten Kontakt zu den umliegenden Knochen. Unter Umständen kann auch eine Sonografie als ausreichende Diagnostik dienen.

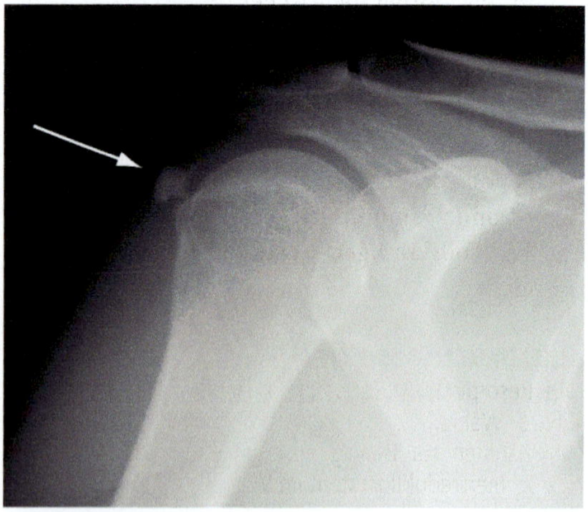

Abb. 2.5 Kalkdepot in der Supraspinatussehne (Pfeil). [E461]

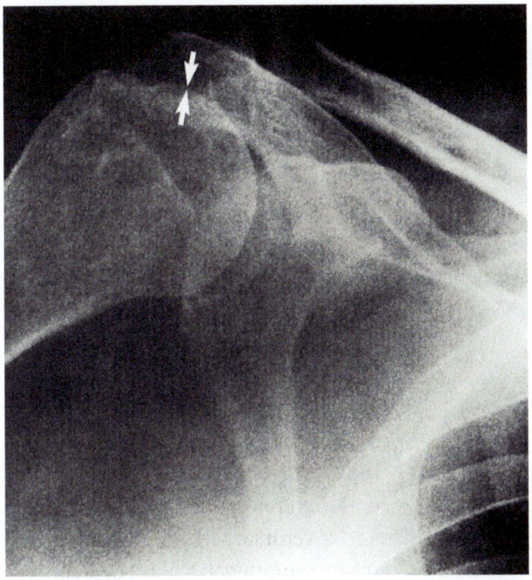

Abb. 2.6 Einengung des subakromialen Raums (Pfeile). [E462]

Von dem Krankheitsbild der Tendinosis calcarea müssen bei degenerativer Rotatorenmanschettenmuskulatur entstandene Verkalkungen differenzialdiagnostisch abgegrenzt werden. Diese befinden sich im Gegensatz zur typischen Lokalisation bei der Tendinosis calcarea meist in direktem Knochenkontakt zum Tuberculum majus.

Die Therapie wird meist konservativ in Form von Antiphlogistika-Gabe, subakromialen Injektionen eines Anästhetikums und von Kortikosteroiden durchgeführt. Parallel dazu wird häufig noch eine Stoßwellentherapie durchgeführt.

Von physiotherapeutischer Seite kann neben Traktionen des Subakromialraums auch gepulster Ultraschall mit gutem Erfolg durchgeführt werden.

Als mögliches operatives Verfahren kommt die Kalkdepotausräumung in Frage, ggf. auch ein „subacromial smoothing". Die OP ist allerdings nur bei vollständiger Kalkdepotausräumung erfolgreich.

HINWEIS

Die Resorptionsphase ist meist eine sehr schmerzhafte Phase. Während dieser Zeit werden keine aufwändigen Maßnahmen zur Bewegungserweiterung durchgeführt, die Schmerzreduktion steht im Vordergrund.

IM ÜBERBLICK

Tendinosis calcarea

- Kalkablagerung in vormals vitalem Sehnengewebe
- Meist idiopathischer Natur
- Verschiedene Stadien: Präkalzifikation, Kalzifikation, Ruhe- und Resorptionsphase und Postkalzifikation
- Lokalisation: in 80 % die Supraspinatussehne
- Meist asymptomatisch
- Bei Symptomen: allgemeiner Schulterschmerz mit sekundärer Impingementsymptomatik
- Diagnosesicherung: Röntgen (Outlet View) und Sonografie
- Subakromiale Injektionen und/oder Kalkdepotausräumung

2.2.5 Ruptur der langen Bizepssehne/ SLAP-Läsion

Die lange Bizepssehne, deren Ursprung am Tuberculum supraglenoidale liegt, rupturiert meist bei übermäßiger, plötzlicher Aktivierung des entsprechenden Muskels.

Begünstigend wirkt sich dabei eine meist bereits bestehende Vorschädigung des Sehnengewebes aus, z. B. eine früher bestehende Bizepssehnentendinitis. Anamnestisch typisch für eine vorangegangene Bizepssehnentendinitis sind nächtliche Schmerzen mit Ausstrahlungen in den distalen Oberarm.

Ansatznahe Rupturen oder Verletzungen der langen Bizepssehne in Kombination mit Verletzungen des Labrums (Bankartläsion) treten insbesondere bei jüngeren Patienten durch übermäßige sportliche Belastungen (Tennis, Wurfsportarten usw.) recht häufig auf. Diese Verletzungen werden als SLAP-Läsion (SLAP= superior Labrum anterior posterior) bezeichnet.

Symptomatisch sind bei einer akuten Bizepssehnenruptur ein meist sehr deutliches Hämatom, Schmerzen, insbesondere bei Aktivität der Schulter, und eine Konturveränderung des Oberarms, die sich mit einer deutlichen Dellenbildung proximal und einer Wulstbildung distal darstellt.

Meist besteht aber nur ein geringer Funktionsverlust, da andere Muskeln und Muskelanteile des M. biceps selbst die Funktion übernehmen.

Gesichert wird die bei der Inspektion schon aufgrund der sehr eindeutigen Zeichen gestellte Diagnose durch eine Sonografie.

IM ÜBERBLICK

Bizepssehnenruptur

- Meist bestehende Vorschädigung des Sehnengewebes, v. a. durch Tendinosen
- Typisch: Verletzung der langen Bizepssehne und des Labrum glenoidale (SLAP-Läsion)
- Meist durch übermäßige sportliche Betätigung oder plötzliche Aktivität
- Deutliches Hämatom, Schmerzen und Konturveränderung des Oberarmes
- Häufig nur geringer Funktionsverlust
- Diagnosesicherung: Sonografie

Therapie

Vor allem bei älteren Patienten wird meist ein konservatives Vorgehen gewählt. Der Arm wird zur Ruhigstellung in einer Schiene mit 90° Ellenbogenflexion eingegipst. Dieser Gips wird meist über maximal 10 Tage belassen.

Operativ versorgt wird diese Verletzung vor allem bei jüngeren Patienten oder bei Patienten mit hohem Funktionsanspruch an den Muskel.

Es bestehen zwei Möglichkeiten: Entweder wird die lange Bizepssehne am Oberarmschaft oder direkt an der Sehne des kurzen Bizepssehnenkopfes refixiert.

Bei der Fixation der Bizepssehne am Oberarmschaft wird das proximale Bizepssehnenende verknotet und mit einem resorbierbaren Faden gesichert (➤ Abb. 2.7).

Dann wird im unteren Bereich des Sulcus intertubercularis bei entspanntem Bizeps ein 7–8 mm großes Loch gebohrt und keilförmig aufgemeißelt. In dieses Loch wird dann der Knoten der Bizepssehne eingehängt.

Im Anschluss wird der Oberarm für vier Wochen in einer Oberarmschiene ruhig gestellt. Danach sollte der Patient über drei Wochen eine Teilbelastung des Muskels durchführen.

Meist kann der Patient eine Woche postoperativ aus der Schiene heraus bereits mit einem geführten Übungsprogramm beginnen.

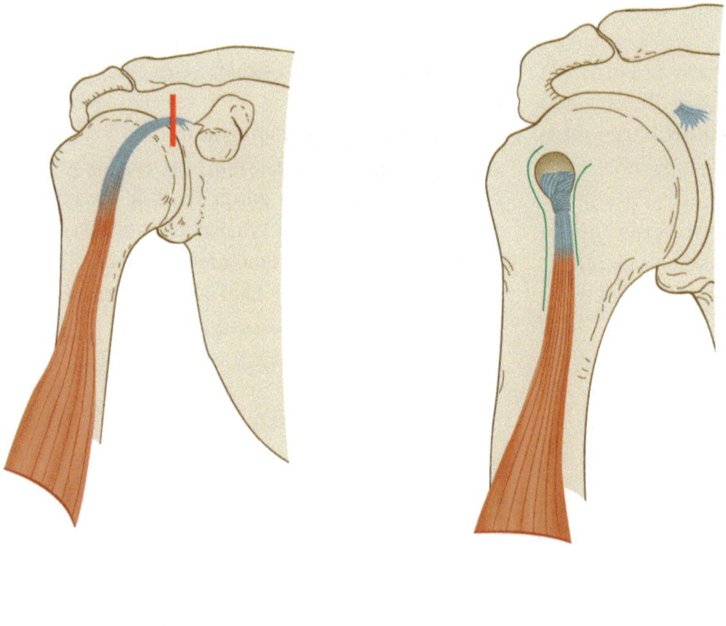

Abb. 2.7 Refixation der langen Bizepssehne. [E463]

2.2.6 Rotatorenmanschettenruptur

Die Rotatorenmanschettenruptur ist ein Krankheitsbild, das in den letzten Jahren bei Patienten zunehmend anzutreffen ist und inzwischen entsprechend häufig diagnostiziert wird. Dies liegt unter anderem auch daran, dass die verbesserten diagnostischen Möglichkeiten, vor allem des MRT, die exakte Diagnosestellung deutlich erleichtert haben.

Die Muskeln der Rotatorenmanschette haben für den Humeruskopf auf der Gelenkpfanne, dem Glenoid, vor allem zentrierende und bewegungsführende Aufgaben.

Da man die sich aus einer Ruptur eines Muskels der Rotatorenmanschette ergebenden Pathomechanismen inzwischen ausreichend kennt, wird in der Regel spätestens nach sechsmonatiger Dauer der Beschwerden angeraten, die rupturierte Muskulatur operativ wieder zu refixieren.

Grundsätzlich können Beschwerden an den Muskeln der Rotatorenmanschette durch plötzliche Traumen, aber auch durch degenerative Prozesse hervorgerufen werden.

Sehr häufig ist ein subakromiales Impingementphänomen begleitend oder ursächlich.

Traumatische Rotatorenmanschettenruptur

Bei der traumatischen Rotatorenmanschettenruptur handelt es sich häufig um eine übergangene Verletzung, die erst sehr viel später durch den Pathomechanismus (siehe oben) hinderlich wird und dann festgestellt wird. Meist geschieht dies sogar erst beim Auftreten sekundärer Krankheitsbilder, z. B. bei rezidivierenden Schulterluxationen.

Viele Patienten können sich allerdings häufig bei entsprechendem Befragen an ein früheres Trauma der Schulter erinnern. Die Beschreibung durch den Patienten ist charakteristisch: Die Schulter habe nach dem Ereignis drei bis vier Tage sehr wehgetan, dann aber im Schmerz nachgelassen. Eine Bewegungseinschränkung wird nicht zwingend beschrieben. Dies wundert nicht, denn der sehr kräftige M. deltoideus kann viele Bewegungen der Schulter fast alleine durchführen. Daher kompensiert er eine sonst bei anderen Muskelrupturen eventuell auffallende Bewegungseinschränkung.

Als Trauma kommen vor allem plötzliche, unverhältnismäßig große Krafteinwirkungen auf die Schulter in Frage. Dies kann ein Hund an der Leine sein, der zu stark oder zu plötzlich zieht; ein Sturz, bei dem man sich noch abfangen will, eine Schulterluxation, bei der klinisch primär die Versorgung der Luxation im Vordergrund stand, oder Sportunfälle (z. B. Wurf beim Handball). Diese Liste ließe sich noch endlos weiterführen.

Klinisch sind die entsprechenden Tests (Muskeltests, Impingementtest) positiv. Typischerweise klagen Patienten mit einer Rotatorenmanschettenläsion über Probleme beim Schlafen. Sie können nicht auf der Schulter liegen und werden nachts durch Schmerzen häufig wach.

Röntgenologisch lässt sich ein Humeruskopfhochstand darstellen. Zu diesem Humeruskopfhochstand kommt es durch die fehlende Zentrierungswirkung des rupturierten Muskels. Zur exakten Diagnose wird meist ein MRT durchgeführt.

Teilruptur oder Komplettruptur?

Grundsätzlich unterscheidet man die Komplettruptur von einer Teilruptur eines Muskels. Bei der Komplettruptur ist die Kontinuität des Muskels gänzlich unterbrochen.

Unterscheidung der Teilrupturen:
Die Teilrupturen der Muskulatur werden nach der Größe des Einrisses unterteilt (➤ Tab. 2.1).

Tab. 2.1 Unterscheidung der Teilrupturen

Größe	Ausmaß	Häufigkeit (%)
Klein	bis 1 cm	15
Mittel	1–3 cm	38
Groß	3–5 cm	36
Massiv	über 5 cm	11

Spezialfall: massive Rupturen

Als eine massive Ruptur wird die Ruptur von mehreren Muskeln bezeichnet. Hierbei müssen also mindestens zwei Muskeln „abgerissen“ sein.

Kombinationsrupturen des **M. supraspinatus** und des **M. infraspinatus** stellen eindeutig das Gros der an den massiven Rupturen beteiligten Muskeln. Sie machen in dieser Kombination 90 % der gesamten als solche bezeichneten Läsionen aus. Die Kombination von M. supraspinatus und M. subscapularis stellt lediglich die restlichen 10 % dieser Verletzungen.

Bei all diesen Muskelverletzungen kommt es im Verlauf und bei länger bestehender Läsion im Muskel selbst zur Muskelatrophie. Der Körper baut den nicht mehr funktionsfähigen Muskel in seiner Masse ab. Bis zu diesem Zeitpunkt kann der Muskel seine Funktion nochmals aufnehmen. Kommt es aber anschließend zu der auf dieses Stadium folgenden fettigen Degeneration des Muskels durch den Umbau der kontraktilen Elemente und die Einlagerung von Fettgewebe, so wird es mit einer künftigen Muskelaktivität schwierig.

Massive Rupturen, sofern sie im Verlauf symptomatisch werden, verursachen vor allem starke nächtliche Schmerzen und eine ausgeprägte Schwäche bis hin zu einer Pseudoparalyse.

Der Beginn der massiven Rupturen ist in der Regel schleichend.

Es kommt zum Verlust der Abduktions- und Außenrotationsbewegung.

IM ÜBERBLICK

Rotatorenmanschettenruptur

- Teilweiser oder kompletter Abriss von Muskeln der Rotatorenmanschette
- Massive Rupturen: 90 % M. supraspinatus und M. infraspinatus, 10 % M. supraspinatus und M. subscapularis
- Ursachen: plötzliche Traumen (unverhältnismäßig große Krafteinwirkungen) oder degenerative Prozesse
- Kurze Schmerzphase, dann häufig lange Zeit asymptomatisch
- Muskeltests und Impingementtest positiv
- Diagnosesicherung: Röntgen (Humeruskopfhochstand), MRT (Muskelverletzungen)
- Verlust der Stabilisierungs- und Zentrierungsaufgabe der Rotatorenmanschette, deutlich geringere Abduktions- und Rotationsfunktion
- Meist nächtliche Schmerzen und eine ausgeprägte Schwäche bis hin zu einer Pseudoparalyse

Pathomechanik bei Ruptur der Rotatorenmanschettenmuskulatur

Durch eine Ruptur auch nur eines Muskels der Rotatorenmanschette kommt es zu einem Verlust der für das Schultergelenk so wichtigen Stabilisierungs- und Zentrierungsfunktion dieser Muskulatur für den Humeruskopf.

Im weiteren Verlauf kommt es zu einer anteriorsuperioren Migration des glenohumeralen Drehzentrums. Der Oberarmkopf steht also nicht mehr zentral in der Glenoidpfanne, sondern wandert nach ventral-kranial. Röntgenologisch lässt sich dann ein Humeruskopfhochstand, so nennt man die Kranialisation des Humeruskopfes, nachweisen. Einhergehend damit kommt es gleichzeitig zu einer deutlich geringeren Abduktions- und Rotationsfunktion. Dieses „Nach-oben"-Steigen des Humeruskopfes führt in der Folge zu vermehrtem Druck unter dem Akromion, die subakromialen Strukturen geraten unter vermehrten Stress (➤ Abb. 2.8, ➤ Abb. 2.9). Mittelfristig wird es in dem subakromialen Raum zu entzündlichen Veränderungen kommen, die ein Impingementphänomen hervorrufen können.

Je nach Dauer der entstandenen Pathologie kann dies zu einer Pseudoparalyse der Muskulatur führen, die Gelenkmobilität kann aktiv und unter Umständen auch passiv kaum noch durchgeführt werden. Es zeigt sich das Bild einer sekundären Frozen Shoulder. Die aktive Bewegung auf 90° Abduktion ist meist nicht mehr möglich. Durch die ständige Fehlbelastung der Gelenkflächen kann eine sekundäre Gelenkarthrose entstehen.

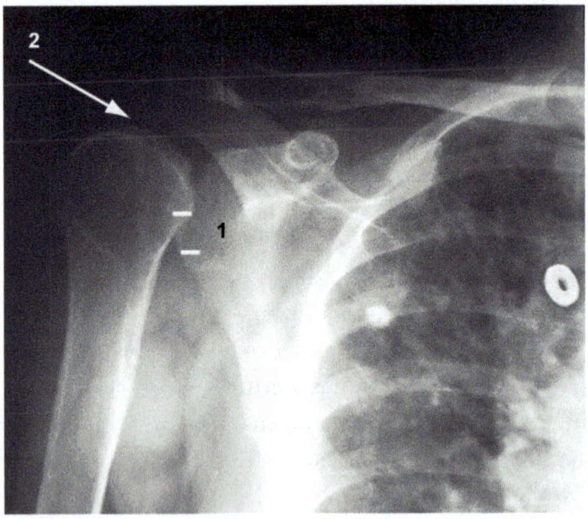

Abb. 2.8 Deutliche Humeruskopfkranialisation. [E464]
1 deutlicher Höhenunterschied Humeruskopf-Glenoid
2 beginnende subakromiale Einengung

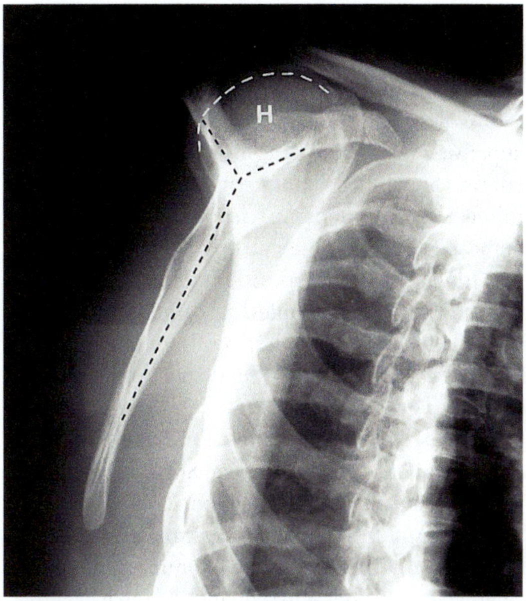

Abb. 2.9 Thoracic-Outlet-View mit deutlicher Humeruskopfkranialisation. [E283]

IM ÜBERBLICK

Entscheidend für die Pathomechanik der Rotatorenmanschettenruptur ist:

- Größe des Defekts
- Erhaltene Funktion der verbliebenen Rotatorenmanschettenmuskeln
- Lage des Defekts (welche betroffenen Muskeln)
- Möglichkeit einer sekundären Stabilisation durch die Fornix humeri
- Die entstehende Glenoiddeformität und -erosion, der Übergang in die Arthrose

Operative Versorgung bei Rotatorenmanschettenruptur

Die Operation bei einer diagnostizierten Rotatorenmanschettenruptur wird entweder arthroskopisch oder in offener Technik durchgeführt. Das eigentliche Operationsziel ist das Erreichen von Schmerzfreiheit und eine Verbesserung der Funktion. Je nachdem, welche zusätzlichen Maßnahmen, z. B. eine subakromiale Dekompression o. Ä., noch durchzuführen und wie viele Muskeln betroffen sind, wird eher die offene Operationstechnik gewählt.

Grundsätzlich wird je nach Lokalisation der Muskelläsion versucht, mittels entweder einer Muskel-Muskel-Naht, einer Muskel-Sehnen-Naht oder einer Sehnen-Knochen-Naht den Muskel an der abgerissenen Stelle zu refixieren. Da sich in der Regel der Muskel an seiner Hauptbelastungsstelle ablöst – dem Übergang der Sehne in den Knochen –, ist die Sehnen-Knochen-Naht die am häufigsten notwendige Verfahrensart. Hierfür werden die Sehnenstümpfe, nach Anfrischung und einer guten Verankerung der kordelähnlichen „Halteschnüre" in der Sehne selbst, möglichst nahe an der ursprünglichen Ansatzstelle mittels kleiner Schrauben refixiert (➤ Abb. 2.10, ➤ Abb. 2.11).

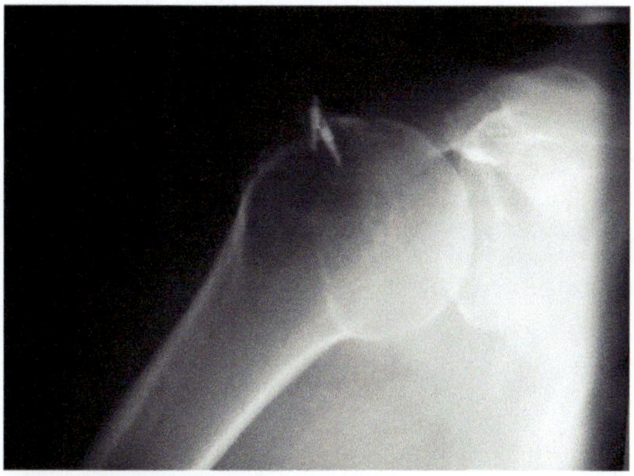

Abb. 2.10 Postoperatives Röntgenbild nach Reinsertion des M. supraspinatus. [E465]

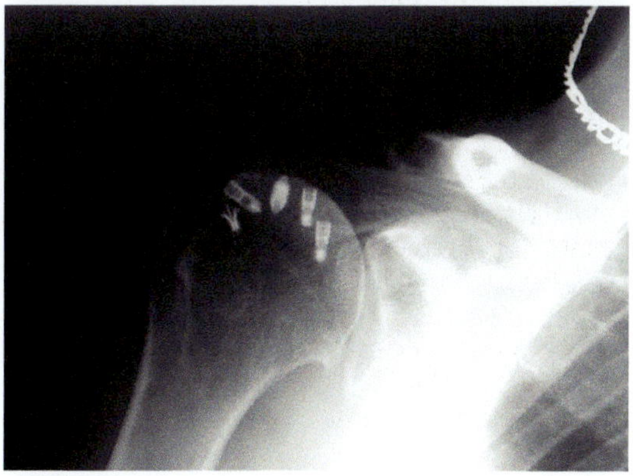

Abb. 2.11 Postoperatives Röntgenbild nach Reinsertion von M. supraspinatus und M. infraspinatus mit AC-Gelenkresektion. [E466]

HINWEIS

Für den Therapieverlauf ist es immens wichtig, dass der Patient versteht, was der Operateur geleistet hat. Er hat eine wahrscheinlich aufgesplittene Sehne zusammengefasst, einen Anker hineingesetzt und dann das Ganze

mittels Schrauben refixiert. Die Haltekordeln liegen zwangsläufig im Faserverlauf der Sehnenfasern.
Bei einer verfrühten Aktivierung des refixierten Muskels wird es also durch die Kontraktion der Muskelfasern zu einer Retraktion der Sehne kommen. Solange allerdings noch kein ausreichendes Narbengewebe vorhanden ist, kann z. B. beim M. supraspinatus ein einfaches, unbedachtes einmaliges seitliches Abheben des Armes zu einem zu frühen Zeitpunkt das Operationsergebnis vernichten, da die Anker (Halteschnüre) die entstehende Muskelkraft nicht ausreichend kompensieren können.

Prognose bei Sehnen-Sehnen- oder Sehnen-Knochen-Naht

Tab. 2.2 Erfolgsrate der Operation je nach Ausmaß der Rotatorenmanschettenruptur.

Ausmaß der Ruptur	Erfolgsrate (%)
Klein	94
Mittel	85
Groß	74
Massiv	27

HINWEIS

Abschließend lässt sich sagen, dass, je größer der bestehende Riss und je länger dieser bestand, desto schlechter sowohl das operative als auch das physiotherapeutische Ergebnis ist.
Als Fazit kann man hieraus ganz klar ziehen, dass eine vorhandene Ruptur schnellstmöglich operativ versorgt werden sollte.
Insbesondere im Hinblick auf die mittelfristig entstehenden Probleme in der Mechanik der Schulter erscheint dies wichtig. Die schlechte Zentrierung und die daraus resultierenden dauerhaften Fehlbelastungen des Gelenks können im schlimmsten Fall in eine schwere Arthrose des Humeruskopfes und des Glenoids münden, die nur noch mittels prothetischer Versorgung aufzufangen ist.

Degenerative Rotatorenmanschettenruptur

Das Krankheitsbild der degenerativen Rotatorenmanschettenruptur lässt sich bei etwa 50 % aller 70- bis 75-Jährigen finden. Zum Glück ist es aber meist unauffällig und asymptomatisch. Es kann ursprünglich durch ein früheres initialisierendes Trauma bedingt sein oder tatsächlich auf einer reinen Degeneration der Sehne beruhen. Durch die im Alter allgemein schlechtere Versorgungslage im Knochen und die abnehmende Diffusion zur Sehne hin wird diese praktisch ihrer „Elastizät" beraubt.

Wird die degenerative Rotatorenmanschettenruptur klinisch symptomatisch, so imponiert dieses Krankheitsbild durch intensiven, starken Schmerz in Kombination mit einer deutlichen Funktionseinschränkung des Schultergelenks.

Der Weg in die degenerative Rotatorenmanschettenruptur ist fast immer der gleiche und in seinem Verlauf progredient:

Primär kommt es nahe der Bizepssehne an der gelenkseitigen Unterfläche des M. supraspinatus zu einer Teilruptur der Supraspinatussehne bzw. einer Ablösung der Sehne vom Tuberculum majus. Dieser Einriss setzt sich fort, bis schließlich der Muskel nur noch an der seitlichen Insertion der Sehne befestigt ist. Wenn diese letzten Haltepunkte auch noch reißen, kommt es in der Folge zu einer Fortsetzung bzw. zu weiteren Einrissen vor allem der Sehne des M. infraspinatus.

Nach ventral fehlt der langen Bizepssehne durch die Ablösung des M. supraspinatus die Führung. Durch den Verlust der Sehnenfasern des M. supraspinatus, die den Sulcus bicipitalis überdecken, kommt es sehr leicht zu einer Luxation der Bizepssehne aus dem Sulkus heraus. Die Führung und die Lage der Bizepssehne im Sulcus bicipitalis sorgen für eine Umlenkung der vom Bizeps entwickelten Kraft. Durch die fehlende Umlenkung kommt es zu einer direkten Verkürzung des Muskels zwischen seinem Ansatz am oberen Rand des Glenoids und den kontraktilen Elementen des M. bicipitalis. Somit trennt die Bizepssehne nun bei jeder Aktivität des M. bicipitalis einem Messer gleich den M. subscapularis Stück für Stück von seinem Ansatz ab.

Wenn die Pathologie so weit fortgeschritten ist, spricht man von der **Cuff Tear Arthropathy (Defektarthropathie).**

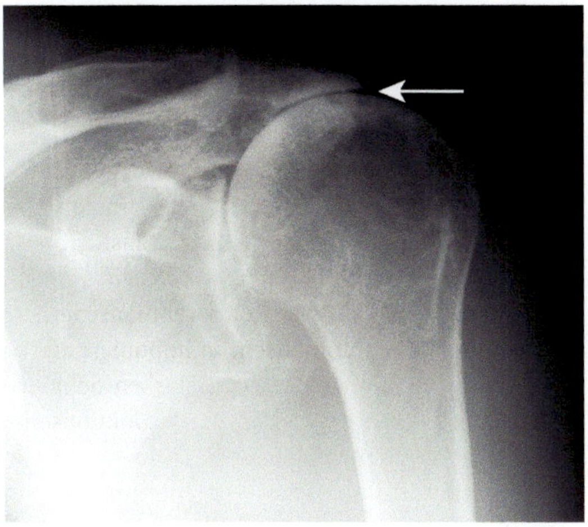

Abb. 2.12 Röntgenbild mit deutlicher Kranialisation des Humeruskopfes und fortgeschrittener Humeroskapulararthrose. [E467]

Beim Vollbild der Rotatorenmanschetten-Defektarthropathie handelt es sich um eine nicht rekonstruierbare Rotatoren(massen)ruptur in Kombination mit einer deutlichen, meist schon fortgeschrittenen Humeroskapulararthrose (➤ Abb. 2.12).

Der Patient verspürt eindringliche, meist aber nachts auftretende Schmerzen und leidet unter einer hochgradigen Bewegungseinschränkung der Schulter. Die im Röntgenbild beurteilbare Distanz zwischen Akromion und Humerus ist deutlich kleiner als 5 mm.

Bei diesem Krankheitsbild bleibt nur die endoprothetische Versorgung mittels einer Reverse-Schulterprothese (Delta-III-Prothese) oder einer CTA-Kopfprothese.

HINWEIS

Der Weg bis zu einer degenerativen Rotatorendefektarthropathie ist progredient.
Die Schulter ist ein pathologisch sehr vielschichtiges und sich gegenseitig ständig beeinflussendes Gelenk. Daher ist es ratsam, insbesondere bei Störungen der den Humeruskopf führenden und zentrierenden Muskeln, schnellstmöglich, ggf. operativ einzugreifen, damit diese Progredienz abgefangen werden kann.
Wenn ein Patient dies ablehnt, kann mit einer intensiven und suffizienten Physiotherapie zunächst Schlimmeres verhindert werden. Verständlicherweise kann aber das zugrundeliegende Krankheitsbild (z. B. ein Supraspinatusriss) nicht behoben werden. Dies sollte dem Patienten im Therapieverlauf klar dargelegt werden, damit die Erwartungshaltung des Patienten auch realistisch ist.

2.2.7 Schulterluxation

Bei der Schulterluxation wird die physiologische Position der Gelenkpartner Humeruskopf und Cavitas glenoidalis zueinander im Glenohumeralgelenk aufgehoben.

Dies kann an der Schulter verhältnismäßig häufig geschehen, denn durch die fehlende Bänderführung, die weite Kapsel und die damit notwendigerweise verbundene sehr fein abgestimmte, muskuläre Führung ist dieses Gelenk geradezu prädisponiert für eine Luxation.

Die oben angesprochene muskuläre Führung kann aus verschiedenen Gründen versagen und es kommt als Folge der mangelnden Stabilisation des Humeruskopfes auf der Gelenkpfanne, des Glenoids, zur „Verrenkung" des Gelenks.

Von dieser kompletten Luxation des Gelenks ist eine Unterform oder auch Vorform der Luxation zu unterscheiden, die **Subluxation.**

Diese Form der Luxation stellt sich meist als ein „kurzes Herausspringen" des Humeruskopfes mit anschließender selbstständiger Reposition dar. Sie ist sehr viel häufiger als die komplette Luxation und stellt in gewisser Weise eine Vorstufe derselben dar.

Nach der Ursache der Luxation unterscheidet man verschiedene **Formen:**

- traumatische Luxation nach Sturz, Sport und Ähnlichem
- habituelle Luxation durch körperliche Veranlagung (z. B. ein Missverhältnis von Kopf/Pfanne)
- Sonderform: eine durch Krampfanfälle bedingte Schulterluxation
- als rezidivierende Schulterluxation, z. B. nach einer Bankart-Läsion, wird eine Häufung und immer wieder auftretende Luxation ohne Bezeichnung der Genese genannt.

Die Luxation selbst, unabhängig von ihrer Genese, wird durch die **Luxationsrichtung** näher bezeichnet (➤ Abb. 2.13):

- vordere Luxation nach ventral (Luxatio subcoracoidea), Häufigkeit: 80 %
- axilläre Luxation nach unten (Luxatio axillaris), Häufigkeit: 15 %
- hintere Luxationsform (Luxatio infraspinata), meist bei Krampfanfällen, Häufigkeit: 5 %

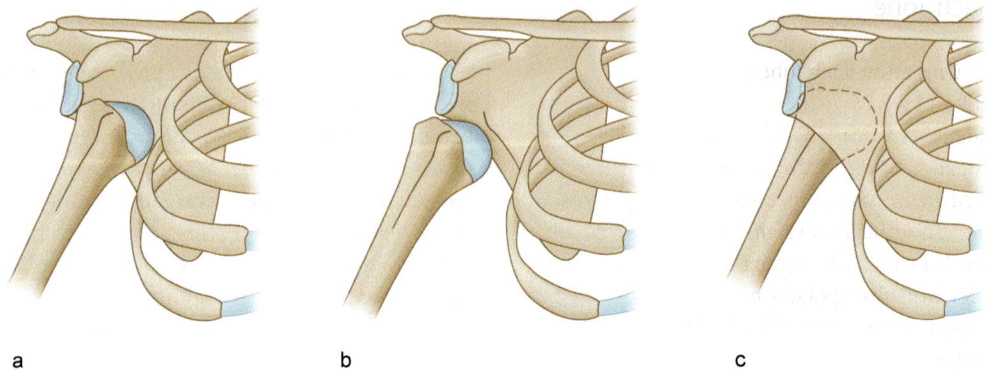

Abb. 2.13 Verschiedene Luxationsformen. [L231]

Patienten mit einer Humeruskopfluxation zeigen eine schmerzhafte Bewegungseinschränkung, teilweise ist die Bewegung komplett aufgehoben. Häufig wird der Arm in einer federnd fixierten Zwangshaltung gehalten.

Die Kontur des M. deltoideus ist nicht mehr ausgeprägt, das Akromion tritt deutlich hervor und palpatorisch lässt sich eine Lücke an der ehemaligen Position des Humeruskopfes feststellen **(Phänomen der leeren Pfanne).**

HINWEIS

Bei jüngeren Patienten kommt es durch den ausgeprägten Muskelmantel meist zu einem ausgedehnteren Weichteilschaden. Somit sind diese Patienten prädisponiert für eine habituelle Schulterluxation.

Die Diagnose wird mittels Röntgen in 2 Ebenen gesichert. Gleichzeitig können durch diese Maßnahme eventuell vorhandene Begleitfrakturen, z. B. ein Tuberculum-majus-Abriss o. Ä. ausgeschlossen werden. Zum weiteren Ausschluss oder zur Feststellung der Ausdehnung des Weichteilsschadens wird meist ein CT oder ein MRT durchgeführt.

Häufige Begleitverletzungen von Luxationen sind die Bankart-, die SLAP- oder die Hill-Sachs-Läsion, die alle prädisponierend für das Phänomen der habituellen Schulterluxation sind.

Als weitere **Komplikationen** bei Luxationen können auftreten:

- Humeruskopfnekrose (Luxationsfraktur)
- habituell-rezidivierende Luxationen
- Bewegungseinschränkung durch Kapselfibrose bei zu langer Ruhigstellung (frozen shoulder)
- Lähmung des N. axillaris
- begleitende Rotatorenmanschettenruptur

Konservative Therapie

Ärztlicherseits wird die Schulter unter ausreichender Analgesie reponiert, unter Umständen muss dies sogar in Narkose erfolgen.

In der Regel wird nach erfolgreicher Reposition der Arm des Patienten mittels eines Gilchrist-Verbandes ruhig gestellt. Entweder darf bereits während dieser Ruhigstellung begleitend oder spätestens nach dem Abnehmen des Gilchrist-Verbandes mit frühfunktioneller Therapie begonnen werden.

Der Luxationsweg, insbesondere aber die Außenrotation, sollte jedoch nach dem Trauma über vier bis fünf Wochen vermieden werden.

Operative Therapie

Patienten mit einer begleitenden Gefäß- und/oder Nervenschädigung, rezidivierenden Luxationen, dem Vorliegen eines der zur habituellen Luxation begünstigenden Faktoren wie Hill-Sachs- oder Bankart-Läsion oder Verletzungen der Rotatorenmanschette werden in der Regel operativ versorgt.

OP nach Jobe

Bei der Operation nach Jobe wird ein Schnitt am medialen Rand des M. deltoideus durchgeführt. Der M. deltoideus wird im Anschluss seitlich weggezogen, um Zugang zum M. subscapularis zu erhalten. Dieser wird in Muskelfaserverlaufsrichtung gespalten. Dies ist ein übliches Verfahren, um eine möglichst geringe Weichteilschädigung zu verursachen. Nun wird der M. subscapularis mittels Haken auseinandergezogen und dieselbe Schnittführung bei der darunterliegenden Gelenkkapsel durchgeführt.

Somit kann nun das Schultergelenk eingesehen werden. Der Oberarmkopf wird seitlich weggehalten, um am Glenoid frei arbeiten zu können. Es werden mittels Schrauben Fäden am Rand des Glenoids verankert, die letztendlich durch ein Vernähen der jetzt überlappend gelegten Kapsel deren Weite deutlich einschränken (Kapselraffung). Somit wird eine deutliche Stabilisierung des Schultergelenks durch den Kapselapparat ermöglicht.

IM ÜBERBLICK

Schulterluxation

- Schulterluxation bezeichnet die Verrenkung des Schultergelenks, bedingt durch mangelnde muskuläre Führung und Kraft
- Eine Unterform ist die Subluxation
- Man unterscheidet nach Ursache:
  - traumatisch (Sturz, abrupte Bewegung, z. B. beim Sport)
  - habituell (Veranlagung, Missverhältnis Kopf/Pfanne)
  - nach Krampfanfällen (hintere Luxation) als Sonderform
  - rezidivierend (z. B. nach Bankart-Läsion)
- Bezeichnet wird die Luxation nach ihrer Richtung:
  - vordere Luxation in 80 % der Fälle
  - axilläre Luxation in 15 % der Fälle
  - hintere Luxation in 5 % der Fälle
- Häufige Begleitverletzungen sind Hill-Sachs-, Bankart- und/oder SLAP-Läsion
- Konservative Therapie nach Reposition mit Gilchrist
- Ggf. operative Versorgung meist mit Kapselraffung

2.2.8 Bankart-Verletzung

Bei der Bankart-Verletzung kommt es meist durch ein Trauma oder eine anderweitig bedingte schlechte Führung des Humeruskopfes zu einer Ablösung des vorderen unteren Labrumanteils von der Cavitas glenoidalis.

Als Variante kann es aber auch zu einem kompletten Abscherbruch des Pfannenrandes mit dem entsprechenden Labrum kommen. Die Folge ist meist eine Instabilität der Schulter bis hin zur habituellen Subluxation oder kompletten Luxation des Humeruskopfes.

Die Behandlung kann konservativ mit der Erarbeitung einer guten Koordination und ggf. Kräftigung der umgebenden Muskulatur (vor allem der Rotatorenmanschettenmuskeln) erfolgen. Sollte es aber zu häufig zu Beschwerden kommen, empfiehlt sich die operative Versorgung. Diese sieht meist die Refixation des Labrums und des Pfannenrandes mittels Minischrauben an der Cavitas glenoidalis vor.

IM ÜBERBLICK

Bankart-Verletzung

- Abscherbruch des vorderen, unteren Pfannenrandes und/oder Labrums
- Therapie meist konservativ mittels Erarbeitung guter Koordination und Kräftigung der umgebenden Muskulatur
- Bei rezidivierender Instabilität Fixation des Fragments oder Labrums mittels Minischrauben

2.2.9 Subakromial-/Impingementsyndrom

Das Subakromialsyndrom ist eine Sammelbezeichnung für Beschwerdebilder verschiedenen Ursprungs.

Der Begriff wird verwendet, um Beschwerdebilder unterhalb des Schulterdaches, also unterhalb des Akromions und des Lig. coracoacromiale, zu bezeichnen. Es handelt sich in der Regel um einen degenerativen Verschleiß der zwischen Humeruskopf und Schulterdach liegenden Strukturen. Meist treten diese Beschwerdebilder in Kombination mit temporären oder chronischen Schmerzen auf. Entsprechend könnte man das Subakromialsyndrom eher als Ortsangabe der Beschwerden bezeichnen, die eine weitere Abklärung vonnöten macht. Häufig wird als Synonym für ein Subakromialsyndrom auch der Begriff des Impingementsyndroms (Engpassphänomen unter dem Akromion) verwendet.

Ein subakromiales Impingement entsteht in der Regel, wenn die Muskeln der Rotatorenmanschette in ihrer Funktion gestört sind.

Folgende Pathologien können sich begünstigend für ein Subakromialsyndrom auswirken:

- Engpass- oder Impingement-Syndrom durch den osteoligamentären Ring um den M. supraspinatus
- Rotatorenmanschettendefekt (-ruptur), traumatischer oder degenerativer Natur
- Tendinosis calcarea
- Adhäsive Kapsulitis (Frozen Shoulder)
- Akromioklavikulargelenk-Arthrose
- Omarthrose
- Schulterinstabilität
- Störungen im Bereich der langen Bizepssehne
- Bursitis

Mittel- bis langfristig wird ein subakromiales Impingementsyndrom zu Veränderungen an der Muskulatur der Rotatorenmanschette führen.

Das subakromiale Impingementsyndrom wird daher den Veränderungen der Rotatorenmanschette entsprechend in verschiedene **Stadien** eingeteilt:

- Stadium I: reversibles Ödem und Einblutungen in das Sehnengewebe
- Stadium II: irreversible Fibrose und Tendinitis
- Stadium III: partieller oder kompletter Riss der Rotatorenmanschette

Als weitere Spätfolge kommt es zu osteophythärem Anbau und einer Kranialisation des Humeruskopfes, da die Muskeln der Rotatorenmanschette ihre zentrierende Aufgabe nicht mehr erfüllen können.

Anamnestisch ist meist kein auslösendes Trauma zu ermitteln, häufig beginnen die Beschwerden schleichend.

Klinisch auffällig für dieses Krankheitsbild ist der typisch **schmerzhafte Bogen**. Das heißt: Bei einer Flexion des betroffenen Armes beginnen die Schmerzen bei etwa 60–70° Flexion und enden bei etwa 120° Flexion. Die weitere Flexion ist dann wieder schmerzfrei möglich.

Die Erklärung ist einfach: Degenerativ veränderte Strukturen, wie z. B. eine verkalkte oder vernarbte Supraspinatussehne oder eine entzündlich veränderte Bursa, werden bei Flexion unter das Akromion gezwängt und stoßen in der Folge durch die Volumenvergrößerung frühzeitig an. Dies führt zu einer schmerzhaften Einengung des subakromialen Raums und löst den Schmerz aus (➤ Abb. 2.14).

Gleitet der Humeruskopf durch die bewegungsphysiologisch notwendige Außenrotation unter das Akromion, verringern sich die Schmerzen (Test des Painful Arc, ➤ Kap. 3.6.1).

Die passive Bewegungsprüfung löst hingegen häufig keine Beschwerden aus.

Zur Sicherung der Diagnose können folgende **bildgebende Verfahren** angewandt werden:

- Röntgen: Schulter in 2 Ebenen plus Thoracic-outlet-View zur Beurteilung eines Knochensporns am Akromion; ➤ Abb. 2.15)
- Sonografie: zur Beurteilung der Rotatorenmanschettenmuskeln, Bursa und Bizepssehne
- MRT:
  - Beurteilung der Rotatorenmanschette: Ruptur (partial-gelenkseitig, bursaseitig, komplett)
  - Ausmaß der eventuellen Sehnenretraktion
  - mögliche Muskelatrophie oder fettige Degeneration
  - Beurteilung der Bursa und des Akromioklavikulargelenks

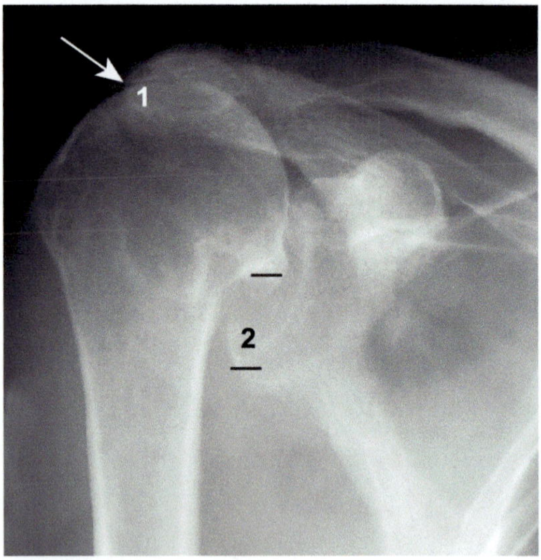

Abb. 2.14 Subakromialsyndrom mit deutlichem Humeruskopfhochstand. [E467]
→ Humeruskopfhochstand
1 Enge im Subakromialraum
2 deutlicher Höhenunterschied Humeruskopf – Pfanne

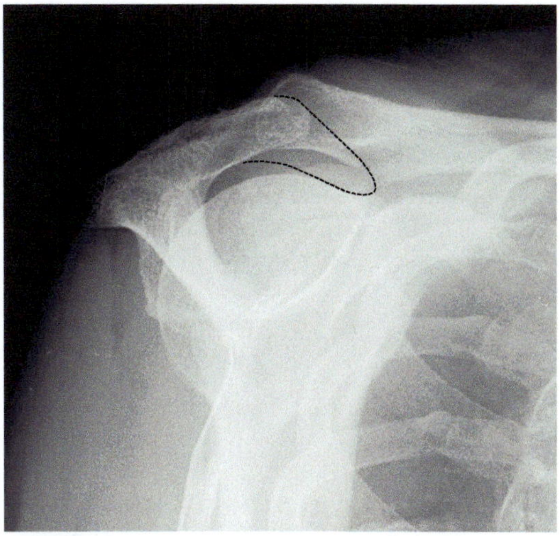

Abb. 2.15 Thoracic-Outlet-View mit in den Subakromialraum reichendem Knochensporn. [E468]

IM ÜBERBLICK

Subakromial-/Impingementsyndrom

- Sammelbezeichnung für viele Pathologien
- Daher eher als Ortsangabe verwendbar
- Typisch: schmerzhafter Bogen, etwa bei 60–70° Flexion beginnende Schmerzen, die bei etwa 120° Flexion enden
- Hintergrund: schmerzhafte Einengung des subakromialen Raums
- Diagnosesicherung durch Röntgen, Sonografie und MRT

Beispiel: typisches Entstehungsmuster einer sekundären subakromialen Symptomatik bei Rotatorenmanschettenversagen:
Durch eine Verletzung z. B. des M. supraspinatus und ein eventuell damit verbundenes komplettes oder teilweises Zurückziehen der Sehne kommt es durch den nun fehlenden von kranial ausgeübten Druck des M. supraspinatus nach kaudal zu einer Dezentrierung des Humeruskopfes, also zu einem Humeruskopfhochstand oder anders ausgedrückt zu einer Kranialisation des Humeruskopfes.

Bei einer Flexion des Armes stößt der Humeruskopf mit seinem Tuberculum majus durch die Dezentrierung bzw. Kranialisation nun schneller gegen das Schulterdach, bestehend aus Akromion und dem Lig. coracoacromiale. Dies führt zu einer ständigen Reizung der subakromialen Strukturen. In der Folge kann es sekundär zu einer Tendinitis und/oder Bursitis kommen, die subakromialen Strukturen verdicken sich.

Der Schmerz wird vom Patienten in der Schulter bzw. direkt unter dem Akromion lokalisiert.

Wird diese pathodynamische Entwicklung nicht rechtzeitig therapeutisch abgefangen, so kann sich mittelfristig durch den vorhandenen Humeruskopfhochstand auch noch ein Knochensporn am Akromion ausbilden, der zusätzlich die subakromialen Strukturen irritiert und ein echtes Impingementsyndrom (Engpasssyndrom) auslöst. Langfristig gesehen kann es sogar auf diesem Wege zu einer sekundären Arthrose des Glenohumeralgelenks kommen.

Operative Versorgung: subakromiale Dekompression

Als Operation wird bei einem Impingementsyndrom ohne Rotatorenmanschettenbeteiligung die subakromiale Dekompression durchgeführt. Diese Operation erfolgt meist arthroskopisch, nur in seltenen Fällen (meist bei kombinierten Rotatorenmanschettenläsionen) in offener Operationstechnik.

Je nach Ursache wird zunächst der knöcherne, in die Supraspinatusloge reichende Knochensporn entfernt. Dann wird häufig auch eine zusätzliche subakromiale Bursektomie durchgeführt. Die Entfernung des Schleimbeutels ist meist notwendig, da dieser sich im Verlauf der Krankheit häufig entzündlich verändert und daher ebenfalls alleiniger Grund eines Subakromialsyndroms sein kann.

Auch eventuell vorhandene subakromiale Kalkablagerungen werden mit entfernt.

Um ein nochmaliges Auftreten eines Impingementsyndroms zu verhindern, wird schließlich noch sehr häufig eine Durchtrennung des Lig. coracoacromiale durchgeführt.

Wie umfangreich operiert wird bzw. welche Strukturen entfernt werden, entscheidet der Operateur in der Regel erst während der Operation.

2.2.10 Entzündung der Bursa subacromialis

Bei dieser Bursitis handelt es sich um eine Entzündung des Schleimbeutels, der direkt unter dem Schulterdach liegt. Dieser Schleimbeutel hat im Wesentlichen die Aufgabe, die Bewegungen zwischen

2

Humeruskopf und Akromion abzupolstern. Er dient in gewisser Hinsicht dem Humeruskopf als Gleithilfe.

Schleimbeutelentzündungen können auf verschiedene Ursachen zurückzuführen sein. Diese reichen von rein mechanischen Reizungen, etwa bei Verschleißerkrankungen wie einem Rotatorenmanschettenschaden, über Erkrankungen wie rheumatoider Arthritis und Gicht bis hin zu Infektionen bei Verletzungen oder bakteriellen Erkrankungen andernorts, die sich im Schleimbeutel durch Absiedlung manifestieren können. Auch im Rahmen einer hohen sportlichen Beanspruchung der Schulter kann es zu einer Entzündung des Schleimbeutels kommen.

Die Schmerzen bei einer Bursitis sind direkt am Schultergelenk, zwischen Akromion und Humeruskopf, zu spüren. Manchmal ist es sogar möglich, den prall-elastisch gefüllten Schleimbeutel zu palpieren. Bewegungen des Schultergelenks, vor allem ab 60° Flexion oder Abduktion, sind sehr schmerzhaft. Ein subakromiales Impingementsyndrom kann ursächlich in einer Bursitis begründet sein. Die Haut kann gerötet und erwärmt sein. Insbesondere Druck in das subakromiale Nebengelenk von kaudal ist schmerzhaft (Testung der Bursa, ➤ Kap. 3.6.2). Vor allem bei ursächlichen Infektionen kann begleitendes Fieber auftreten.

Diagnostiziert werden kann eine Bursitis durch die Palpation, manuelle Testung und mittels Ultraschall. Das Röntgenbild ist meist unauffällig, in einem MRT können aber Entzündungszeichen gesehen werden.

Der Schleimbeutel kann vom Arzt punktiert und medikamentös infiltriert werden. Kältetherapie tut Patienten mit diesem Krankheitsbild besonders gut. Therapeutischer Hauptansatz der Behandlung sind intermittierende Traktionen des subakromialen Raums und eine Detonisierung der Schulterblattmuskulatur. Elektrotherapie kann begleitend eingesetzt werden. Der Arm sollte möglichst geschont werden.

Bei einer Infektion des Schleimbeutels kann das Gelenk mittels einer Saugdrainage gespült werden. Gleichzeitig wird ein Antibiotikum gegeben (Infektionen der Schulter).

Operativ kann der Schleimbeutel auch entfernt werden. Grund hierfür sind häufig wiederkehrende Entzündungen, schmerzhafte Verkalkungen nach Vorschäden und rezidivierende Schmerzen.

IM ÜBERBLICK

Bursitis

- Entzündung der Bursa subacromialis
- Meist durch mechanische Reizungen, z. B. Mikrotraumen der Bursa, aber auch infolge verschiedener Grunderkrankungen
- Schmerz direkt in der Schulter lokalisiert
- Bewegungen ab 60° Flexion oder Abduktion sind sehr schmerzhaft
- Gegebenenfalls kann eine Gelenkspülung durchgeführt werden

2.2.11 Periarthritis humeroscapularis (PHS)

Wörtlich übersetzt bedeutet Periarthritis humeroscapularis „Entzündung um das Schulter-Arm-Gelenk herum“. Der Begriff der Periarthritis humeroscapularis bezeichnet also eine allgemeine Entzündung des periartikulären Gewebes des Schultergelenks, ohne allerdings eine genauere Bezeichnung der die Entzündung auslösenden Strukturen zu liefern. Ursächlich können für dieses Krankheitsbild allerdings viele verschiedene Störungen der Schulter sein. Es können z. B. Sehnenreizungen (Tendinosen), Bursitiden, teilweise oder komplette Rupturen von Rotatorenmanschettenmuskeln oder der Bizepssehne bis hin zu Verkalkungen in der Supraspinatussehne als eigentliche Ursache hinter dieser Erkrankung stehen.

Sekundär kann dieses durch verschiedene Strukturen ausgelöste Beschwerdebild bis zu einer schmerzhaften Schulterversteifung mit Vollbild der Frozen Shoulder führen.

Aus diesem Grund ist aus heutiger Sicht die Bezeichnung Periarthritis humeroscapularis ein differenzialdiagnostisch zu vager Begriff und stellt bei den heutigen differenzialdiagnostischen Möglichkeiten deshalb keine zeitgemäße Diagnose mehr dar.

Häufig wird der Begriff allerdings parallel zur Bezeichnung einer adhäsiven Kapsulitis, besser bekannt als Frozen Shoulder verwendet.

IM ÜBERBLICK

Periarthritis humeroscapularis

- Allgemeine Entzündung des periartikulären Gewebes des Schultergelenks
- Keine genaue diagnostische Bezeichnung
- Viele verschiedene Störungen können ursächlich sein
- Sekundär kann sich eine schmerzhafte Schulterversteifung (Frozen Shoulder) entwickeln

2.2.12 Adhäsive Kapsulitis (Frozen Shoulder)

Bei der adhäsiven Kapsulitis des Schultergelenks, auch als Frozen Shoulder bezeichnet, handelt es sich um eine entzündliche Gefäßproliferation (Gefäßneubildung) der Gelenkkapsel mit Verdickung des Kapselgewebes. Im weiteren Verlauf kommt es zu einer narbigen Umwandlung des Kapselgewebes mit anschließender Schrumpfung (➤ Abb. 2.16).

Durch diese narbige Verdickung der Kapsel kommt es sekundär zu einer Einengung des Subakromialraums und in letzter Konsequenz zu einer Bewegungseinschränkung der Schulter.

Die Entstehung dieses Krankheitsbildes ist häufig unklar. Man unterscheidet allerdings eine primäre adhäsive Kapsulitis von einer sekundären Form.

- Die **primäre Form** wird daher häufig auch als idiopathisch bezeichnet. Es gibt allerdings einige prädisponierende Vor- oder Begleiterkrankungen, in deren Zusammenhang es häufig zu dem primären Krankheitsbild der Frozen Shoulder kommt. Hierzu zählen unter anderem Stoffwechselerkrankungen, darunter die Zuckerkrankheit (Typ-I-, Typ-II-Diabetes), eine Überfunktion der Schilddrüse, Verschleißerkrankungen der Halswirbelsäule, außerdem Herz- und Lungenerkrankungen oder durchgemachte größere Operationen. Eine Entstehung im Zusammenhang mit einem Unfall ist ebenfalls möglich. Die Erkrankung tritt meist sehr plötzlich und mit starken Schmerzen auf.
- Als **sekundäre** Form der Kapsulitis wird meist die Folgeerkrankung mit Bild einer Frozen Shoulder nach Ruhigstellung, Frakturen im Schulterbereich oder anderen Grunderkrankungen der Schulter, wie z. B. einer länger bestehenden Bursitis, bezeichnet.

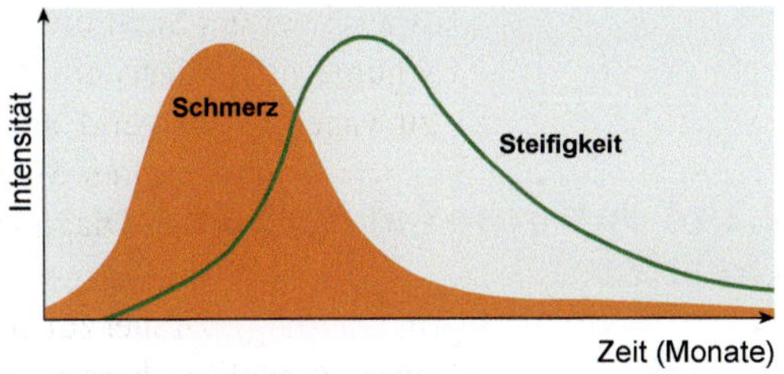

Abb. 2.16 Schmerz- und Mobilitätsverlauf einer Frozen Shoulder. [L231]

Generell kann man bei dieser Schultererkrankung eine Phase des Schmerzes mit recht guter Mobilität des Gelenks von einer Phase der Steifigkeit des Gelenks mit abnehmendem Schmerz unterscheiden. Die Steifigkeit im Gelenk folgt quasi dem Schmerz. Die gesamte Dauer des Beschwerdebildes liegt meist bei 12 bis 18 Monaten.

Glücklicherweise hat dieses nicht ganz erklärbare und daher häufig als idiopathisch bezeichnete Krankheitsbild eine günstige Prognose. Es kann genauso plötzlich verschwinden, wie es gekommen ist. Deshalb werden bei der Therapie allzu invasive therapeutische Maßnahmen meist vermieden.

In einem zur Diagnostik durchgeführten MRT kann der Arzt eine Synovitis mit gleichzeitiger Verdickung der Gelenkkapsel erkennen.

Subakromiale Injektionen haben in der Regel keinen Erfolg, da das Beschwerdebild in der Veränderung der Synovialmembran, also der Innenseite der Gelenkkapsel, begründet ist. Daher muss bei einer Injektionstherapie in das Gelenk direkt, also intraartikulär, gespritzt werden. Ärztlich durchgeführte intraartikuläre Kortikosteroidinjektionen zeigen meist guten und raschen Erfolg. Allerdings bergen diese Injektionen immer die Gefahr einer eventuellen Einbringung eines Keims in das Gelenk, was zu einer Gelenkarthritis und im schlimmsten Fall zu einem Gelenkempyem (Eiteransammlung nach bakteriellem Infekt im Gelenk) führen kann.

Operative Versorgung einer chronischen Kapsulitis

Heutzutage werden entweder in arthroskopischer oder in offener Operationstechnik Verwachsungen der Gelenkkapsel gelöst, die geschrumpfte Gelenkkapsel gespalten und/oder das entzündete Kapselgewebe entfernt. Durch diese Maßnahmen kann der Bewegungsumfang des Schultergelenks wieder erweitert werden.

Die Arthroskopie hat auch diagnostische Bedeutung, da das Gelenk hierbei von innen betrachtet werden kann. Der Operateur sieht ein rotes und entzündlich verändertes Gelenk. Häufig wird bei diesem Eingriff zugleich etwas Gewebe für eine mikroskopische Untersuchung entnommen.

Manchmal wird in Verbindung mit der Kapselspaltung auch gleichzeitig eine „Narkosemobilisation“ durchgeführt. Hierbei wird die Schulter unter der Betäubung vorsichtig in verschiedene Richtungen gedehnt.

Hin und wieder allerdings ist die erkrankte und im Alltag in der Bewegung eingeschränkte Schulter vom Operateur unter Narkose sogar recht gut durchzubewegen und die Gelenkinnenhaut zeigt keine oder nur wenig entzündliche Veränderungen. Daher wird diesem Krankheitsbild häufig auch ein psychosomatischer Hintergrund unterstellt.

In der Nachbehandlungsphase ist die Krankengymnastik wiederum sehr wichtig. Im Anschluss an die Operation wird die Schulter bei guter medikamentöser Abdeckung mit allen Maßnahmen zur Bewegungserweiterung und -schulung intensiv physiotherapeutisch nachbehandelt.

IM ÜBERBLICK

Frozen Shoulder

- Entzündliche Gefäßproliferation der Gelenkkapsel mit anschließender Verdickung
- Narbige Umwandlung mit anschließender Einengung des Subakromialraums
- Unterscheidung in primäre und sekundäre Form
- Primäre Form meist idiopathisch, gewisse Erkrankungen prädisponieren
- Plötzliches Auftreten und mit sehr starken Schmerzen
- Phase 1: Schmerzen mit recht guter Mobilität
- Phase 2: Steifigkeit des Gelenks mit abnehmendem Schmerz
- Günstige Prognose, aber Dauer etwa 12 bis 18 Monate
- MRT: mögliche Darstellung einer Synovitis mit Verdickung der Gelenkkapsel
- Diskussion eines psychosomatischen Hintergrundes

2.2.13 Bakterielle Entzündung des Schultergelenks

Durch eine direkte Verletzung oder eine Einschleusung über das Blut aus einem bestehenden Infektionsherd im Körper können Bakterien, vor allem Staphylokokken, in das Schultergelenk oder die Schleimbeutel gelangen. Auch durch eine Gelenkpunktion ist das Einbringen von Keimen in das Gelenk möglich.

Die Schulter ist dann nur unter starken Schmerzen zu bewegen, sie zeigt die üblichen Entzündungszeichen wie Überwärmung, Rötung und Schwellung. Begleitend kann Fieber auftreten. Durch Blutanalysen, eine Analyse eines Punktats und durch ein MRT lässt sich eine Entzündung der Schulter schnell feststellen.

Da das Gelenk durch die Entzündung sehr schnell zerstört werden kann, muss es schnellstmöglich operativ entlastet werden. Hierbei wird das Gelenk gespült und die häufig auch entzündete Gelenkinnenhaut entfernt. Eine begleitende Antibiotikatherapie erfolgt meist über Infusion. Meist wird bei einer solchen Operation auch eine Antibiotikakette direkt in das Gelenk eingelegt. Unter Umständen müssen die Gelenkspülungen wiederholt werden. Das Gelenk wird zunächst ruhig gestellt, später wird es zunächst nur passiv durchbewegt. Als Spätfolge einer Gelenkinfektion kann eine sekundäre Arthrose auftreten.

IM ÜBERBLICK

Bakterielle Entzündungen

- Ursachen: meist eine direkte Verletzung oder eine Einschleusung von Bakterien, vor allem von Staphylokokken, über das Blut
- Typische Entzündungszeichen wie Überwärmung, Rötung und Schwellung
- Begleitend evtl. Fieber
- Therapie: Gelenkspülung und Antibiotika-Gabe

2.2.14 Arthrose (an der Schulter: Omarthrose)

Die Arthrose ist eine degenerative Gelenkerkrankung. Verursacht wird sie durch ein Missverhältnis zwischen Belastung und Belastbarkeit der Gelenke.

Als Arthrose bezeichnet man die Degeneration des Knorpelüberzugs auf den Flächen von Gelenkpartnern. Diese knorpelüberzogenen Flächen sollen ein, fast schon wörtlich gemeintes, reibungsloses Gleiten der Gelenkpartner garantieren. Der Knorpel wird durch die Gelenkflüssigkeit, die sogenannte Synovia, mittels Diffusion und durch einige wenige Blutgefäße ernährt.

Durch eine schlechte allgemeine Ernährungslage kann es hier zu einer deutlichen Qualitätsminderung und durch auftretende Fehlbelastungen des Gelenks zu einem erhöhten Abrieb des Knorpels kommen.

Neben dem Knie- und dem Hüftgelenk, an denen die meisten Manifestationen der Arthrose auftreten, ist des Öfteren auch das Schultergelenk betroffen. Grundsätzlich kann die Arthrose aber an jedem Gelenk auftreten. Man unterscheidet eine primäre von einer sekundären Form. Auslösende Faktoren für Arthrose können frühere Gelenktraumen, Überbelastung der Gelenkflächen z. B. durch Übergewicht, unphysiologisch hohe mechanische Belastungen in Beruf und Sport, angeborene Gelenkfehlstellungen und vieles andere sein.

Typische **Krankheitszeichen** der Arthrose sind ein Anlauf- und Ermüdungsschmerz, Steifigkeit nach Belastungspausen, vor allem morgens nach der Bettruhe, häufige Wetterfühligkeit und Verspannungen der umgebenden Muskulatur. Je nach vorhandener Gelenkschädigung kommt es zu Krepitismus und zunehmender Bewegungseinschränkung.

Die langfristigen Schäden sind Gelenkdeformitäten und dauerhafte Bewegungseinschränkungen. Kommt es zusätzlich zu entzündlichen Gelenkprozessen, wird der degenerative Prozess deutlich beschleunigt.

Klinisch zeigen sich periartikuläre Weichteilschwellungen, Gelenkdeformitäten, Achsabweichungen und aktiver sowie passiver Bewegungsschmerz. Im Röntgenbild zeigen, sich typischerweise eine Gelenkspaltverschmälerung, gelenknahe Knochenverdichtungen und eine Weichteilschwellung. Eine Sonografie kann Aufschluss über Ergüsse und Zysten geben.

Die Arthrose verläuft meist in verschiedenen **Stadien.** Es wechseln sich akute Phasen mit sogenannten Ruhephasen ab. In akuten Phasen sollte das Gelenk entlastet und gekühlt werden, ein geringer Schmerz kann mit Medikamenten wie Ibuprofen oder Diclofenac behandelt werden. Sollten die Schmerzen zu stark sein, können Antibiotika und/oder Kortikoide intraartikulär injiziert werden.

Sollte aufgrund der Schmerzen eine Langzeittherapie notwendig sein, wird der Patient medikamentös eingestellt.

Bei zu hohem Leidendruck oder zu starken Sekundärschäden wird nach Rücksprache mit dem Patienten operiert. Häufig bleibt dann allerdings nur der Gelenkersatz als therapeutische Option.

IM ÜBERBLICK

Omarthrose

- Degenerative Gelenkerkrankung
- Es kommt zu erhöhtem Knorpelabrieb an den Gelenkflächen, bedingt durch ein Missverhältnis zwischen Belastung und Belastbarkeit
- Unterscheidung in primäre und sekundäre Form
- Typische Symptome: Anlauf- und Ermüdungsschmerz, Steifigkeit nach Belastungspausen
- Im Verlauf unterscheidet man akute Phasen von Ruhephasen
- Bei zu hohem Leidensdruck: Operation

Primäre Omarthrose

Die primäre Omarthrose bezeichnet das Auftreten einer Arthrose im Schultergelenk, die nicht durch Vorschädigung, Trauma oder anderweitig bedingt ist. Diese kann durchaus idiopathisch oder durch starke Gelenkbelastungen verursacht sein. Es kommt zur progredienten Zerstörung der Gelenkflächen von Humeruskopf und Glenoid mit Abstützreaktionen, Sklerosierungen und Osteophytbildung.

Im Gegensatz zur Sekundärarthrose nach Rotatorenmanschettenläsion sind bei der primären Omarthrose die Rotatorenmanschettenmuskeln und die Bizepssehne meist noch intakt. Die passive Beweglichkeit ist allerdings zunehmend eingeschränkt.

Zum Glück ist die primäre, klassische Arthrose des Glenohumeralgelenks im Vergleich z. B. zur Coxarthrose doch sehr viel seltener, da keine größeren Gewichte auf diesem Gelenk ruhen. Die Arthrose des Akromioklavikulargelenks ist sehr viel häufiger.

Gesichert wird die Diagnose mittels a. p. Röntgenbild (➤ Abb. 2.17).

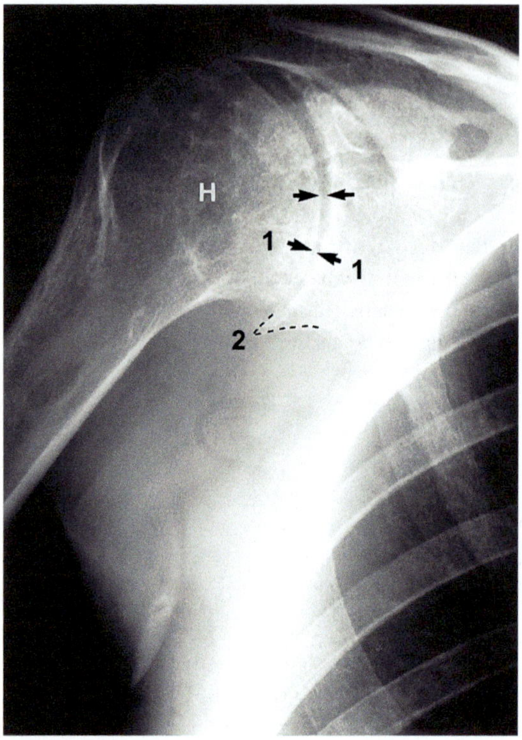

Abb. 2.17 Omarthrose mit
1 Verschmälerung des Gelenkspalts
2 osteophytärem Anbau. [E283]

Sekundäre Omarthrose

Sehr viel häufiger kommt die Arthrose an der Schulter allerdings als Folge früherer Verletzungen, vor allem nach Rotatorenmanschettendefekten, vor. Man spricht in diesem Fall von einer sekundären Omarthrose. Bei diesen früheren Verletzungen ist es meist zu einer Dezentrierung im Sinne einer Kranialwanderung des Humeruskopfes gekommen. Dies führt zu einer ständigen unphysiologischen Fehlbelastung des Glenohumeralgelenks. Subakromial kann es auch zu einer Arthrosenbildung kommen.

Die passive Beweglichkeit bleibt meist noch recht lange erhalten, allerdings zeigen die meisten Patienten eine aktive Pseudoparalyse und bewegungsabhängige Schmerzen, v. a. starke Nachtschmerzen. Die bei der primären Omarthrose typischen Osteophyten am Humeruskopf fehlen meist.

Patienten mit primärer oder sekundärer Omarthrose werden in der Regel operativ wie Patienten mit Trümmerfrakturen des Humeruskopfes oder degenerativen Rotatorenmanschettenrupturen mit einem Gelenkersatz versorgt. Der Operateur entscheidet anhand des Allgemeinbefundes, ob eine Hemiprothese oder eine Totalendoprothese eingesetzt wird.

Operative Versorgung bei Omarthrose, Defektarthropathien, massiven Muskelrupturen und Trümmerfrakturen

CTA-Prothese: Hemi- oder Totalendoprothese

Bei der Versorgung mit einer **Hemiprothese** wird nur der Humeruskopf mittels einer Prothese ersetzt (➤ Abb. 2.18). Das Glenoid bleibt bestehen. Aller-

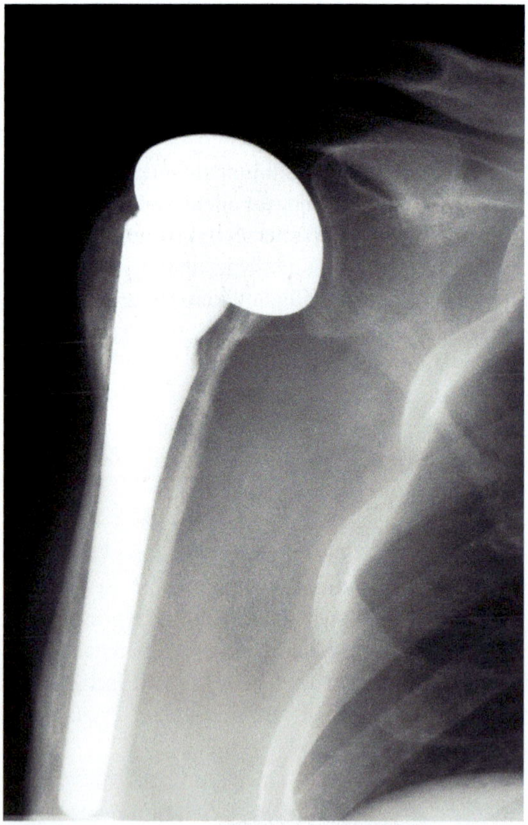

Abb. 2.18 Röntgenbild einer CTA-Prothese (Hemiprothese). [F259]

dings kommt es durch die Größe des eingesetzten Kopfes meist zu einer erhöhten Spannung der Weichteile und zu einer Lateralisation des Drehzentrums. Die Folge ist eine eingeschränkte Beweglichkeit des Gelenks, da der M. deltoideus seiner Bewegungsaufgabe nicht mehr vollständig nachkommen kann. Ebenso muss meist ein ausgedehnteres Kapselrelease durchgeführt werden.

Bei einer **Totalendoprothese** wird neben dem Humeruskopf auch das Glenoid durch eine Prothese ersetzt (➤ Abb. 2.19). Hier müssen im Gegensatz zur Hemiprothese eine radikalere Arthrolyse sowie mehrere Sehnenplastiken durchgeführt werden. Dennoch zeigt die Totalendoprothese im Vergleich zur Hemiprothese eine deutlich bessere Funktionalität, befriedigendere OP-Ergebnisse und eine geringere Re-Operationsrate. Ein Risiko liegt allerdings in der Gefahr der Lockerung des Glenoidimplantats.

Die Nachbehandlung der eingesetzten Prothese wird durch das Ausmaß der Arthrolyse und die notwendigen Sehnenplastiken bestimmt.

Die Problematik bei vielen bisher verwendeten Prothesen liegt in der zu geringen lateralen Abdeckung des Knochens durch den Humeruskopfersatz und somit einem Anschlagen des Knochens an der Unterseite des Akromions. Häufig ist die Bewegung deshalb schmerzlimitiert.

Delta-III-Prothese

Bei der Delta-III-Prothese handelt sich um einen Gelenkersatz, der die Gelenkverhältnisse im wahrsten Sinne des Wortes umkehrt. Dies wird als **extraanatomische Lösung** bezeichnet.

Die vormals konkave Glenoidfläche wird durch eine konvexe Glenosphäre, der konvexe Humeruskopf durch eine konkave humerale Pfanne ersetzt (➤ Abb. 2.20).

Durch entsprechende Positionierung der Glenosphäre kann der Operateur eine Distalisierung und Medialisierung des Drehzentrums erreichen. Hierdurch entsteht ein stabiles Drehzentrum. In der Folge kommt es zu einer Optimierung der Funktion des M. deltoideus, der durch die Operation unberührt und somit funktionell voll erhalten bleibt.

Nach der Operation erfreuen sich viele Patienten einer schlagartigen Schmerzfreiheit bei recht guter aktiver Beweglichkeit. Auch das nächtliche Durchschlafen ist meist wieder möglich.

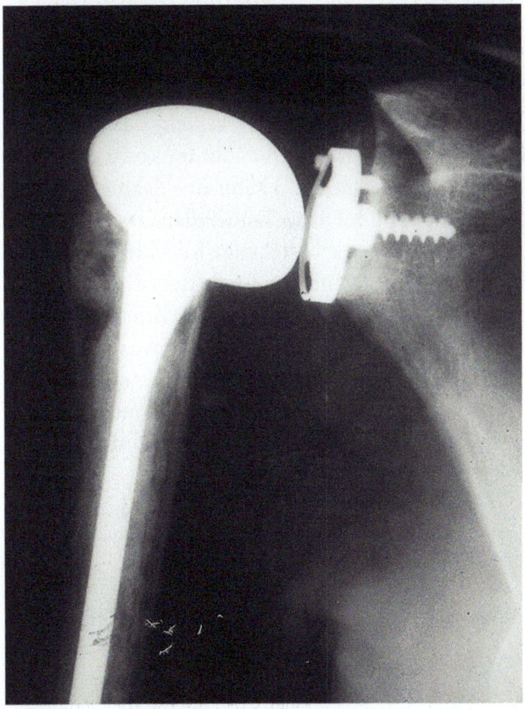

Abb. 2.19 Röntgenbild einer Totalendoprothese. [E469]

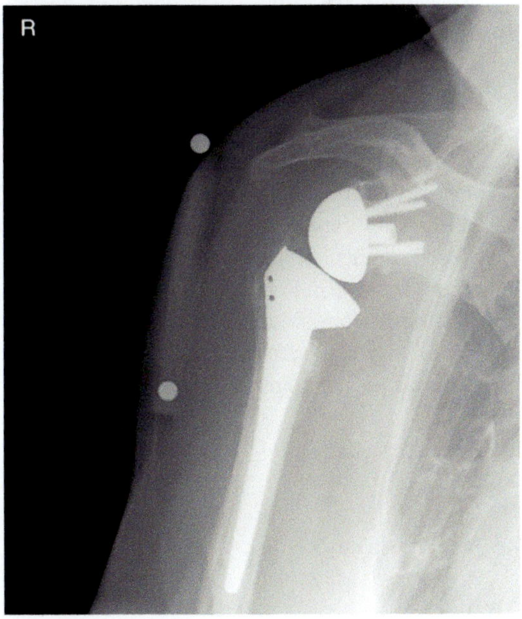

Abb. 2.20 Röntgenbild einer Delta-III-Prothese. [E470]

Die sofortige Funktion der Schulter ist abhängig vom vorhandenen Sehnenschaden an den Muskeln der Rotatorenmanschette. Meist ist allerdings die grobe Kraft reduziert. Da der M. deltoideus in seiner Kontinuität und Funktionalität durch die Operation nicht irritiert wird, übernimmt er sehr zügig die Bewegungsführung der Schulter.

Die Delta-III-Prothese wird eingesetzt bei Patienten mit sehr ausgedehnten Sehnenschäden an den Muskeln der Rotatorenmanschette, mit Trümmerfrakturen und mit schwersten Arthrosen.

2.3 Erkrankungen mit Schmerzprojektion in die Schulter

2.3.1 Schulter-Arm-Syndrom

Der Begriff des Schulter-Arm-Syndroms wird heutzutage immer noch verwendet, um in den Arm ausstrahlende Beschwerden zu bezeichnen. Typischerweise handelt es sich bei diesen Beschwerden um Kribbelparästhesien, Taubheitsgefühle und Schmerzen, deren Ursache allerdings häufig im Bereich der Halswirbelsäule (➤ Abb. 2.21) oder der oberen Brustwirbelsäule liegen. Diese Beschwerden sind ein Indiz dafür, dass ein Nerv komprimiert oder eingeengt wird. Verantwortlich hierfür können Störungen der Facetten- oder der Rippengelenke, Bandscheibenvorfälle, Foramenstenosen, aber auch eine Arthrose der Wirbelsäule sein. Auch eine starke Kyphosierung des zervikothorakalen Übergangs mit einer begleitenden Hypertonie der Mm. scaleni kommt als Ursache in Frage (➤ Kap. 2.3.2).

Lange bestehende Beschwerden der Halswirbelsäule, des zervikothorakalen Übergangs und/oder der Brustwirbelsäule führen letztendlich auch noch zu einer Hypertonie der Hals- und Nackenmuskulatur, die ihrerseits über projizierte Schmerzen in die Schulter ausstrahlen kann (➤ Kap. 2.3.5).

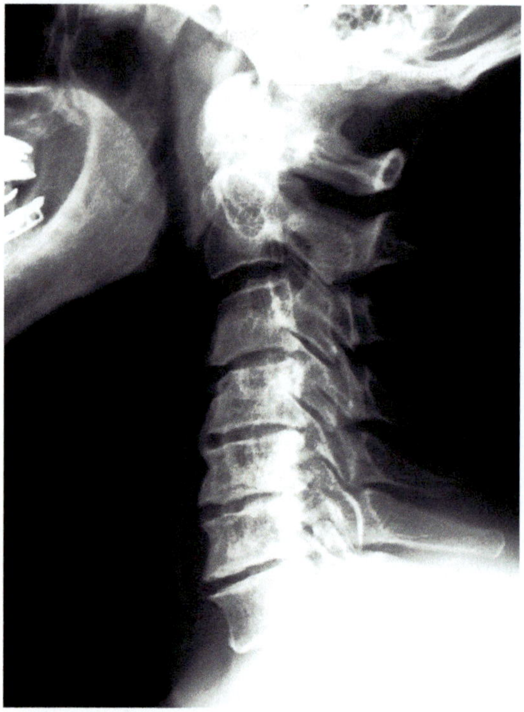

Abb. 2.21 Degenerativ veränderte Halswirbelsäule. [E283]

Auch durch eine mangelnde Gleitfähigkeit des Plexus brachialis gegenüber seinen Nachbargeweben, z. B. den Mm. scaleni, oder im kostoklavikulären Raum (➤ Abb. 2.22) kann eine Schmerzprojektion in die Schulter ausgelöst werden.

Ebenso kann eine bestehende Klavikulaproblematik in Verbindung mit einer reflektorisch entstandenen Hypertonie des M. subclavius irritierend sein.

Störungen der Gleitfähigkeit des neuronalen Gewebes im korakopektoralen Tunnel aber strahlen üblicherweise nicht in die Schulter aus, sondern manifestieren ihre Störungen eher distaler, also im Bereich der Hand und der Finger.

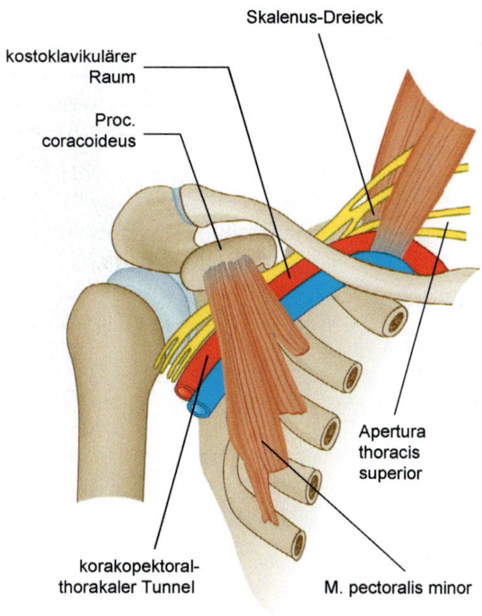

Abb. 2.22 Neurovaskuläre Engpässe im Plexus-brachialis-Bereich. [L231]

Begleitend zu diesen Problemen können noch in das Neurokranium ausstrahlende Beschwerden wie Kopfschmerzen, Schwindel und muskuläre Hypertonien des Schulter-Nacken-Bereichs auftreten. Das Beschwerdebild ist meist sehr vielschichtig.

Behandelt werden sollten vor allem die Halswirbelsäule, die obere Brustwirbelsäule und die umgebende Muskulatur, da die Ursache der Beschwerden weit von der auftretenden Symptomatik entfernt liegt, nämlich im Bereich der Wirbelsäule.

Gegebenenfalls sollten neurodynamische Tests zur Feststellung einer neuronalen Gleitproblematik durchgeführt werden. Bei positivem Befund sollte diese mit entsprechenden Techniken zur Nervenmobilisation behandelt werden.

Häufig lässt sich allerdings nicht mehr sicher sagen oder durch die Anamnese feststellen, ob vor Auftreten des Schulter-Arm-Syndroms nicht doch ein Trauma an der Schulter oder am Schultergürtel stattgefunden hat, das die Störungen an der Halswirbelsäule erst als Folge nach sich zog. Grundsätzlich sind beide Wege möglich und denkbar. Deshalb sollte die Schulter entsprechend sorgfältig befundet werden.

IM ÜBERBLICK

Schulter-Arm-Syndrom

- Sehr vager Begriff, keine genaue Diagnose
- Beschwerdebild mit vielfältigem Symptomen, z. B. Kribbelparästhesien, Taubheitsgefühlen und Schmerzen in Schulter und Arm
- Ursache: meist im Bereich von Hals- und Brustwirbelsäule
- Unter Umständen liegt ein früheres Schultertrauma zugrunde
- Begleitend häufig Kopfschmerzen, Schwindel und muskuläre Hypertonien

2.3.2 Thoracic-Outlet-Syndrom

Das Thoracic-Outlet-Syndrom bezeichnet im Gegensatz zum Begriff des Schulter-Arm-Syndroms schon sehr viel präziser den Entstehungsort der Erkrankung. Bei diesem Syndrom handelt es sich um Störungen, die im Bereich des oberen Thorax entstehen. Hier müssen die Nerven, Venen und Arterien auf dem Weg zum Arm durch mehrere Engpassstellen. Auf ihrem Weg zum Arm können sie z. B. durch die Klavikula, die erste Rippe, die Skalenusmuskulatur und eventuell vorhandene zusätzliche Halsrippen irritiert werden.

Die Krankheitsbilder, die durch ein Thoracic-Outlet-Syndrom bedingt sein können, sind in ihrer Ausprägung denen des Schulter-Arm-Syndroms ähnlich. Häufig werden die Begriffe auch synonym benutzt. Typischerweise treten aber bei Bewegungen des Kopfes, der Arme oder der Schultern, bei Überkopfarbeiten, beim Tragen von schweren Lasten – je nach Ausmaß der Einengung oder Nervenirritation – Schmerzen, Kribbeln bis hin zu Taubheitsgefühlen und Durchblutungsstörungen in den Fingern und der Hand auf.

Die Diagnostik sollte je nach möglicher zugrundeliegender Pathologie neben den üblichen röntgenologischen Verfahren bis hin zu Elektromyografie und Doppler-Sonografie reichen.

Veränderungen im Lungengewebe bzw. Lungenproblematiken können allerdings ähnliche Beschwerden auslösen und sollten differenzialdiagnostisch abgeklärt werden (➤ Kap. 2.3.4). Diese Störungen direkt im Bereich der Apertura thoracis superior werden allerdings als Thoracic-Inlet-Syndrom bezeichnet.

IM ÜBERBLICK

Thoracic-Outlet-Syndrom

- Störungen, die im Bereich des oberen Thorax entstehen
- Nerven, Venen und Arterien werden irritiert
- Meist bedingt durch Klavikula, erste Rippe, Skalenusmuskulatur und zusätzliche Halsrippen
- Typischerweise durch Bewegungen von Kopf, Armen und Schultern
- Kann sich als Schmerzen, Kribbeln, Taubheitsgefühle oder Durchblutungsstörungen äußern

2.3.3 Hyperkyphosierung der Brustwirbelsäule

Die Hyperkyphose der Brustwirbelsäule, also eine vermehrte Einstellung der einzelnen Brustwirbel im Sinne einer Flexion, kann verschiedene Ursachen haben. Hierzu zählen manifeste Grunderkrankungen wie z. B. Morbus Bechterew, Morbus Scheuermann und osteoporotische Sinterungsfrakturen und viele andere. Allerdings kann die Hyperkyphose der Brustwirbelsäule auch durch ein Vernachlässigen der aktiven aufrechten und physiologischen Körperhaltung bedingt sein. Der Patient vernachlässigt einfach seine aktive Muskulatur, die eine Extension der Brustwirbelsäule bewerkstelligt. Dies kann durch eine falsche Arbeitshaltung (vor allem bei vornehmlich sitzenden Tätigkeiten) oder durch eine depressive Grundhaltung entstehen.

Die Ursachen für die Fehlstellung dieses Wirbelsäulenabschnitts mögen vielfältig sein, die Auswirkungen auf den Schulterbereich sind aber immer gleich.

Durch die Verlagerung der Skapula und eine Abschwächung der Mm. rhomboidei kommt es zu einer Scapula alata. Hierdurch wird die Position der Cavitas glenoidalis verändert und das Schulterdach verlagert sich nach ventral. In der Folge kommt es bei einer Flexion oder Abduktion sehr viel früher zu einem Anschlagen des Tuberculum majus unter dem Schulterdach. Dies kann sekundäre Störungen im Sinne einer Bursitis, eines Impingementsyndroms, einer Rotatorenmanschettenstörung und andere Störungen im Funktionsbereich des Schultergürtels nach sich ziehen.

Typischerweise ist diesen Patienten eine maximale Flexion oder Abduktion nur mit entsprechenden Ausweichmechanismen in der Wirbelsäule möglich.

Neben der Behandlung der Beschwerden an der Schulter und der Skapula ist es bei diesen Patienten therapeutisch von größter Wichtigkeit, die Beweglichkeit der Brustwirbelsäule wiederherzustellen, sofern die Ursache dies zulässt, und die Patienten zu einer aufrechten aktiven Haltung anzuleiten.

IM ÜBERBLICK

Hyperkyphose der Brustwirbelsäule

- Ursachen: Grunderkrankungen wie Morbus Bechterew, Morbus Scheuermann und osteoporotische Sinterungsfrakturen
- Häufig auch Haltungsprobleme oder depressive Verstimmung
- Es kommt zur Verschiebung der Skapula
- Die Stellung der Cavitas glenoidalis und des Akromions ändern sich
- In der Folge kommt es zu einem verfrühten Anschlagen des Tuberculum majus
- Viele unterschiedliche Krankheitsbilder können folgen

2.3.4 Pancoasttumor, Tumoren und Metastasen

Der Pancoasttumor ist ein lokal begrenztes peripheres Karzinom der Lungenspitze. Er kann die Pleurakuppe und Thoraxwand arrodieren und in der Folge Zervikal- und Thorakalnerven einengen. Dann löst er Beschwerden ähnlich denen eines Thoracic-Outlet- oder Schulter-Arm-Syndroms aus. Es kommt in der Folge zu starken Schmerzen im Schultergürtelbereich und teilweise sogar medialseitig des Armes. Begleitend können eine obere Einflussstörung und eine Knochendestruktion der ersten Rippe und des ersten Brustwirbels auftreten. Im fortgeschrittenen Stadium wird häufig ein Horner-Syndrom mit den typischen Zeichen Miosis, Enophthalmus und Ptosis auffällig.

Weitere Tumoren von Knochen und anderen Gewebeformen, z. B. Sarkome und Mammakarzinom, aber auch Metastasen, können ebenso Schulterschmerzen oder schmerzhafte Bewegungseinschränkungen bedingen.

IM ÜBERBLICK

Tumore

- Tumoren können Irritationen der Nerven auslösen
- Beschwerden ähneln denen eines Schulter-Arm-Syndroms oder des Thoracic-Outlet-Syndroms
- Im fortgeschrittenen Stadium: Horner-Syndrom mit Miosis, Enophthalmus und Ptosis

2.3.5 Übertragungsschmerzen aus dem Viszerum oder der Muskulatur

Viele Störungen des Viszerums (lat. für Eingeweide) können sich als fortgeleiteter Schmerz in die Schulter projizieren. Solche Schmerzen können von einer Vielzahl von Organen ausgelöst werden, z. B. von den Organen des Oberbauchs, hier insbesondere von Leber und Magen.

Auch das Diaphragma (Zwerchfell), die Thoraxorgane Herz, Lunge und Störungen ihrer umgebenden Gleitgewebe können einen Schulterschmerz verursachen.

Der Befund an der Schulter ist bei diesen Patienten in der Regel unauffällig. Begleitend treten aber häufig weitere organtypische Beschwerden wie z. B. Brustschmerzen, Übelkeit, Husten (teilweise mit Auswurf), unspezifische Oberbauchschmerzen und vieles andere mehr auf.

Ähnlich den Projektionsschmerzen des Viszerums können auch lokal veränderte Muskelpunkte, sogenannte Triggerpunkte, in die Schulter ausstrahlen (➤ Abb. 2.23). Diese Schmerzen lassen sich durch Druck auf diese Punkte reproduzieren.

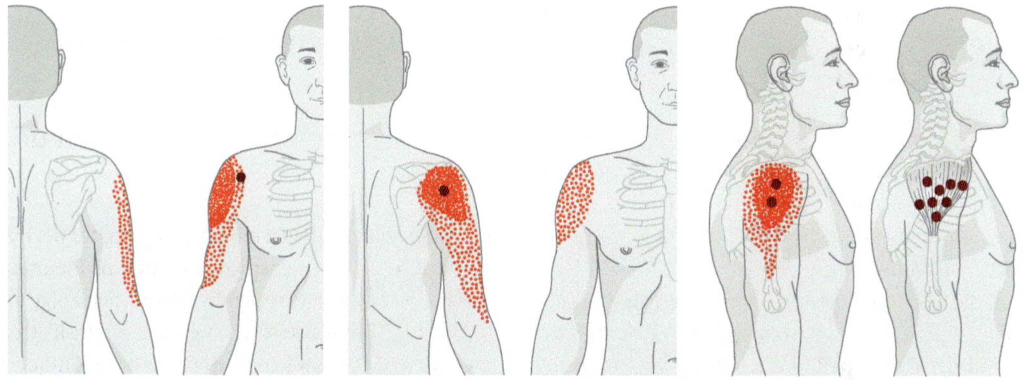

a

Abb. 2.23 Bilder von Muskeln mit entsprechenden Projektionsgebieten in die Schulter. [L106]
a) Triggerpunkte des M. deltoideus.

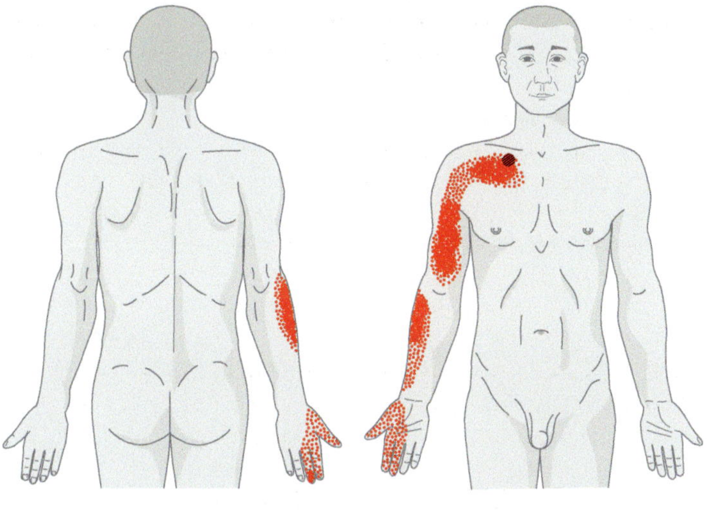

b

Abb. 2.23
b) Triggerpunkte des M. subclavius.

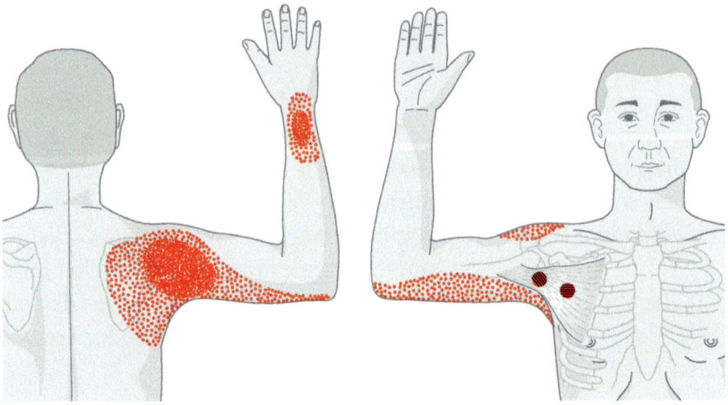

c

Abb. 2.23
c) Triggerpunkte des M. subscapularis.

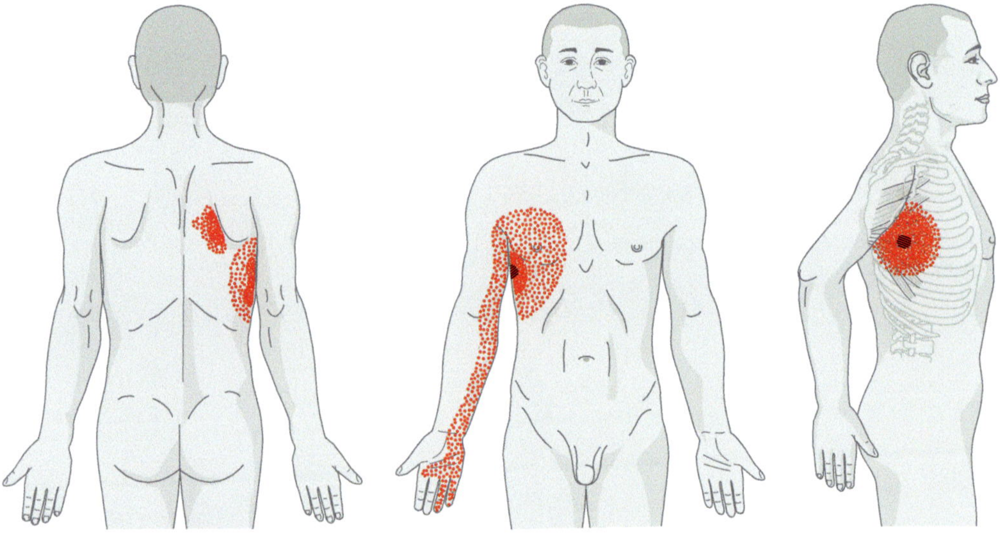

d

Abb. 2.23
d) Triggerpunkte des M. serratus anterior.

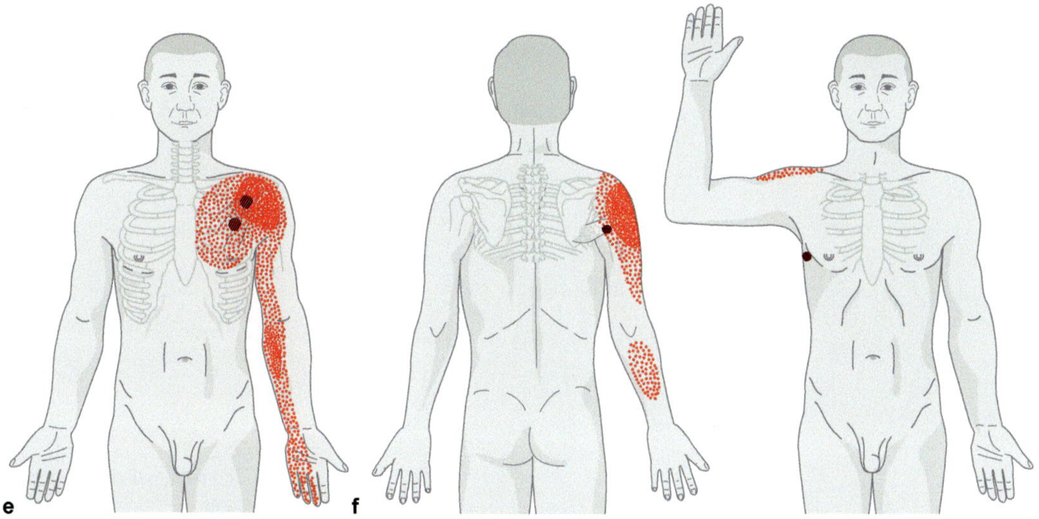

Abb. 2.23
e) Triggerpunkte des M. pectoralis minor.
f) Triggerpunkte des M. teres major.

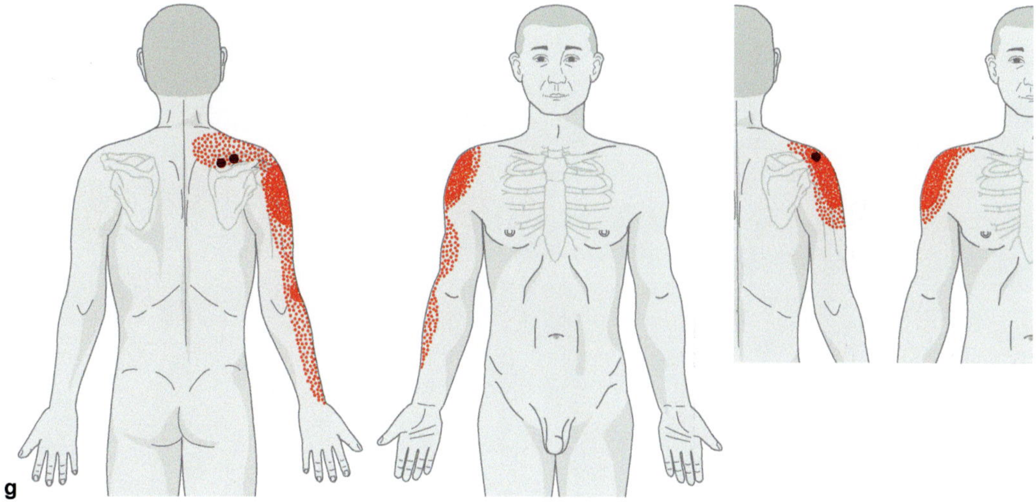

Abb. 2.23
g) Triggerpunkte des M. supraspinatus.

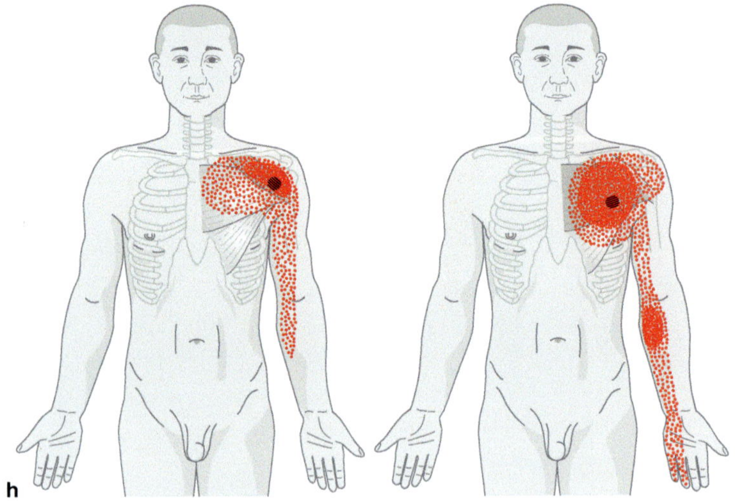

Abb. 2.23
h) Triggerpunkte des M. pectoralis major.

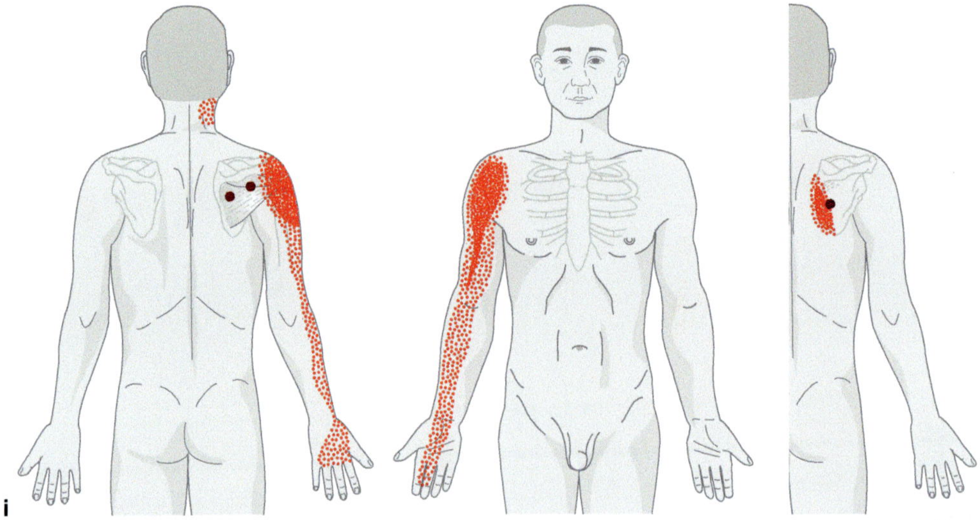

Abb. 2.23
i) Triggerpunkte des M. infraspinatus.

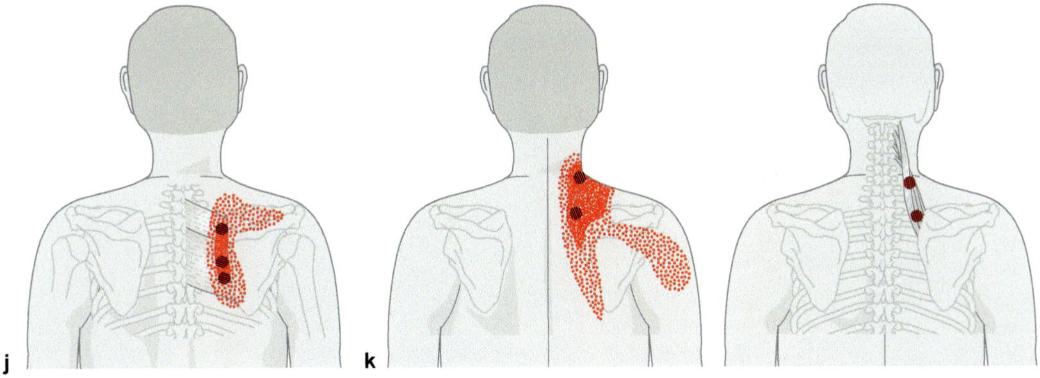

Abb. 2.23
j) Triggerpunkte der Mm. rhomboidei.
k) Triggerpunkte des M. levator scapulae.

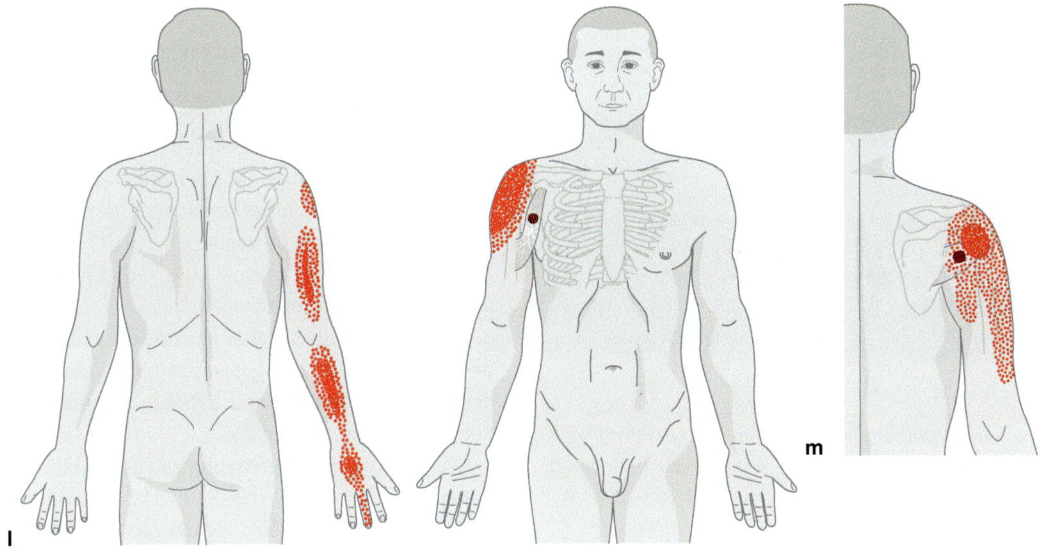

Abb. 2.23
l) Triggerpunkte des M. coracobrachialis.
m) Triggerpunkte des M. teres minor.

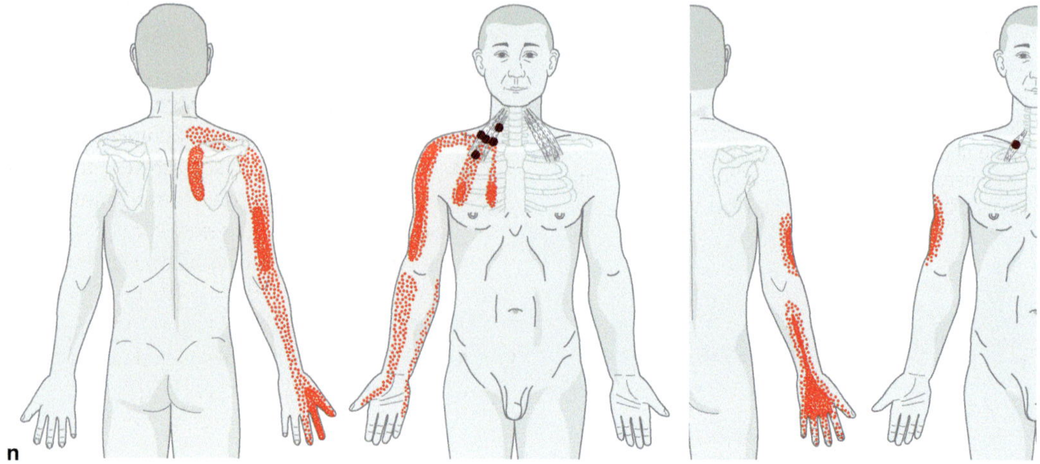

Abb. 2.23
n) Triggerpunkte der. Mm. scaleni

IM ÜBERBLICK
Übertragungsschmerzen

- Organe und Muskeln können Schmerzen in die Schulterregion projizieren
- Ursächlich meist Diaphragma, Herz, Lunge, Leber und Magen
- Befund an der Schulter meist unauffällig
- Bei organischer Kausalität sind begleitende Beschwerden wie Brustschmerzen, Übelkeit, Husten, Auswurf u. a. typisch
- Bei muskulärer Kausalität findet man Triggerpunkte

MERKE
Bei allen diesen Beschwerdebildern sollte der Ort des Geschehens behandelt werden. Eine Behandlung der Schulter ist aufgrund der fehlenden Kausalität nicht effektiv.

2.3.6 Neuralgische Schulteramyotrophie

Das selten auftretende Krankheitsbild der neuralgischen Schulteramyotrophie wird auch als Armplexus- oder Plexusneuritis, Schulterneuritis oder Parsonage-Turner-Syndrom bezeichnet. Die genauen Ursachen für diese plötzlich auftretenden Schmerzen im Schulter-Arm-Bereich, denen kurze Zeit später Muskellähmungen folgen, sind bislang ungeklärt. Es werden immunologische Zusammenhänge vermutet, da der Erkrankung häufig ein Virusinfekt vorausgeht.

Besonders betroffen von diesen Lähmungen sind der M. deltoideus, daneben auch der M. supraspinatus, M. infraspinatus, M. serratus anterior und M. trapezius, manchmal auch noch der M. biceps oder das Zwerchfell. Bewegungen wie die Abduktion oder Flexion des Armes sind erheblich eingeschränkt oder unmöglich.

Mit zunehmender Dauer kommt es zu einer Atrophie der schulterumgebenden Muskulatur, die Schulter wird zunehmend hypomobil und es kann zur Scapula alata kommen.

Wichtig ist eine Abgrenzung zu einem Bandscheibenvorfall der Halswirbelsäule. Daher sollten ein MRT und auch eine Messung der Nervenleitungsgeschwindigkeit durchgeführt werden.

Eine spezifische Therapie existiert leider nicht, Schmerzmittel werden meist nur symptomatisch eingesetzt.

Physiotherapeutisch wird in dieser Zeit die Schulter passiv durchbewegt, um eine langfristige Versteifung zu verhindern. Wenn auch die Rotatorenmanschettenmuskulatur von der Lähmung mitbetroffen ist, besteht die Gefahr einer Luxationstendenz des Humeruskopfes.

Häufig bildet sich das Krankheitsbild nach ein bis zwei Jahren wieder zurück.

IM ÜBERBLICK

Neuralgische Schulteramyotrophie

- Sehr selten auftretendes Krankheitsbild mit ungeklärter Ursache
- Nach starken Schmerzen kommt es letztlich zur Lähmung und Atrophie der Muskulatur
- Typischerweise kommt es zum Bild der Scapula alata
- Leider gibt es keine spezifische Therapie

2.4 Erkrankungen mit möglicher Manifestation an der Schulter

2.4.1 Rheumatoide Arthritis

Rheuma ist ein Sammelbegriff für zahlreiche chronisch-entzündliche Krankheitsbilder. Die wichtigste Erkrankung des rheumatischen Formenkreises ist die rheumatoide Arthritis.

Hierbei handelt es sich um eine chronisch-entzündliche, destruierende Gelenkerkrankung, die zunächst den Gelenkknorpel, dann die Gelenkkapsel und schließlich den subchondralen Raum zerstört. Im Verlauf einer chronischen rheumatoiden Polyarthitis wird das Schultergelenk in 50–60 % aller Fälle in Mitleidenschaft gezogen. Bei einer chronischen Polyarthritis, die von der entzündeten Gelenkinnenhaut ausgeht, wird die Rotatorenmanschette – anders als bei der Omarthrose – bereits sehr früh in Mitleidenschaft gezogen. Die Entzündung kann die Gelenkanteile sehr rasch zerstören und von ausgeprägten Schleimbeutelentzündungen begleitet sein.

Die Ursachen der Entstehung der rheumatoiden Arthritis sind letztlich nicht vollständig geklärt. Man nimmt an, dass eine genetische Disposition und verschiedene Autoimmunmechanismen bei der Entstehung eine Rolle spielen. Etwa 1 % der Bevölkerung ist betroffen, typischerweise manifestiert sich die Erkrankung im vierten Lebensjahrzehnt, Frauen sind dreimal häufiger betroffen als Männer.

Neben einem Gelenkbefall kann es auch zu Organmanifestationen kommen, z. B. in Herz, Leber, Nieren, Lunge, Augen und Gefäßen. Typische Manifestationen der Erkrankung sind die kleinen Gelenke von Hand und Finger.

Das Schultergelenk ist in einem **akuten Schub** der Erkrankung geschwollen und morgens im Bewegungsverhalten sehr steif. Diese morgendliche Steifigkeit hält in der Regel mindestens eine Stunde an. Es können auch begleitende Phänomene wie Abgeschlagenheit, Müdigkeit, Nachtschweiß und mäßiges Fieber auftreten. Weitere Hinweise auf eine bestehende rheumatoide Arthritis können glanzlose, brüchige Nägel, Pigmentverschiebungen im Bereich des Handrückens und Palmarerytheme sein.

Wenn eine solcherart bedingte Entzündung des Schultergelenks nicht effektiv behandelt wird, können je nach Dauer der Entzündung Verformungen an den betroffenen Gelenkflächen des Schultergelenks entstehen.

Die **Diagnose** ergibt sich aus dem Beschwerdemuster, das an den Gelenken symmetrisch auftritt, sowie aus Röntgen, Sonografie und Blutbefunden. Häufig wird zur genauen Diagnosestellung die Analyse eines direkt aus dem Gelenk oder Schleimbeutel gewonnenen Punktats notwendig.

Die Zuordnung der Erkrankung richtet sich nach den Kriterien des American College of Rheumatology, nach denen mindestens vier der sieben folgenden **Kriterien** erfüllt sein müssen:

1. Morgendliche Gelenksteifigkeit, die mindestens eine Stunde anhält über mindestens sechs Wochen
2. In mindestens drei Gelenkbereichen bestehende Arthritis über mindestens sechs Wochen
3. Arthritis der Hand- und Fingergelenke über mehr als sechs Wochen
4. Symmetrische Arthritis über mindestens sechs Wochen
5. Vorhandene Rheumaknoten
6. Positiver Rheumafaktor im Serum
7. Röntgenologische Veränderungen an den Händen: Osteoporose und Erosion

Therapeutisch wird eine entzündungshemmende Behandlung mit einem kortisonfreien Medikament oder einem niedrig dosierten Kortisonpräparat eingeleitet. Kortison kann allerdings auch als Direkttherapie in das Gelenk selbst gespritzt werden. Sollte diese Therapie nicht greifen, werden andere, lang wirkende Mittel (sogenannte Basismedikamente) oder Medikamente, die das Immunsystem unterdrücken (sogenannte Immunsuppressiva) gegeben. Welche Mittel am besten greifen, hängt von der Art des Rheumas und der individuellen Disposition des Patienten ab.

IM ÜBERBLICK

Rheumatoide Arthritis

- Eine chronisch-entzündliche, destruierende Gelenkerkrankung
- Ursachen nicht vollständig geklärt
- Schultergelenk wird im Verlauf der Erkrankung zu 50–60 % in Mitleidenschaft gezogen, meist symmetrischer Befall
- Die Rotatorenmanschettenmuskulatur ist sehr früh betroffen
- Es kann zu begleitenden Organmanifestationen kommen
- Die Gelenkflächen können sich verformen

2.4.2 Polymyalgia rheumatica

Die Polymyalgia rheumatica bezeichnet ein entzündliches Muskelrheuma. Die Erkrankung tritt häufig nach dem 50. Lebensjahr auf und betrifft Frauen deutlich häufiger als Männer. Betrifft sie das Schultergelenk bzw. den Schultergürtel, so kommt es zu Schulter-Nacken-Schmerzen, die auch in den Arm ausstrahlen. Neben begleitenden Entzündungen des Schultergelenks selbst kann es auch zu deutlichen Veränderungen an den Sternoklavikulargelenken kommen. Die von den Patienten eingenommene Schonhaltung kann letztendlich zum Krankheitsbild der sekundären Schultersteife, auch als Frozen Shoulder bezeichnet, führen. Begleitend treten gehäuft rheumatische Gefäßentzündungen auf, wie z. B. eine Arteriitis temporalis (Entzündung der Schläfenarterie).

Die Diagnose wird meist aufgrund einer Blutuntersuchung gestellt. Insbesondere die Blutsenkung ist deutlich beschleunigt.

Behandelt wird diese Erkrankung mittels Kortisongabe. Bei einer arteriellen Mitbeteiligung sollte die Behandlung möglichst früh einsetzen.

IM ÜBERBLICK

Polymyalgia rheumatica

- Entzündliches Muskelrheuma
- Begleitende Entzündungen des Schultergelenks und Veränderungen an den Sternoklavikulargelenken
- Kann zu einer sekundären Frozen Shoulder führen

2.4.3 Gicht

Die Gicht ist eine stoffwechselbedingte Erkrankung, bei der es vor allem bei der chronischen Form häufig zu Manifestationen an den Gelenken kommt.

Eine länger bestehende Hyperurikämie ist die Voraussetzung für die Entstehung der manifesten Gicht. Es kommt zu Anlagerungen von Uratkristallen an den Gelenken und den sie umgebenden Weichteilstrukturen, die zu starken Schmerzattacken führen. Am Schultergürtel ist das Schultergelenk selbst seltener betroffen, dafür die Bursa subacromialis allerdings umso häufiger. Männer sind in der Regel deutlich häufiger als Frauen betroffen. Man unterscheidet eine primäre von einer sekundären Hyperurikämie.

Bei der **primären** Hyperurikämie kommt es zu Störungen der tubulären Harnsäuresekretion in den Nieren oder seltener zu einer Überproduktion von Harnsäure.

Die **sekundäre** Gicht ist die Folge verschiedener bestehender Grunderkrankungen, wie z. B. Niereninsuffizienz, Psoriasis oder chronische myeloische Leukämie (CML). Sie kann aber auch infolge von Medikamenteneinnahme auftreten.

Die Gicht verläuft in verschiedenen **Phasen:**

1. asymptomatische Phase der Hyperurikämie
2. akuter Gichtanfall
3. interkritisches Stadium (beschwerdefreies Intervall zwischen zwei Gichtanfällen)
4. chronische Gicht mit Tophusbildung an den Gelenken. Entstehung irreversibler Gelenkveränderungen

Bei einem **akuten Gichtanfall** kommt es zu plötzlich auftretenden starken Schmerzen an einem Gelenk – typischerweise bei der Erstmanifestation der Großzehe. Es zeigen sich alle Zeichen einer Entzündung, wie Schwellung, Rötung, Schmerz, eingeschränkte Gelenkbeweglichkeit und Überwärmung. Dazu kommen meist noch allgemeine Entzündungszeichen wie Unwohlsein, Fieber, Leukozytose und eine Erhöhung der Blutsenkungsgeschwindigkeit (BSG). Üblicherweise klingen die Symptome nach zwei bis vier Wochen wieder ab.

Entwickelt sich allerdings eine chronische Form der Gicht, so ist diese gekennzeichnet durch die typischen Uratablagerungen an Ohren, Fersen, Knochen, Sehnenscheiden und Schleimbeuteln. Als langfristige Folge können Gelenkdeformitäten entstehen.

Neben diesen Schädigungen am Bewegungsapparat kann es allerdings auch zu einer **viszeral** ablaufenden Gicht kommen. Hiervon ist besonders häufig die Niere betroffen (Gichtnephropathie).

Bei der Diagnostik spielen familiäre Belastungen und die Ernährungsgewohnheiten eine Rolle. Im akuten Anfall ist die Diagnosestellung anhand der auftretenden Symptome recht einfach zu stellen. Gleichzeitig zeigen sich erhöhte Werte bei Harnsäure, CRP und BSG sowie eine Leukozytose. Im Röntgenbild lassen sich je nach bestehender Dauer der Erkrankung Gelenkdeformitäten erkennen.

Therapeutisch am wichtigsten sind die purinarme Ernährung sowie eine Umstellung auf eine ballaststoffreiche Kost. Auch sollten Gichtpatienten auf Alkohol verzichten, da dieser auslösend für einen Anfall sein kann. Ob begleitend medikamentös eingegriffen werden muss, richtet sich nach dem Stadium der Hyperurikämie. Ab einem Wert von 9 mg/dl Harnsäure sollte mit einem Urikosurikum behandelt werden.

Im akuten Gichtanfall wird mit Colchicin und Glukokortikoiden zur Entzündungshemmung behandelt.

IM ÜBERBLICK

Gicht

- Stoffwechselbedingte Erkrankung
- In der chronischen Form mit Manifestationen an den Gelenken
- Anlagerung von Uratkristallen an Gelenken und Weichteilstrukturen
- An der Schulter ist meist die Bursa subacromialis betroffen
- Übliche Entzündungszeichen an betroffenen Gelenken
- Abklingen meist nach zwei bis vier Wochen
- Langfristig können Gelenkdeformitäten entstehen

2.4.4 Avaskuläre aseptische Osteonekrose

Der avaskulären aseptischen Osteonekrose liegt eine Durchblutungsstörung multifaktorieller Genese zugrunde, die zu einer Minderversorgung des Humeruskopfes mit Sauerstoff und notwendigen Nährstoffen führt. Knochendefekte unterschiedlicher Größe sind die Folge. Im schlimmsten Fall kann es bei diesem Krankheitsbild zu einer kompletten Nekrose des Humeruskopfes kommen. Daher ist das Beschwerdebild auch sehr variabel. Es reicht von minimalen Bewegungsschmerzen bis hin zu heftigsten Ruheschmerzen. Bei Mitbeteiligung des gesamten Schultergelenks kann sich eine sekundäre Omarthrose entwickeln.

Viele Erkrankungen können ursächlich zum Krankheitsbild der Osteonekrose führen, z. B. Alkoholismus, Morbus Cushing, Hyperlipidämie, Gicht, Diabetes, Arteriosklerose, aber auch seltenere Krankheitsbilder wie der Lupus erythematodes.

Je nach Zeitpunkt der Feststellung der Erkrankung kann eine gelenkerhaltende Operation durchgeführt werden. Ist dies nicht mehr möglich, so wird entweder operativ ein Kopfersatz also eine Teilendoprothese oder sogar eine totalendoprothetische Versorgung durchgeführt.

IM ÜBERBLICK

Avaskuläre aseptische Osteonekrose

- Durchblutungsstörung des Humeruskopfes multifaktorieller Genese
- Knochendefekte als Folge, schlimmstenfalls komplette Nekrose des Humeruskopfes
- Entwicklung einer sekundären Arthrose möglich
- Gegebenenfalls Operation

2.4.5 Psychosomatische Komponente von Schultererkrankungen

Wenn man die Schulter als ein bei fast jeder täglichen Arbeit wichtiges aktives Gelenk sieht, erscheint es nur zu logisch, dass Menschen, denen viel im Leben abverlangt wird oder in der Vergangenheit abverlangt wurde, mit einem „Schulterstreik" reagieren können. Man könnte dies auch als den körperlichen Ausdruck einer seelischen, aber nicht kommunizierten Verweigerungstendenz sehen.

Diese Problematik tritt gehäuft bei Beziehungsproblemen, häuslichen Überlastungssituationen, Pflegschaften und allgemeinen Verweigerungstendenzen auf. Häufig ist dies gepaart mit einer sogenannten Opfermentalität. Die Patienten sehen sich als Opfer eines Systems, dem sie nicht gewachsen sind. Diese Menschen gewinnen den Eindruck, dass das System, das sie durch ihren unermüdlichen Einsatz aufrechterhielten, ihnen nun etwas schuldig ist (sogenannte Pflicht des Systems). Häufig wird dies sogar im Gespräch entsprechend von ihnen formuliert.

Ein möglicher Zusammenhang mit der Psyche wird von diesen Patienten aber in der Regel intensiv verneint.

Auffällig ist, dass diese Patienten meist eine umfassende Akte, in der alle Untersuchungen dokumentiert sind, besitzen. Sie erzählen von unendlich vielen Arztbesuchen und Fahrten zu Spezialisten, die für sie alle aber kein befriedigendes Ergebnis brachten.

Befundmäßig lassen sich ihre Beschwerden nur schwer greifen. Die Schmerzen sind häufig wechselnd und schlecht an einer Struktur festzumachen, geschweige denn lassen sie sich durch Tests reproduzieren. Typisch ist auch, dass das gesamte Schultergelenk und vor allem die umgebende Muskulatur als schmerzhaft und problematisch empfunden werden.

Die Beschwerden dieser Patientengruppe sind real und werden von den Patienten auch so empfunden.

Dennoch wird mit reinen physiotherapeutischen Maßnahmen kein Durchbruch erzielbar sein. Diese Patienten bedürfen auch noch auf einer anderen Ebene therapeutischer Zuwendung.

Genau hierin könnte aber die Aufgabe der Therapie und des Therapeuten liegen: den Patienten im einfühlsamen Gespräch auf die bestehende und vielleicht nur dem Therapeuten sehr deutlich ersichtliche Problematik hinzuweisen und die Bereitschaft des Patienten zu fördern, diese Probleme auch mit anderen Therapeuten, z. B. einem ausgebildeten Psychologen, zu erörtern.

Wichtig bei der Behandlung ist die persönliche Zuwendung. Diese Patientengruppe muss mit manuellen Techniken behandelt werden. Hiermit sind nicht die reinen manualtherapeutischen Techniken zur Gelenkmobilisation gemeint, sondern Techniken mit Handlage. Das heißt, diese Patienten müssen mit Händen behandelt werden und nicht mit selbstständig durchzuführenden Übungen. Im Akutstadium sollte der Patient zunächst einmal erfahren, dass etwas für ihn getan wird. Weitere Forderungen, Anforderungen oder Übungsaufträge stellen für diese Patienten, die genau darunter leiden, dass ständig etwas von ihnen verlangt wird, häufig eine Überforderung dar. Ein Übungsprogramm mit Theraband oder ähnlichen Hilfsmitteln, die keinen direkten therapeutischen Kontakt zum Patienten herstellen, werden in der Regel nicht funktionieren.

Erst im nächsten Schritt, wenn ein Patient beginnt, sich zu hinterfragen, und auch schon die ersten Lösungsansätze für sich und sein Problem formuliert hat, kann man langsam anfangen, Aufträge zu erteilen.

Dennoch wird die Eigenverantwortlichkeit der Patienten im Verlauf der Therapie immer wieder gestärkt. Die Opferrolle dieser Patienten muss aufgelöst werden, denn aus einer Opferrolle heraus lassen sich schlecht persönliche Veränderungen bahnen oder aktiv durchführen.

Um es noch einmal klar zu sagen, diese Patienten haben große Probleme auf sehr unterschiedlichen Ebenen. Therapeutisch können wir eine symptomatische Therapie durchführen, in der Probleme wie vorhandene muskuläre Hypertonien und Gelenkstörungen behandelbar sind. Das eigentliche Problem wird dadurch in der Regel jedoch nicht beseitigt.

IM ÜBERBLICK

Psychosomatische Komponente der Schulter

- Psychosomatik heißt, dass sich seelische Probleme in körperlichen Störungen ausdrücken
- Typischerweise bei Menschen, denen das Leben viel abverlangt
- In der Regel verneinen die Patienten psychische Zusammenhänge
- Hohe schulmedizinische Abklärung ohne Befund
- Kein eindeutiger, durch Tests reproduzierbarer Befund an der Schulter
- Dennoch großflächige, ausstrahlende Schmerzen, teilweise Bewegungseinschränkungen
- Therapeutisch muss auf mehreren Ebenen mit Ärzten und Psychologen gearbeitet werden

KAPITEL

3 Die konservative Schulterdiagnostik

Die Diagnostik zur Feststellung der Ursache einer Schulterpathologie hat im ärztlichen und physiotherapeutischen Bereich einen sehr hohen Stellenwert.

Auch wenn man als Physiotherapeut keine bildgebenden Verfahren zur Verfügung hat, kann man mit einer effektiv durchgeführten Strukturtestung schnell und sicher eine Arbeitsdiagnose stellen. Die korrekte Diagnose muss vor jedem längerfristigen Behandlungsansatz feststehen, denn sie bestimmt das eigentliche Therapieziel.

3.1 Anamnese und Messbefund

3.1.1 Anamnese

Vor jeder eigentlichen Untersuchung der Schulter sollte eine gründliche Anamnese stehen. Diese lässt sich kurz und bündig mit gezieltem Abfragen einzelner Punkte vor oder begleitend während der Untersuchung durchführen.

Wichtige Informationen für den Therapeuten sind vor allem, ob ein **traumatisches Ereignis** in der Erinnerung des Patienten vorhanden ist, auf das ein sich inzwischen entwickelnder Schulterschmerz zurückzuführen ist. Dieser Schmerz kann aber auch erst einige Tage oder sogar Wochen nach dem eigentlichen Trauma aufgetreten sein.

- In diesem Zusammenhang ist auch interessant, ob die Schulter geschwollen war und ob Verfärbungen aufgetreten sind.
- Oder handelt es sich eher um ein langsam, sich schleichend steigerndes Geschehen?
- Wie ist die Qualität des Schmerzes: hell, ziehend oder eher dumpf? Strahlt er aus, z. B. in die Finger oder in einen bestimmten Bereich des Armes?
- Handelt es sich um einen Ruheschmerz, der den Patienten um die wohlverdiente Nachtruhe bringt, oder ist es eher ein konstanter, dauerhafter Schmerz?
- Tritt der Schmerz nur bei Bewegung auf, und wenn ja, bei welcher?

Im Anschluss an diese Fragen nach den bestehenden Schmerzen sollten auch Fragen stehen, die klären, ob der Patient selbstständig etwas zur **Entlastung** und **Linderung** beitragen kann.

- Kennt er eine Lagerung, in der seine Beschwerden besser werden?
- Welche störenden Einschränkungen gibt es im Alltag? Kann er seinen Hobbys (Sport, Gartenarbeit o. Ä.) nachgehen?
- Wie steht es mit der Arbeitsfähigkeit? Arbeitet der Patient aktuell oder ist er krankgeschrieben?
- Hat er begleitende Phänomene wie Kopfschmerzen oder leidet er an Schwindel?
- Sind Probleme an der Hals- und/oder Brustwirbelsäule bekannt?
- Wie sieht es mit den Oberbauchorganen aus, hat der Patient Probleme mit dem Magen (z. B. Sodbrennen, Ulkuserkrankungen), der Galle oder der Leber (verträgt er Fett, leidet er unter Gallensteinen usw.)?
- In diesem Zusammenhang ist bei Frauen auch wichtig, ob sie regelmäßig zur Krebsvorsorge gehen, da viele Frauen mit einem später diagnostizierten Brustkrebs in der Anamnese über unklare Schulterschmerzen klagen.
- Wie ist der momentane psychische Status des Patienten, ist er gestresst, hat er privat viel Verantwortung (Pflegschaften, Kinder?) oder wirkt bzw. ist er glücklich?

Die Beantwortung all dieser Fragen kann gewisse Verdachtsmomente ergeben, die vom Therapeuten später durch seine Untersuchung zu bestätigen sind.

Wenn möglich, sollte der Patient die Röntgen- und CT-/MRT-Bilder inklusive deren radiologischen Befund mitbringen. Auch wenn wir Therapeuten nicht in der Beurteilung dieser Bilder ausgebildet wurden, so schult die Betrachtung der Bilder doch das therapeutische Auge und lässt eine bessere Vorstellung für die Position des Gelenks zu. Gleichzeitig sind gewisse Stellungs- oder Gelenkveränderungen auch für das ungeübtere Auge gut zu erkennen.

IM ÜBERBLICK

Die Anamnese

- Schleichender Prozess oder traumatisches Ereignis
- War das Gelenk geschwollen, gerötet, fixiert o. Ä.?
- Schmerzqualität: dumpfer, heller oder ziehender Schmerz?
- Ruheschmerz, Bewegungsschmerz und nächtlicher Schmerz?
- Painful Arc?
- Schmerzausstrahlung?
- Entlastungsstellungen?
- Einschränkungen im Alltag, Hobbies? Arbeitsunfähigkeit?
- Beschwerden in den Oberbauchorganen?
- Begleitende Phänomene wie Kopfschmerzen, Schwindel o. Ä.?
- Psychische Gesamtsituation?
- Einsicht Röntgenbilder

Die Anamnese kann während der Strukturtestung erfolgen, da dies ungezwungener auf den Patienten wirkt.

Wichtig ist vor allem ein therapiespezifisches Deuten der vom Patienten verwendeten Formulierungen. Diese geben meist schon die ersten, häufig sogar sehr eindeutigen Hinweise auf das zugrundeliegende Geschehen. Solche Formulierungen können z. B. sein:

- „Ich habe ein schwammiges Gefühl in der Schulter, manchmal rutscht mir die Kugel vom Arm einfach weg." Diese geben unbewusst formulierte Hinweise, die eine habituelle Subluxationsneigung, eine Bankart-Läsion oder eine Rotatorenmanschettenruptur andeuten können.
- „Ab einem gewissen Zeitpunkt habe ich beim Anheben des Armes starke Schmerzen, wenn ich darüber hinweg bin, ist alles wieder gut." oder: „Beim Drehen des Armes werden meine Beschwerden stärker." Dies sind deutliche Hinweise auf ein subakromiales Impingement-Syndrom.
- „Der Arm ist deutlich schwächer als früher." Dies zeugt von einer längeren Schonung der entsprechenden Muskulatur oder von einer aktuellen Muskelproblematik.
- „Ich hatte mal eine Zeit, da konnte ich den Arm kaum heben, aber dann ging es wieder." Diese Aussage deutet auf eine Muskelverletzung und eine darauf folgende reflektorische Hemmung der Schultermuskulatur hin. Nach einer anschließenden Funktionsübernahme anderer Muskeln, z. B. des M. deltoideus für einen verletzten M. supraspinatus, funktioniert der Schultergelenkablauf wieder. Meist steckt hier eine übergangene Muskelverletzung als Ursache dahinter.
- „Ich mache nachts kein Auge zu, kann auf der Schulter nicht schlafen." Diese Formulierung legt eine Rotatorenmanschettenproblematik mit Humeruskopfdezentrierung nahe. Diese Patienten schlafen auch gerne im Fernsehsessel bei abgelegtem Arm, da diese abgelegte Position des Armes der Ruhestellung sehr nahe kommt (vgl. hierzu die Lagerung des Armes ➤ Kap. 4.7).

Solche vom Patienten formulierten Hinweise sollten selbstverständlich eine intensive Prüfung und Befundung der potenziell verdächtigen Strukturen nach sich ziehen.

3.1.2 Messbefund

Bei manchen Patienten ist es sinnvoll, einen Messbefund zu erheben. Dieser kann aus verschiedenen Gründen notwendig sein. Bei postoperativen Patienten ist er obligat, um den therapeutischen Erfolg zu dokumentieren. Manchmal kann er allerdings je nach durchgeführter Operation nur sehr eingeschränkt möglich sein.

Bei schmerzbetonten Patienten ist der Messbefund eine gute Möglichkeit zur Belegung des tatsächlichen Behandlungserfolges. Bei dieser Patientengruppe kann ein zusätzlicher schmerzfreier Mobilitätsgewinn enorm motivationssteigernd wirken und die letzten Zweifel des Patienten an der Sinnhaftigkeit der Therapie auslöschen.

Zur Gelenkmessung wird die **Messung nach Neutral Null** verwendet (➤ Abb. 3.1 und ➤ Abb. 3.2).

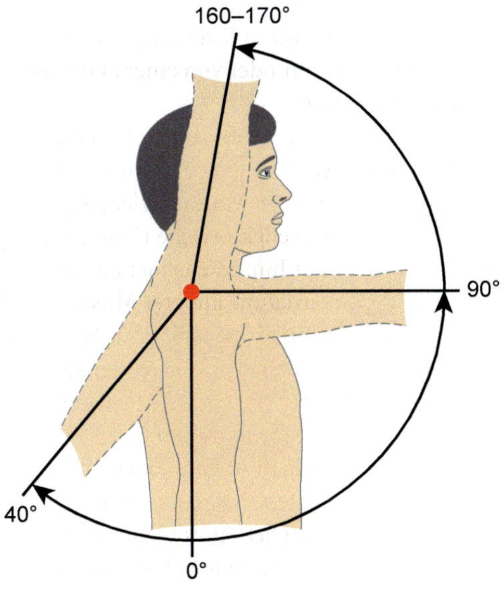

Abb. 3.1 Messung nach der Neutral-Null-Methode; Flexion/ Extension. [L231]

Allerdings wird bei der Neutral-Null-Messmethode die Flexion anatomisch gesehen mit einer Außenrotationskomponente durchgeführt und die Abduktion mit einer Extensionskomponente. Daher werden die Flexion und die Abduktion zusätzlich anatomisch korrekt gemessen. Durch die Stellung der Cavitas von dorsolateral nach ventromedial ergibt sich eine Messung der Flexion mit einer leichten Adduktionskomponente und bei der Abduktion ist eine leichte Flexion zu berücksichtigen.

Die Messung der Umfangmasse des Armes dient vor allem der Feststellung von Ödemen und Hämatomen. Hier wird an bestimmten, klar definierten Stellen am Arm mittels Maßband der Umfang ermittelt.

Der Messbefund sollte etwa alle ein bis zwei Wochen als Verlaufsdokumentation in der Karte notiert werden (> Tab. 3.1).

Tab. 3.1 Umfangsmessung

Messung Umfangsmaße obere Extremität							
Name des Patienten:				Geb.-Datum:		Seite: li/re	
Art der Verletzung:				OP-Datum:			
Messstelle/Datum							
Grundgelenk Finger							
5 cm oberhalb							
10 cm oberhalb							
20 cm oberhalb							
30 cm oberhalb							
Ellenbogengelenk							
5 cm oberhalb							
15 cm oberhalb							
Achselfalte-Akromion							

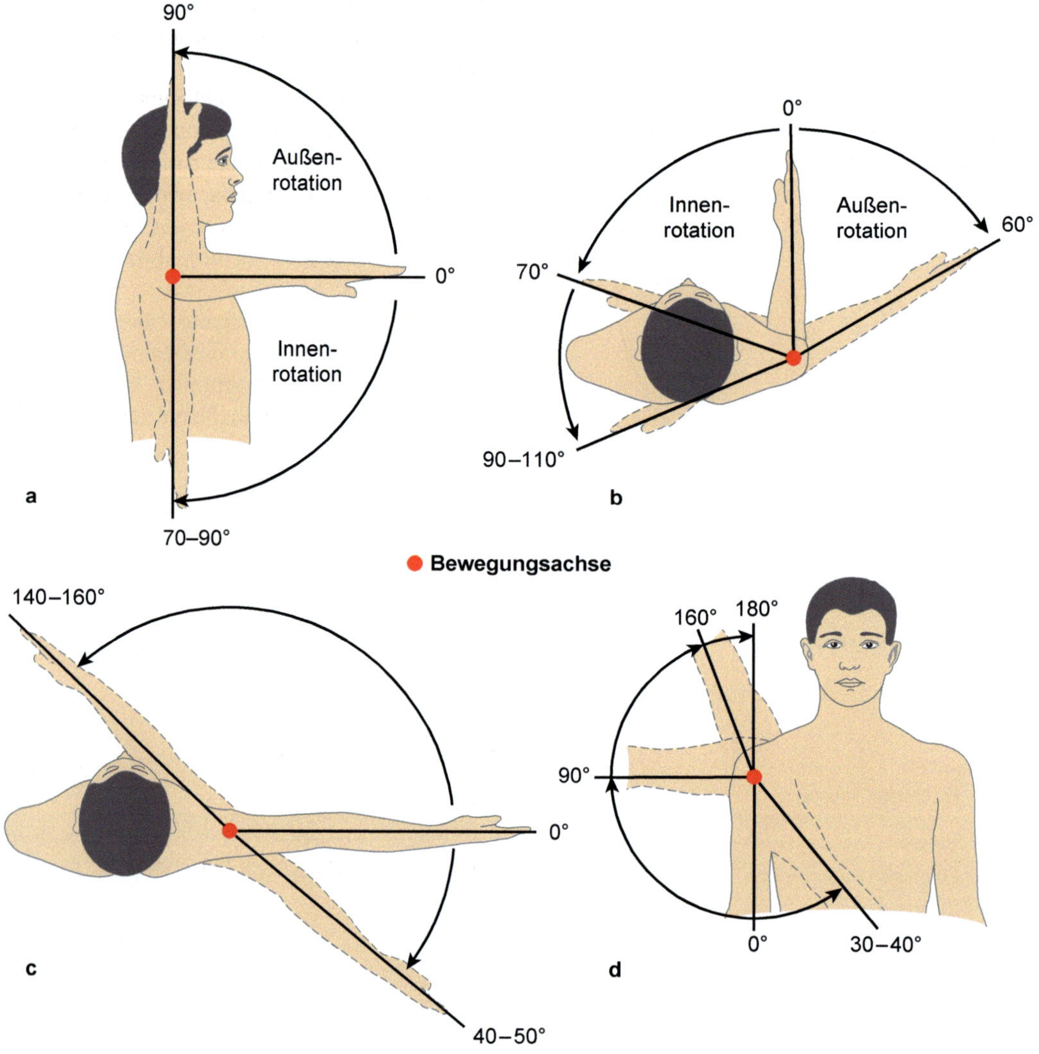

Abb. 3.2 Messung nach der Neutral-Null-Methode. [L231]
a) Innen-/Außenrotation bei 90°-Abduktion
b) Innen-/Außenrotation
c) Horizontale Adduktion/Abduktion
d) Adduktion/Abduktion

3.2 Sichtbefund

Beim durchzuführenden Sichtbefund können weitere Hinweise den Verdacht auf eine bestimmte Pathologie erhärten. Am augenfälligsten sind meist Operationsnarben. Die Ursache etwaiger Narben sollte eruiert werden. Darüber hinaus sollten Narben gegen die tieferen Hautschichten möglichst gut verschieblich sein, damit sie nicht als Störfelder wirken.

Eine sichtbare Schonhaltung im Sinne einer Elevation und Ventralisation des Schultergürtels ist bei Schulterpatienten sehr häufig anzutreffen. Bei diesem Fehlhaltungsmuster kommt es bei länger bestehender Problematik in der Folge meist zu einer Scapula alata (➤ Abb. 3.3a), bedingt durch die Abschwächung der Mm. rhomboidei, sowie zu einer Hypertonie des M. pectoralis minor. Diese Haltung ist ein eindeutiger Hinweis auf einen Schmerz oder eine Pathologie der Schulterregion.

Hingegen spricht eine sichtbare Humeruskopfdezentrierung mit einem nach kranial-ventral gewanderten Humeruskopf (➤ Abb. 3.3b), die bei muskelschwachen Patienten besonders gut sichtbar ist, eher für ein Geschehen an der Rotatorenmanschette selbst.

Nach traumatischen Ereignissen spricht eine sichtbare leere Pfanne für eine Luxation des Humeruskopfes.

Bei länger bestehenden Problemen an der Schulter ist in der Regel eine deutliche Atrophie der Schulterblattmuskulatur, vor allem der außenrotatorisch tätigen Muskeln (M. infraspinatus und M. teres minor), zu beobachten. Liegt der Beschwerdebeginn schon sehr lange zurück, so ist meist gleichzeitig eine deutliche Atrophie des M. deltoideus festzustellen.

Muskuläre Atrophien – ebenso wie die zur Befundung durchzuführenden Muskeltests – sind **immer im Seitenvergleich** zu beurteilen.

Parallel sollte auf eine auffällige Schwellung, Rötung sowie einen eventuell vorhandenen Erguss geachtet werden. Eine deutliche Überwärmung der Schulter kann ein Hinweis auf ein entzündliches Geschehen an der Schulter sein.

Aufgrund der häufigen Verkettung von Hals- und Brustwirbelsäulenbeschwerden mit einer Schulterproblematik sollte auch die Stellung der Hals- und Brustwirbelsäule bei der Inspektion Berücksichtigung finden. Viele muskuläre Probleme, die an einer Hals- oder Brustwirbelsäulenirritation ihren Anfang nehmen, strahlen im späteren zeitlichen Verlauf schmerzhaft in die Schulter aus (➤ Kap. 2.3). Deshalb sollten auch die Wirbelsäule und ihre Position im Verhältnis zur Schulter beurteilt werden.

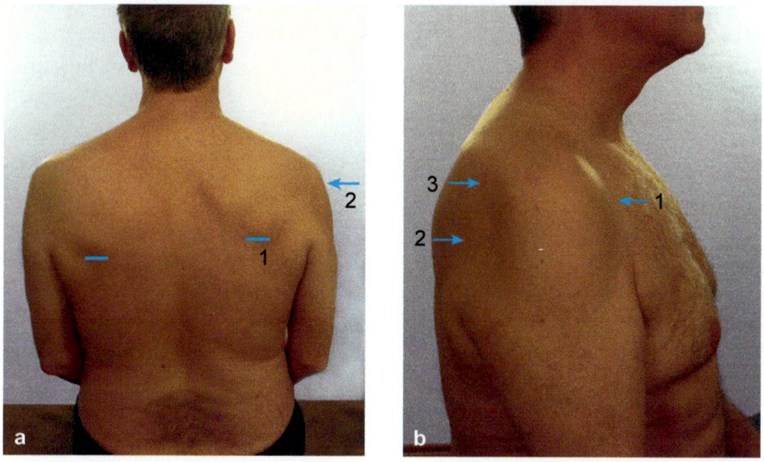

Abb. 3.3
a) Skapulahochstand.
1 Deutlicher Skapulahochstand rechts im Vergleich zu links
2 Deutliche Atrophie des M. deltoideus
b) Humeruskopfdezentrierung.
1 Deutliche Humeruskopfdezentrierung
2 Atrophie der Mm. teres minor und infraspinatus
3 Atrophie des akromialen und spinalen Teils des M. deltoideus

Ein typisches Haltungsmuster, das zu Störungen im Bereich des zervikothorakalen Übergangs, der ersten Rippe und der Mm. scaleni führt, ist die Hyperkyphosierung dieses Wirbelsäulenabschnitts, eine Geradstellung der mittleren Halswirbelsäule mit einer kompensatorischen Hyperextension des oberen Kopfgelenks (➤ Abb. 3.4). Hierdurch kommt es zu einer Spannungserhöhung der Mm. scalenii und teilweise zu Störungen der ersten Rippe.

Eine Hyperkyphose der Brustwirbelsäule führt ebenfalls zu einer zwangsläufigen Verschiebung der Skapula und somit zu einer Störung des glenohumeralen Ablaufs.

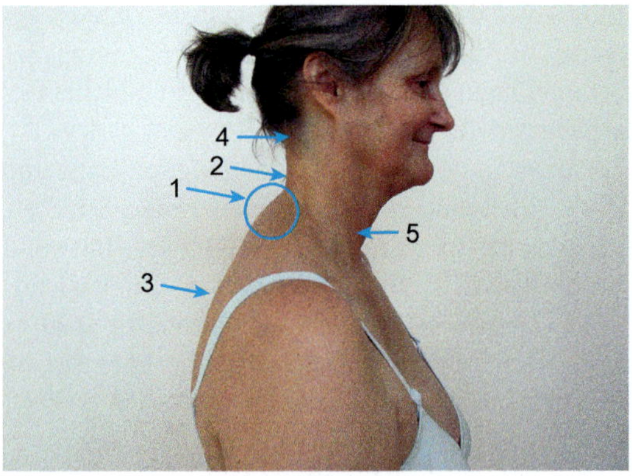

Abb. 3.4 Häufig anzutreffende zervikothorakale Belastungshaltung (1) mit kompensatorischer Geradstellung der Halswirbelsäule (2) und der oberen Brustwirbelsäule (3) sowie einer Hyperextension der Kopfgelenke (4). Hieraus resultiert häufig eine Hypertonie der Mm. scaleni (5) und anderer Schulter-Nacken-Muskeln.

IM ÜBERBLICK

Der Sichtbefund

- Operationsnarben (Aussehen, Konsistenz)?
- Schonhaltung?
- Ventralisation der Skapula, Scapula alata?
- Humeruskopfdezentrierung?
- Leere Pfanne?
- Muskuläre Atrophien der Außenrotatoren und des M. deltoideus?
- Schwellung, Ergüsse, Rötung und/oder Überwärmung (lokal oder generalisiert)?
- Stellung der Hals- und Brustwirbelsäule?

3.3 Palpation

3.3.1 Palpation wichtiger topographischer Punkte

Eine ordentlich durchgeführte Palpation der Schulter ist in zweierlei Hinsicht wichtig:

- Erstens wird in den Kursen des Autors immer wieder deutlich, dass auch Therapeuten mit jahrelanger Berufserfahrung häufig Probleme haben, bestimmte Punkte an der Schulter zu finden und diese den entsprechenden Strukturen zuzuordnen.
- Zweitens kann mittels einer gut durchgeführten Palpation bereits eine Vorstellung der Stellung einzelner Strukturen zueinander entwickelt werden.

Palpation der Schulterregion

Bei der Palpation der Schulterregion sollte folgendermaßen vorgegangen werden.

Palpationsabfolge **von ventral** (➤ Abb. 3.5):

- Der Finger, meist der Zeigefinger der bevorzugten Palpationshand, wird in der Fossa jugularis, der Brustbeingrube, aufgesetzt und läuft nach lateral. Hier stößt er an eine Erhöhung, das Sternoklavikulargelenk. Um zu prüfen, ob der Finger richtig liegt, bietet es sich an, den Patienten ein Schulterkreisen durchführen zu lassen. Es sollte zu einer Bewegung unter dem Palpationsfinger kommen.
- Nun wandert der Finger im Verlauf der Klavikula nach lateral, um schließlich zum höchsten Punkt der Schulter zu gelangen. Dies ist das laterale Ende der Klavikula. Hier bildet sie mit dem Akromion das Akromioklavikulargelenk. Am besten ist es, zu palpieren, wenn der Finger von der Klavikula lateral herunterwandert und mit der Fingerspitze am Ende der Klavikula auf dem Akromion zu liegen kommt. Auch hier kann durch ein aktives Vor- und Rückführen der Schulter durch den Patienten die Bewegung im Gelenk palpiert werden.

- Der Zeigefinger wandert dann nach ventral zum vorderen Rand des Akromions, der Daumen nach dorsal, um auf der auslaufenden, den hinteren Rand des Akromions bildenden Spina scapulae zu liegen zu kommen. Das Akromion, das Schulterdach, liegt nun zwischen Zeigefinger und Daumen.

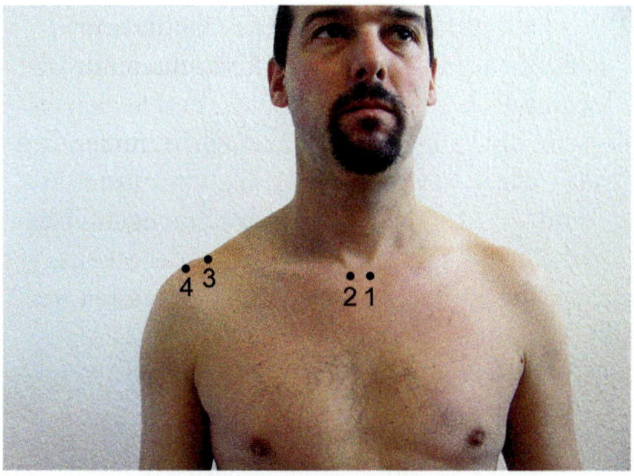

Abb. 3.5 Palpationsabfolge von ventral.
1 Fossa jugularis
2 Sternoklavikulargelenk
3 Akromioklavikulargelenk
4 Akromion

Palpationsabfolge **von dorsal** (➤ Abb. 3.6):

- Der Daumen folgt der Spina scapulae, der Schulterblattgräte, nach medial bis zum oberen Schulterblattwinkel.
- Vom oberen Schulterblattwinkel wandert der untersuchende Finger nach kaudal bis zum unteren Schulterblattwinkel. Diesen können Daumen und Zeigefinger umfassen, um eine genaue Lokalisation zu ermöglichen.
- Weiter läuft der palpierende Finger entlang dem lateralen Schulterblattwinkel nach kranial-lateral, bis er zurück zum Akromion gelangt.
- Die Skapula als solche liegt etwa auf der Höhe des 3. bis 7. Dornfortsatzes der Brustwirbelsäule.

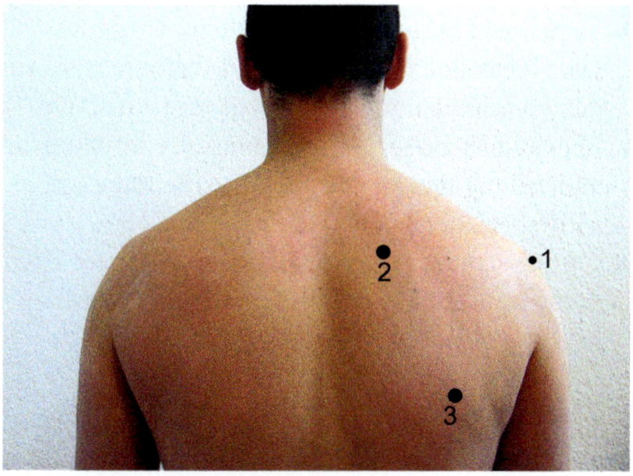

Abb. 3.6 Palpationsabfolge von dorsal.
1 Akromion
2 Oberer Schulterblattwinkel
3 Unterer Schulterblattwinkel

Palpationsabfolge **von lateral** am Oberarm (➤ Abb. 3.7):

- Vom Akromion aus wandert der Palpationsfinger weiter nach lateral. Man gewinnt den Eindruck, als würde der Finger nach unten sinken. Jetzt liegt er von kranial auf dem Oberrand des Humeruskopfes.
- Noch etwas weiter nach lateral wandernd ruht er dann auf dem Tuberculum majus. Wenn der herabhängende Arm des Patienten nun aktiv nach innen bzw. nach außen rotiert wird, dreht sich das Tuberculum majus unter dem Finger des Palpierenden spürbar weg.

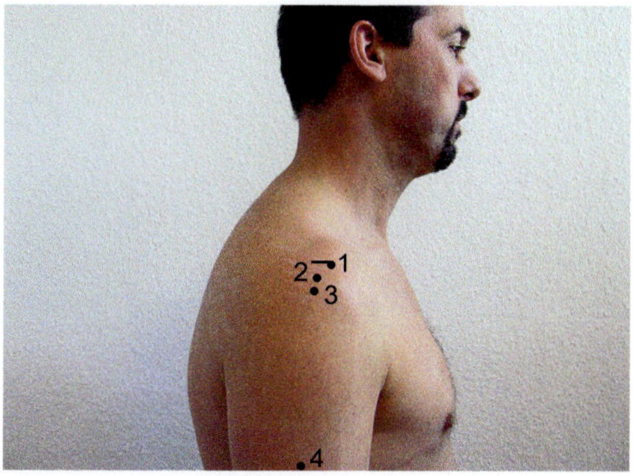

Abb. 3.7 Palpationsabfolge von lateral am Oberarm.
1 Akromion
2 Oberrand des Humeruskopfes
3 Tuberculum majus
4 Tuberositas deltoidea

- Vom Tuberculum majus ausgehend wird nun nach kaudal dem Verlauf des M. deltoideus bis zu dessen Sehnenansatz, der Tuberositas deltoidea, folgend palpiert. Die Tuberositas ist eine deutlich spürbare Erhebung etwa in Höhe der lateralen Mitte des Oberarmes.
- Eine andere Möglichkeit zur Auffindung der Tuberositas deltoidea ist das Verfolgen des medialen, klavikulären und lateralen akromialen Anteils des M. deltoideus, bis diese sich treffen. Etwas unterhalb dieser Stelle ist die Tuberositas zu finden.

Palpation **Humerus/Korakoid von ventral** (➤ Abb. 3.8):

- Ausgehend von dem Tuberculum majus nach medial palpierend kommt der Palpationsfinger zu einer grubenähnlichen Vertiefung, dies ist der Sulcus bicipitalis. Wenn der Patient den herabhängenden Arm wieder aktiv dreht, so spürt man unter dem Finger, wie sich der Sulkus wegdreht.
- Fordert man eine aktive Bizepsaktivität im Sinne einer Flexion des Ellenbogengelenks vom Patienten, so wird in diesem Sulkus zwischen dem Tuberculum majus und minus die Bewegung der Bizepssehne palpabel.

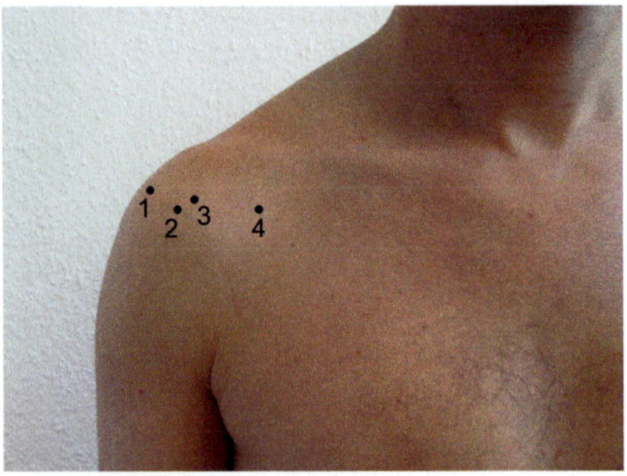

Abb. 3.8 Palpation Humerus/Korakoid von ventral.
1 Tuberculum majus
2 Sulcus bicipitalis
3 Tuberculum minus
4 Proc. coracoideus

- Dreht der Patient den herabhängenden Arm bei auf dem Tuberculum majus liegenden Palpationsfinger aktiv nach außen, so wird zunächst der Sulcus bicipitalis unter dem Palpationsfinger zu spüren sein, dann bei weiterer Außenrotation des Armes das Tuberculum minus.
- Vom Tuberculum minus aus weiter nach medial palpierend, stößt man fast gegen das Korakoid, den Rabenschnabelfortsatz des Schulterblatts (Proc. coracoideus). Dieser ist häufig sehr druckempfindlich.
- Wenn der Patient jetzt den herabhängenden Arm aktiv dreht, so wird keine Bewegung unter dem Korakoid zu spüren sein, da der Rabenschnabelfortsatz zum Schulterblatt gehört.

MERKE

Im Sinne eines **Palpationskreises Schultergürtel** sollten folgende Punkte ertastet werden:

- Fossa jugularis
- Art. sternoclavicularis (durchaus auch mit Bewegung kombiniert – Schulterkreisen)
- Art. acromioclavicularis (höchster Punkt der Schulter; durchaus auch mit Bewegung kombiniert – Schulterkreisen)
- Akromion
- Spina scapulae
- Kranialer Skapulawinkel
- Kaudaler Skapulawinkel
- Fornix humeri
- Tuberculum majus (nach lateral gerichtet)
- Tuberositas deltoideus
- Sulcus bicipitalis
- Tuberculum minus (nach ventral gerichtet)
- Proc. coracoideus

Palpation der Wirbelsäule

Bei der Palpation der Wirbelsäule sollte man folgendermaßen vorgehen (➤ Abb. 3.9):

- Zunächst palpiert man das Okziput, also den hinteren-unteren Bereich des Schädels. Von hier aus fährt der Palpationsfinger nach kaudal, bis er an dem ersten spürbaren Dornfortsatz hängen bleibt. Dies ist der Dornfortsatz des Axis. Wenn nun eine Rotation des Kopfes durchgeführt wird, wird der Dornfortsatz zunächst in seiner Position verharren. Erst wenn die Bewegung im unteren Kopfgelenk, also dem Gelenk zwischen Atlas und Axis, ausgeschöpft ist, wird der Axis mitrotieren.

- Wandert nun der Palpationsfinger weiter nach kaudal, so werden die Dornfortsätze des 3. bis 5. Halswirbels in der Tiefe verschwinden und schlecht palpabel sein. Der Dornfortsatz des 6. Wirbels ist wieder besser spürbar. Ebenso der Dornfortsatz des 7. Halswirbels. Legt man nun den Palpationsfinger auf beide Dornfortsätze und führt die Halswirbelsäule des Patienten in maximale Extension, so wird der Dornfortsatz des 6. Halswirbels in der Tiefe verschwinden, der des 7. Halswirbels wird stehen bleiben.
- Ab dem Dornfortsatz des 7. Halswirbels kann man die Dornfortsätze der Brustwirbel einfach nach kaudal abpalpieren.

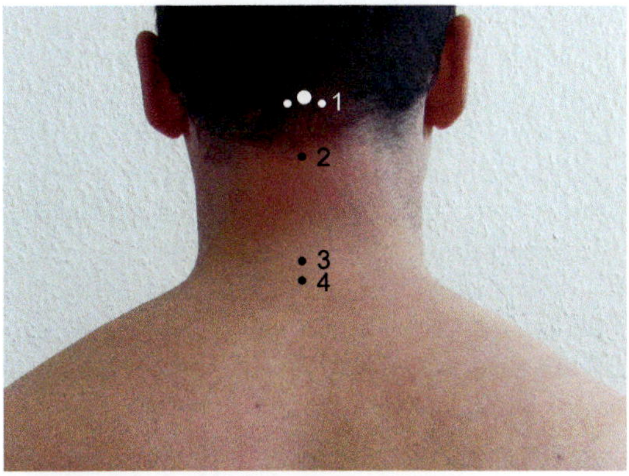

Abb. 3.9 Palpationspunkte der Wirbelsäule.
1 Okziput
2 Dornfortsatz des Axis
3 Dornfortsatz des 6. Halswirbels
4 Dornfortsatz des 7. Halswirbels

Zur Palpation der **ersten Rippe** sollte man die Palpationsfinger ohne Druck beidseits der supraklavikulären Grube auflegen (➤ Abb. 3.10). Zur Erleichterung der Palpation kann der Trapezmuskel noch mit dem Zeigefingergrundgelenk nach dorsal geschoben werden. Im Anschluss wird der Palpationsfinger nach medial-kaudal geschoben, bis er Kontakt mit der ersten Rippe hat. Es wird der beidseitigen Atembewegung der Rippen nachgespürt.

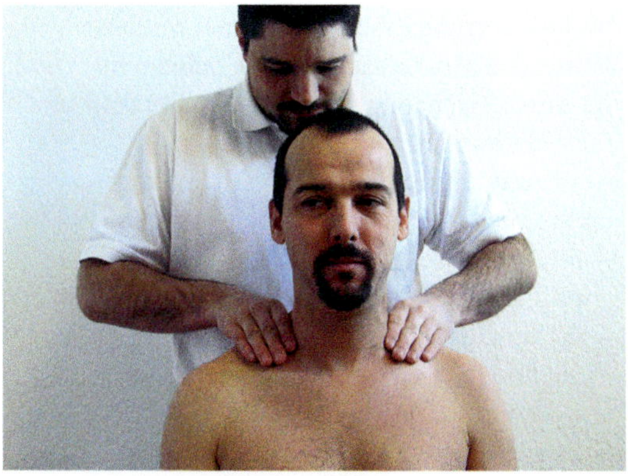

Abb. 3.10 Palpation der ersten Rippe.

MERKE

Im Sinne eines **Palpationskreises Wirbelsäule** sollten folgende Punkte ertastet werden:
- Dornfortsatz des 2. Halswirbels
- Dornfortsatz des 6. Halswirbels
- Dornfortsatz des 7. Halswirbels
- Dornfortsätze der Brustwirbel
- Erste Rippe

3.3.2 Muskuläre Palpation

Nach der Palpation der wichtigen topographischen Punkte an der Funktionseinheit Schulter gilt es, anschließend wichtige muskuläre Strukturen zu lokalisieren und deren Tonusqualität zu palpieren.

Muskelpalpation von ventral

- Bei der ventralen Muskelpalpation (➤ Abb. 3.11) sollte mit den **Mm. scaleni** begonnen werden. Zur Auffindung dieser Muskelgruppe sollte zunächst die erste Rippe palpiert werden. Allerdings läuft der Palpationsfinger nach dem Auffinden der ersten Rippe hinter dem M. sternocleidomastoideus etwas nach kranial, um dann auf den Skalenusmuskeln zu liegen zu kommen. Durch eine gleichseitige Seitneigung der Halswirbelsäule wird diese Muskelgruppe aktiviert und besser palpabel sein.
- Im Anschluss wandert der palpierende Finger vom Sternoklavikulargelenk ausgehend auf den unteren Rand der Klavikula. Hier findet man et-

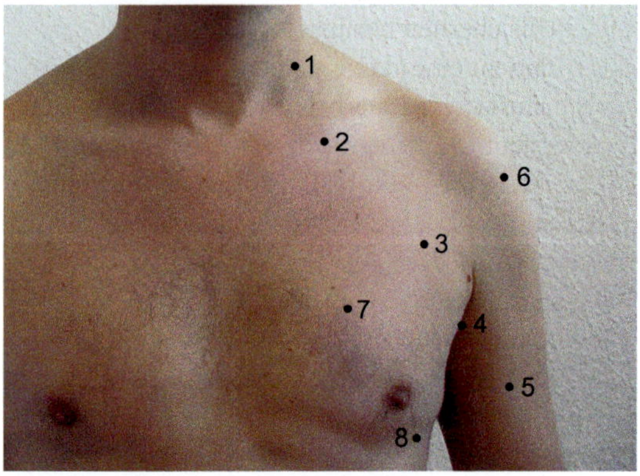

Abb. 3.11 Muskelpalpation von ventral.
1 M. scalenus; 2 M. subclavius; 3 M. pectoralis minor; 4 M. coracobrachialis; 5 M. biceps; 6 M. deltoideus; 7 M. pectoralis major; 8 M. serratus anterior

wa im Übergang des medialen zum mittleren Drittel den Muskelbauch des **M. subclavius.** Dieser Muskel ist häufig sehr druckschmerzhaft und für viele Pathologien verantwortlich.

- Am **Korakoid** setzen mehrere Muskeln an, die unterschiedlich gut zu palpieren sind.
  - Medial-kaudal des Korakoids findet man zunächst den **M. pectoralis minor.** Ein Muskel, der häufig durch eine reflektorische Hypertonie für eine Fehlstellung der Skapula verantwortlich ist. Der Muskelbauch dieses Muskels ist am besten in seiner Verlaufsrichtung etwa 2 cm medial-kaudal des Korakoids zu palpieren.
    Sollte man sich bei der Palpation unsicher sein, so fordert man den Patienten auf, eine ventral-kaudale Bewegung des Schulterblatts durchzuführen, z. B. die Schulter in Richtung des Bauchnabels zu führen. Der Muskel wird bei dieser Bewegung aktiv und durch seine Spannungsänderung besser zu palpieren sein.
  - Als nächster Muskel, der vom Korakoid abgeht, ist der **M. coracobrachialis** zu nennen. Er ist lateral des Korakoids zum Oberarm hin zu palpieren. Der Muskelbauch ist sehr schlank, fast bleistiftdünn und daher eher schlecht zu palpieren. Er wird deutlicher, wenn der Patient eine Adduktion des Armes durchführt.
  - Der dritte Muskel, der als lateralster Muskel am Korakoid ansetzt, ist der kurze Kopf des **M. biceps.** Er ist deutlich mit seiner Sehne in der ventralen Achsel zu palpieren. Der Muskelbauch liegt am Oberarm. Durch Anspannung des M. biceps im Sinne einer Flexion des Ellenbogens wird der Sehnenverlauf eindrucksvoll palpabel sein.
- Der **M. deltoideus** ist als „Schulterkappenmuskel" dem gesamten Schultergelenk aufgesetzt und kann mit meist gut ausgeprägtem Muskelbauch von der vorderen lateralen Achselfalte bis zur hinteren lateralen Achselfalte palpiert werden. Kranial beginnen die Muskelfasern etwa 1 cm unterhalb der Klavikula, des Akromions und der Spina. Sie gehen etwa 1 cm oberhalb der Tuberositas deltoideae in die Sehne über. Häufig sind in diesem Muskel lokale Hartspanne zu palpieren. Diese werden durch den hohen Kompensationsmechanismus des M. deltoideus im Verlauf der Rehabilitation meist pathologisch. Es ist daher ratsam, diese rechtzeitig, möglichst schon bei beginnender Bildung, zu behandeln.
- Die Sehne des langen Bizepskopfes ist im Sulcus bicipitalis zu ertasten. Bei aktiver Flexion im Ellenbogengelenk oder bei Flexion im Schultergelenk wird die Bewegung der Sehne deutlicher.
- Der Muskelbauch des **M. pectoralis major** verläuft schwerpunktmäßig über den Rippen der jeweiligen Thoraxhälfte. Die Ansatzsehne verschwindet schließlich unter dem Bauch des klavikulären Anteils des M. deltoideus. Bei aktiver Adduktion des Armes wird die Anspannung des Muskelbauchs deutlicher.
- Der **M. serratus anterior** ist auf der seitlichen Thoraxwand zu palpieren, seine Muskelzüge laufen sägeblattförmig (daher der Name) nach ventral zu den Rippen. Eine Bewegung des Schulterblatts im Sinne einer Abduktion lässt ihn deutlicher hervortreten.

Muskelpalpation von dorsal

- Von der Spina scapulae ausgehend liegt oberhalb in der Fossa supraspinata der **M. supraspinatus** (➤ Abb. 3.12). Der Muskelbauch ist 1 cm lateral des oberen Schulterblattwinkels am deutlichsten spürbar. Der Muskel verschwindet mit seinem Sehnenbereich schließlich unter dem Akromion.

Bei Unsicherheit bezüglich der Palpation kann der Patient eine aktive Abduktion durchführen. Der Muskel wird hierbei mittels Spannungsänderung deutlich palpabel sein.

- Den **M. infraspinatus** findet man unterhalb der Spina scapulae. Sein Muskelbauch nimmt die gesamte Fläche des unteren Schulterblatts ein. Bei vom Patienten durchgeführter Außenrotation des herabhängenden Armes wird er aktiv und somit deutlich spürbar sein.
- Der **M. teres minor** ist am lateralen Schulterblattrand tastbar und ist – ähnlich dem M. infraspinatus – bei aktiver Außenrotation tätig.
- Im Gegensatz hierzu wird sein „großer Bruder", der **M. teres major,** bei aktiver Innenrotation tätig und läuft als sehr deutlicher runder Muskel vom unteren Schulterblattwinkel ausgehend durch die Achselfalte. Sein Muskelbauch ist etwa 1–1,5 cm oberhalb des unteren Schulterblattwinkels am deutlichsten palpabel. Er ist ein kräftiger Adduktor und Innenrotator des Schultergelenks. Daher ist er einer der Muskeln, die bei einer durch ein Schultergelenkproblem bedingten reflektorischen Hypertonie einen hohen Pathologiefaktor erlangen. Er wird auch als Brudermuskel des M. latissimus dorsi bezeichnet, da er einen ähnlichen Verlauf nimmt und die gleichen Funktionen hat.
- Auf der ventralen, dem Thorax zugewandten Seite des Schulterblatts liegt der **M. subscapularis.** Zur Palpation ist es notwendig, am Muskelbauch des M. teres major ventralseitig in die Achselfalte einzugehen, um dann die palpierenden Finger langsam in Richtung der ventralen Seite der Skapula vorzuschieben. Bei aktiver Innenrotation und Adduktion des Armes wird dieser Muskel aktiv und der Muskelbauch deutlich zu spüren sein. Durch seine reflektorische Hypertonie bei Schulterproblemen ist dieser Muskel regelmäßig im Sinne einer Dezentrierung des Humeruskopfes und einer Außenrotationshemmung tätig (siehe M. teres major).

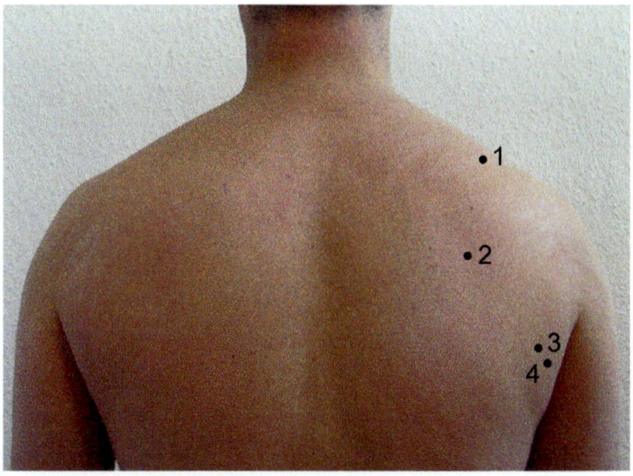

Abb. 3.12 Muskelpalpation von dorsal.
1 M. supraspinatus; 2 M. infraspinatus; 3 M. teres minor; 4 M. teres major; M. subscapularis nicht dargestellt

Um das **Schulterblatt** herum lassen sich folgende, für die Funktionseinheit Schulter wichtige Muskeln palpieren (➤ Abb. 3.13):

- Der **M. levator scapulae** ist am oberen Schulterblattwinkel zu finden. Hier sind meist Druckdolenzen zu palpieren, häufig sogar mit ausstrahlendem Charakter im Sinne von Triggerpunkten. Der Muskelbauch ist etwa 1 cm oberhalb des Schulterblattwinkels deutlich in Richtung Halswirbelsäule zu finden. Eine aktive Bewegung des Schulterblatts im Sinne einer Adduktion/Elevation der Skapula sorgt für eine deutlich spürbare Aktivität dieses Muskels unter dem palpierenden Finger.
- Der Muskelbauch des **M. rhomboideus** ist etwa 1 cm medial des medialen Skapularandes zu palpieren. Bei Bewegung der Skapula nach medial wird er aktiv und palpabel sein.
- Am lateralen Drittel der Klavikula, am Akromion und an der Spina scapulae setzt die zur Halswirbelsäule ziehende **Pars descendens des M. trapezius** an. Dieser Muskel überdeckt den M. supraspinatus und den M. levator scapulae. Der Muskelbauch wird bei einer Elevation der Schulter deutlich.
- Die **Pars ascendens des M. trapezius** wird bei einer Depression des Schulterblatts aktiv und ist über dem M. rhomboideus zu palpieren.
- Der **M. latissimus dorsi** verläuft, wie oben bereits erwähnt, parallel zum M. teres major. Er überdeckt den kaudalen Skapularand und ist bei einer aktiven Adduktion/Innenrotation/Extension des Armes deutlich zu palpieren.

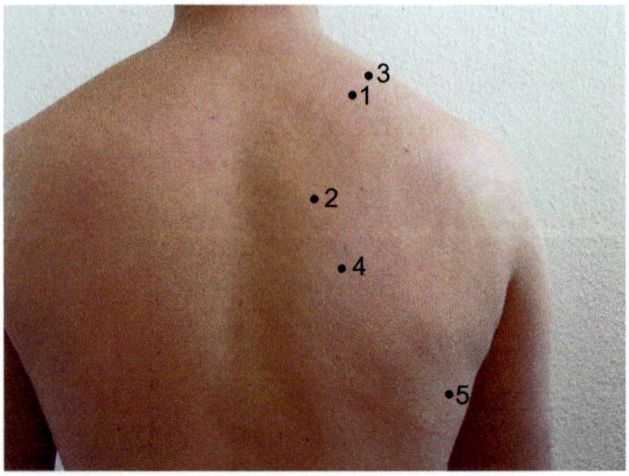

Abb. 3.13 Muskelpalpation am Schulterblatt.
1 M. levator scapulae; 2 M. rhomboideus; 3 Pars descendens des M. trapezius; 4 Pars ascendens des M. trapezius; 5 M. latissimus dorsi

IM ÜBERBLICK

Die Muskelpalpation

- Oberhalb der ersten Rippe: Mm. scaleni
- Unter der Klavikula: M. subclavius
- Am Korakoid:
  - M. pectoralis minor
  - M. coracobrachialis
  - Caput breve des M. biceps brachii
- Im Sulcus bicipitalis: Caput longum des M. biceps brachii
- M. pectoralis major
- M. deltoideus
- Fossa supraspinata: M. supraspinatus
- Fossa infraspinata: M. infraspinatus
- Kaudaler Skapulawinkel: M. teres minor und major
- In der Achselfalte ventral der Skapula: M. subscapularis
- Kranialer Skapulawinkel: M. levator scapulae
- Medialer Skapularand: M. rhomboideus
- Seitliche Thoraxwand: M. serratus anterior
- M. trapezius, Pars descendens
- M. trapezius, Pars ascendens
- M. latissimus dorsi

3.3.3 Palpation in Bewegung

Bei der Palpation in Bewegung geht es darum, der Bewegung in verschiedenen Gelenken, z. B. dem Schultergelenk, dem Akromioklavikulargelenk und dem Sternoklavikulargelenk, nachzuspüren.

Monitoring des Schultergelenks

Der Therapeut legt die Palpationshand auf den Humeruskopf auf (➤ Abb. 3.14) und fordert den Patienten auf, verschiedene Bewegungen, z. B. eine Flexion, eine Extension, eine Abduktion, eine Adduktion oder Rotationen des Armes durchzuführen. Dieses Monitoring gibt Aufschluss über den zeitnahen, physiologischen Bewegungsablauf im Glenohumeralgelenk. Ein „Schnappen“ oder „Springen“ der Schulter wären Hinweise auf pathologische Befunde.

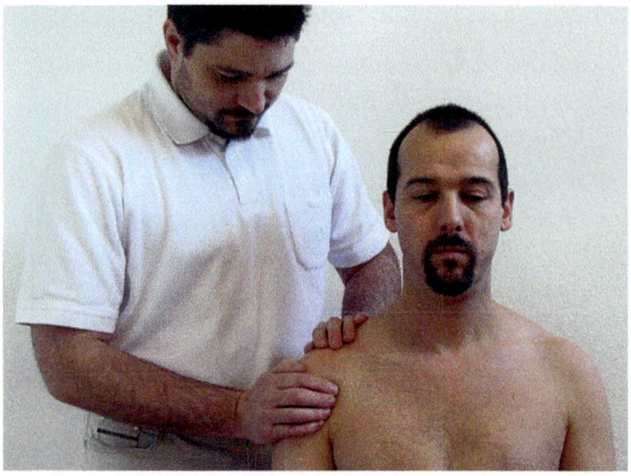

Abb. 3.14 Monitoring des Schultergelenks.

Monitoring des Akromioklavikulargelenks

Ausgangsstellung: Der Palpationsfinger des Therapeuten ruht auf dem Akromioklavikulargelenk und der Arm des Patienten wird vom Therapeuten in 90° Abduktion gehalten (➤ Abb. 3.15a).

Bei einer durch den Untersucher durchgeführten Außenrotation (➤ Abb. 3.15c) des Patientenarmes kommt es zu einer Verminderung der Stufe im Akromioklavikulargelenk, man gewinnt den Eindruck, das Akromion gleiche sich dem Niveau der Klavikula an.

Bei einer vom Untersucher durchgeführten Innenrotation (➤ Abb. 3.15b) des Patientenarmes wird die Stufe im Akromioklavikulargelenk deutlicher. Man gewinnt den Eindruck, das Akromion sinke im Niveau gegenüber der Klavikula ab.

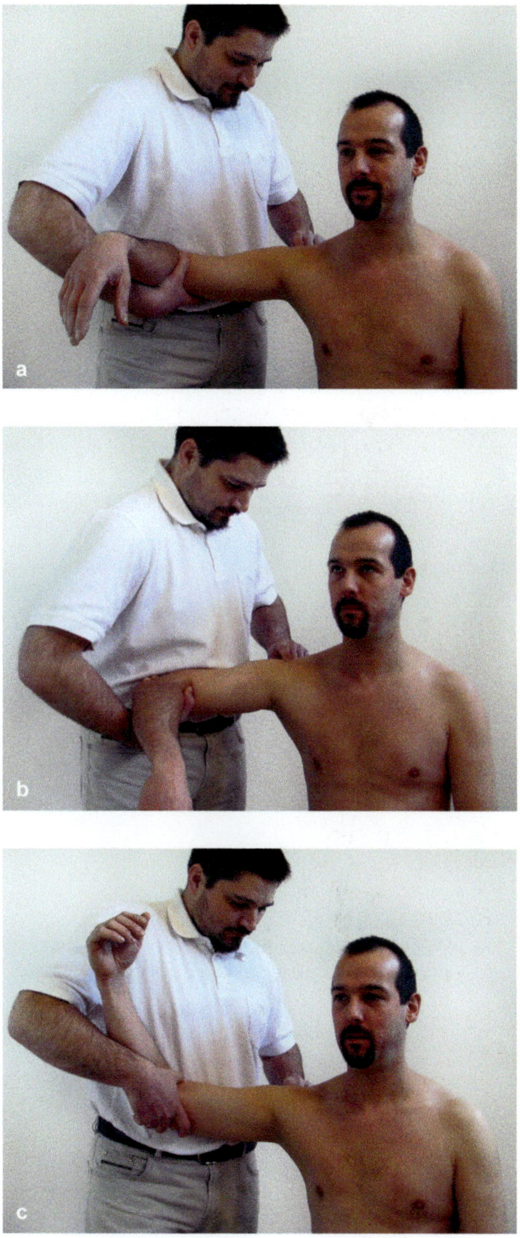

Abb. 3.15 Monitoring des Akromioklavikulargelenks unter Innen- und Außenrotation des Armes.
a) Ausgangsstellung
b) Innenrotation des Arms
c) Außenrotation des Arms

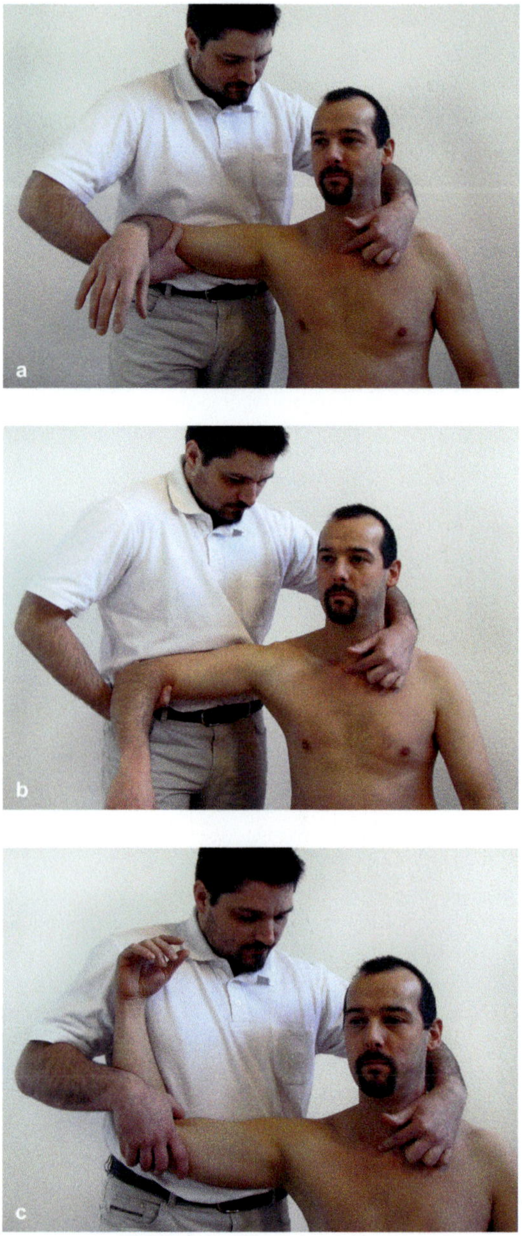

Abb. 3.16 Monitoring des Sternoklavikulargelenks unter Innen- und Außenrotation des Armes.
a) Ausgangsstellung
b) Innenrotation des Arms
c) Außenrotation des Arms

Monitoring des Sternoklavikulargelenks

Ausgangsstellung: Der Palpationsfinger des Therapeuten ruht auf dem Sternoklavikulargelenk und der Arm des Patienten wird vom Therapeuten in 90° Abduktion gehalten (➤ Abb. 3.16a).

Bei einer durch den Untersucher durchgeführten Außenrotation (➤ Abb. 3.16c) des Patientenarmes kommt es zu einer Drehung der Klavikula nach dorsal, man gewinnt den Eindruck, die Klavikula kippe nach hinten ab.

Bei einer vom Untersucher durchgeführten Innenrotation (➤ Abb. 3.16b) des Patientenarmes dreht die Klavikula nach vorne. Man gewinnt den Eindruck, die Klavikula komme dem Palpationsfinger entgegen.

HINWEIS

Diese Bewegungsabfolge kann in der späteren Phase der Therapie bei Schulterpatienten pathologisch werden. Nämlich dann, wenn bei Patienten nach längerer Ruhigstellung oder Schonhaltung dieser physiologische Ablauf in den Einzelgelenken der Funktionseinheit Schulter nicht mehr gegeben ist. Dies gilt insbesondere für die Bewegung der Klavikula bei einer Außenrotation.

3.4 Aktive Bewegungsprüfung

Im Anschluss an Anamnese, Palpation und Inspektion sollte eine kurze aktive Bewegungsprüfung der Schulter erfolgen:

Der Patient soll im freien Sitz eine ihm mögliche

- maximale Flexion/Extension,
- maximale Abduktion/Adduktion,
- maximale Innenrotation/Außenrotation

aus der Neutral-Null-Stellung des Armes heraus durchführen (➤ Abb. 3.17a–f).

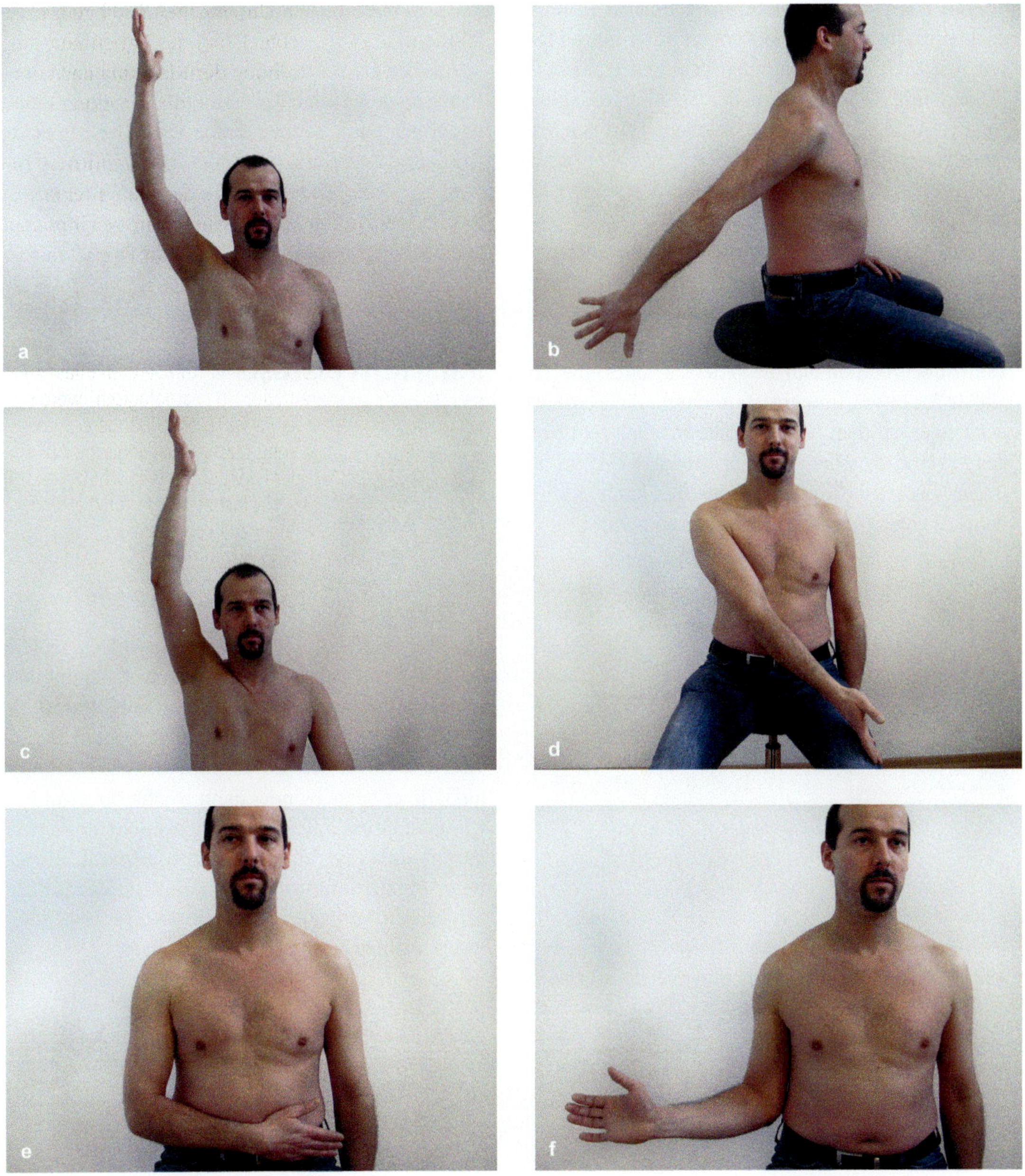

Abb. 3.17 Aktive Bewegungsprüfung.
a) Flexion, b) Extension, c) Abduktion, d) Adduktion, e) Innenrotation, f) Außenrotation

Für besonders aussagekräftig hält der Autor die Prüfung der Dreidimensionalität im Sinne der bekannten PNF-Pattern des Schultergelenks, da es im Alltag kaum eine isolierte Bewegung der Schulter in einer Ebene gibt. Hier sind vor allem die Flexion/Abduktion/Außenrotation und die Flexion/Adduktion/Innenrotation zu prüfen.

Man kann den Patienten zur schnellen Prüfung auch einfache **Alltagsbewegungen** durchführen lassen, wie z. B. Haare waschen/kämmen (maximale Flexion mit Außenrotation der Schulter) oder das Gesäß abwischen bzw. einen Geldbeutel aus den hinteren Hosentaschen herausziehen lassen (maximale Extension mit maximaler Innenrotation der Schulter).

Ein weiterer **genereller Schnelltest** für die Schulter wird durchgeführt, indem der Patient versucht, sich auf dem Rücken die Hände zu geben (➤ Abb. 3.18). Dabei führt ebenfalls eine Schulter eine maximale Flexion/Außenrotation und die andere Schulter eine maximale Extension/Innenrotation durch. Ein Berühren der Finger auf dem Rücken sollte möglich sein bzw. der Abstand zwischen den Fingern sollte 1–2 cm betragen. Bei muskelkräftigen Menschen kann es allerdings zu einer Weichteilhemmung kommen.

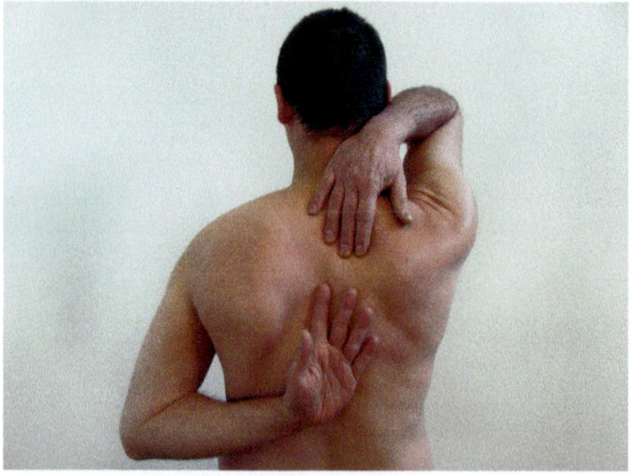

Abb. 3.18 Durchführung des Schnelltests für die Schulter.

3.5 Passive Bewegungsprüfung

Die passive Testung des Endgefühls eines Gelenks schließt sich an die vom Patienten durchgeführte aktive Bewegung an. Hierbei wird kurz, vom Therapeuten initiiert, im Gelenk nachgefedert, um eine Aussage über die Qualität des Endgefühls treffen zu können.

Aus der Sicht des Autors sollte allerdings auf eine Prüfung des Endgefühls in Endstellung bei einer dauerhaft stark schmerzhaften Schulter verzichtet werden, da eine entsprechende Prüfung und deren Aussage keine weitere nennenswerten Konsequenzen im Umgang mit bzw. bei der Therapie einer solchen Schulter hat.

3.6 Hinweistests

3.6.1 Impignementtest (Einklemmung von Strukturen unter dem Akromion)

Impignementtest 1 (Painful arc)

Der Begriff „Painful Arc“ beschreibt folgendes Phänomen: Der Patient führt aus der Nullstellung heraus seinen Arm aktiv in die maximale Flexion. Bei positivem Befund, sogenanntem positivem Painful Arc, tritt meist bei 60–70° ein plötzlicher Schmerz auf. Dieser verschwindet dann wieder bei etwa 120° (➤ Abb. 3.19a und b). Dies gilt als sicherer Hinweis darauf, dass eine Impingementproblematik, also eine Einklemmungsproblematik, subakromialer Strukturen vorliegt, die durch weitere Tests allerdings noch zu bestätigen ist.

HINWEIS

Als erste weitere Bestätigung kann man den Patienten dieselbe Bewegung mit einer Innenrotation des Armes durchführen lassen. Der Schmerz tritt nun meist früher und teilweise auch heftiger auf.

Zur Bestätigung der Diagnose sollten einige weitere Tests durchgeführt werden

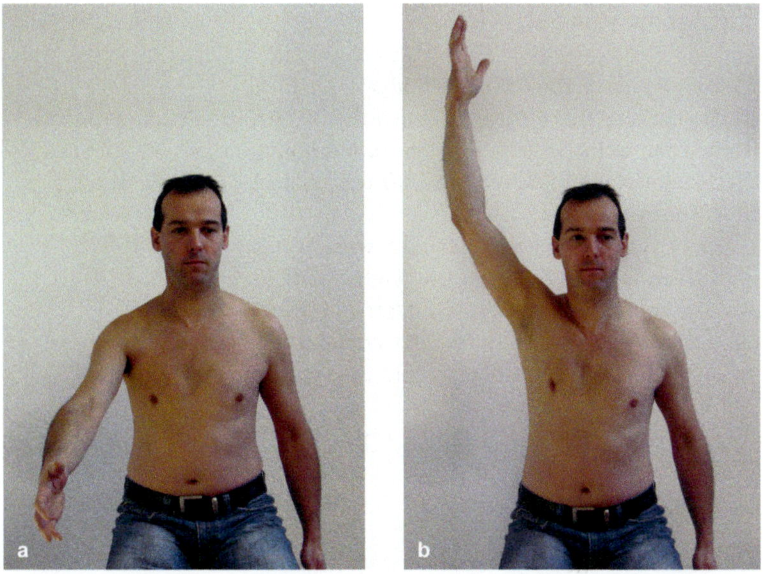

Abb. 3.19 Impingementtest 1.
a) Häufiges Auftreten der Schmerzsymptomatik bei 60–70° Flexion
b) Verschwinden der Schmerzsymptomatik bei ca. 120° Flexion

Impingementtest 2

Ausgangsstellung: Der Patient sitzt und der betroffene Arm des Patienten wird vom Therapeuten bei 90° Abduktion in Verbindung mit leichter horizontaler Adduktion gehalten (Beachtung der Stellung der Cavitas glenoidalis). Nun wird der Arm zur Testung eines eventuellen Impingements vom Therapeuten in 90° Innenrotation geführt (➤ Abb. 3.20a und b).

Bei Schmerzäußerung des Patienten gilt der Test als positiv.

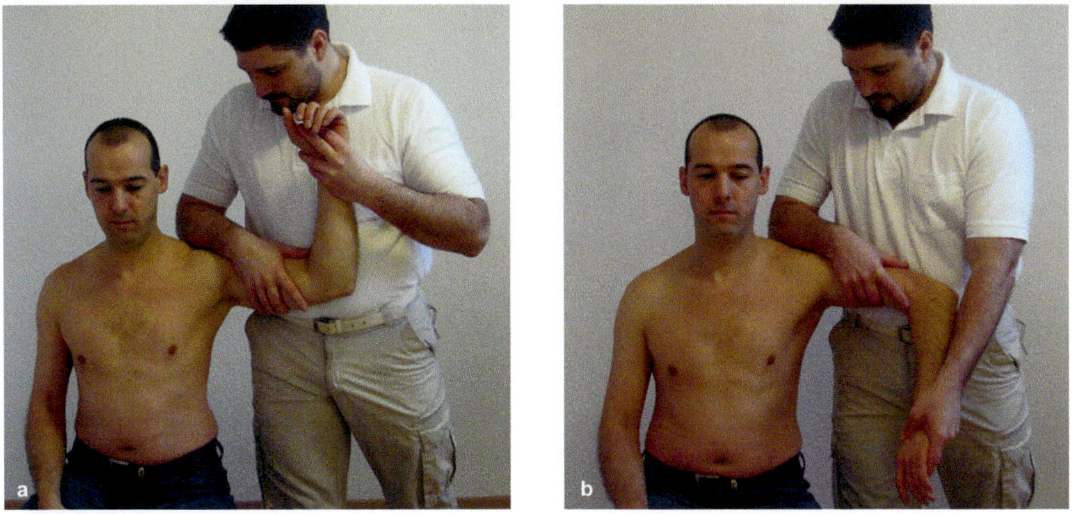

Abb. 3.20 Impingementtest 2.
a) Ausgangsstellung
b) Endstellung

Impingementtest 3

Ausgangsstellung: Der Patient befindet sich im freien Sitz und der Therapeut steht hinter dem Patienten und hält den Arm des Patienten zur Führung sicher in der Hand, unter Umständen sollten beide Hände benutzt werden.

Der betroffene Arm des Patienten wird aus der maximalen Flexions-/Abduktions-/Außenrotationsposition vom Therapeuten passiv unter Kompression in das Schultergelenk in die Extensions-/Adduktions-/Innenrotationsposition geführt. Dies führt zu einer zusätzlichen Druckerzeugung im subakromialen Raum (> Abb. 3.21a und b).

Bei einer Schmerzäußerung des Patienten ist der Test als positiv zu bewerten.

HINWEIS

Im Anschluss kann dieser Test nochmals unter Traktion des Schultergelenks durchgeführt werden. So wird Platz zwischen den Gelenkpartnern geschaffen und ein vormals schmerzhafter Befund sollte nun verschwinden, gelindert sein oder verspätet auftreten. Auch dies gilt als Hinweis auf eine Impingementproblematik.

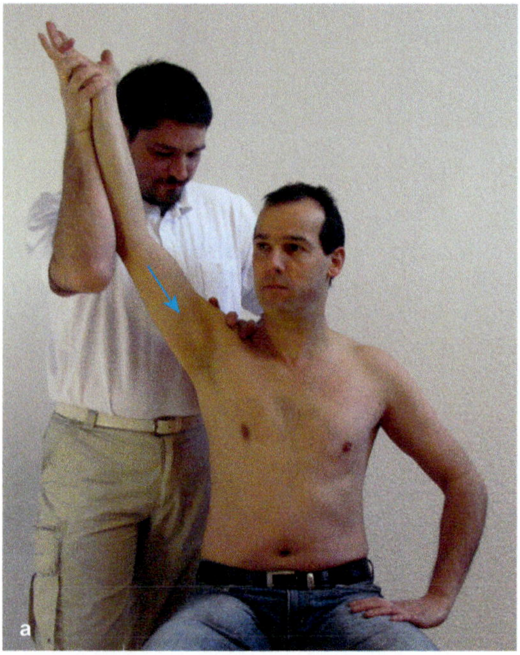

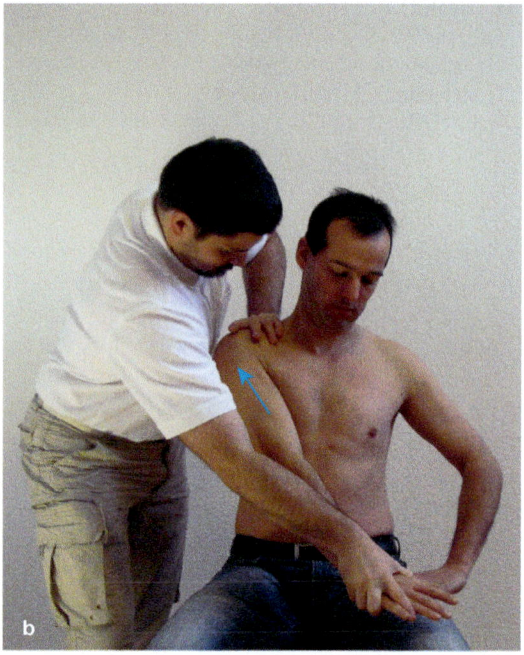

Abb. 3.21 Impingementtest 3.
a) Ausgangsstellung mit Kompression des Schultergelenks
b) Endstellung: Die kontinuierliche Kompression des Gelenks ist wichtig

3.6.2 Test der Bursa subacromialis

Ausgangsstellung: Der Patient befindet sich im freien Sitz, der betroffene Arm hängt locker in Neutral-Null-Stellung herab. Der Unterarm wird im Ellenbogen in 90° Flexion gehalten.

Der Therapeut übt einen kräftigen Druck von kaudal über den Ellenbogen und den Humerus gegen das Akromion aus. Dieser Druck wird gehalten.

Im Anschluss wird vom Therapeuten eine passive Rotation des Oberarmes nach außen und innen durchgeführt. Somit wird die Bursa subacromialis gegen das Akromion gepresst und unter Druck gegen das Akromion bewegt (➤ Abb. 3.22a–c).

Eine entzündlich veränderte Bursa reagiert sehr empfindlich auf diesen Druck und der Patient wird entsprechend Schmerzen äußern.

HINWEIS
Alternative: Dieser Test kann auch mit intermittierenden, schnellen Drücken von kaudal durchgeführt werden.

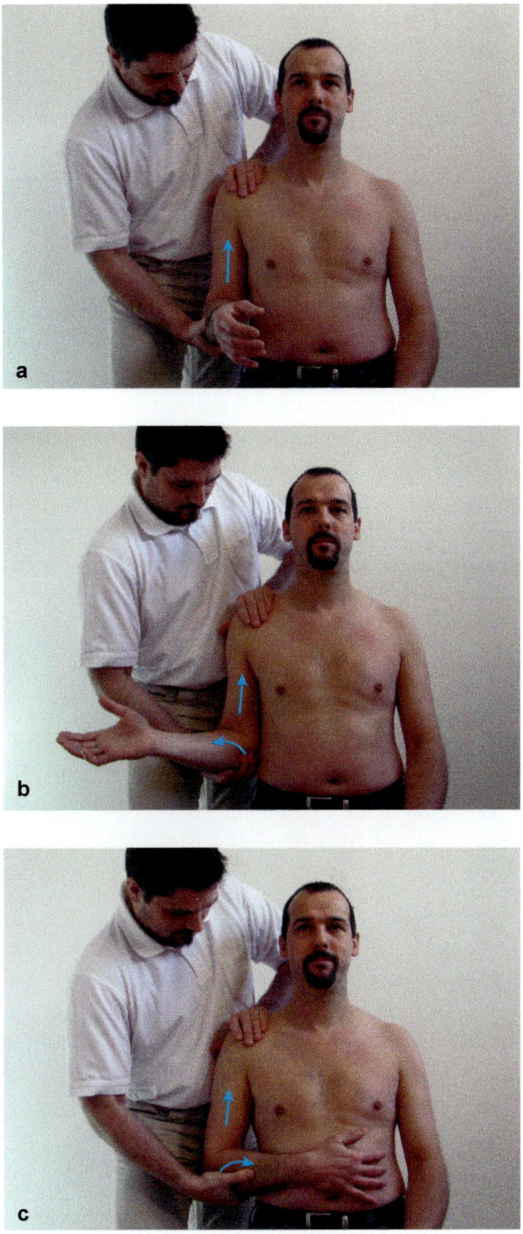

Abb. 3.22 Test der Bursa subacromialis.
a) Ausgangsstellung mit Kompression der Bursa
b) Test der Bursa in Außenrotation
c) Test der Bursa in Innenrotation

3.6.3 Test zur Überprüfung einer habituellen Subluxationsneigung

Ausgangsstellung: Der Patient sitzt, der betroffene Arm des Patienten wird unter Beachtung der Stellung der Cavitas glenoidalis in leichter horizontaler Adduktion (etwa 10°) bei 90° Abduktion vom Therapeuten gehalten.

Nun wird zur Testung einer eventuellen Instabilität des Schultergelenks der Arm vom Therapeuten in 90° Außenrotation geführt. Diese Position wird auch aufgrund ihrer maximalen Anspannung aller passiven Strukturen des Kapsel-Band-Apparates als verriegelte Stellung, sogenannte Closed-Packed-Position, bezeichnet. Am Ende der Bewegung wird der Humerus vom Therapeuten entlang der Stellung der Cavitas glenoidalis mit einem Schub nach medial-kaudal zur Testung eines vermehrten Bewegungsraums passiv nachgefedert (➤ Abb. 3.23a und b).

Einem Normalbefund entspricht ein seitengleicher minimaler Bewegungsweg, ohne ein „Schnappen" o. Ä. der Schulter.

HINWEIS

Generell sollte bei einer schmerzhaft veränderten Schulter ein Bewegen des Humeruskopfes nach ventral, z. B. durch eine Extensionsbewegung des Oberarmes, verhindert werden.
Häufige Fehler bei der Durchführung der Tests liegen in der Stellung des Therapeuten zum Patienten oder in einer gewissen Unaufmerksamkeit für die wichtigen Details, z. B. der richtigen Lagerung oder Haltung des Armes während eines Tests oder der Behandlung. Dies führt beim Patienten zu erhöhtem Schmerz und somit zu keinem hundertprozentigen Testergebnis, da die saubere Ausführung meist durch eine erhöhte muskuläre Gegenspannung des Patienten verhindert oder eingeschränkt wird.

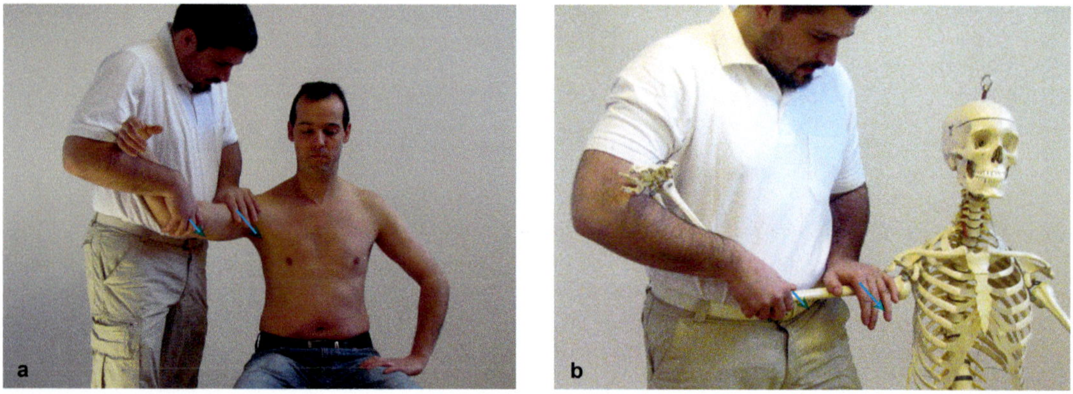

Abb. 3.23 Test zur Überprüfung einer habituellen Subluxationsneigung (a); Grifftechnik am Modell (b).

3.7 Testung der Funktionseinheit Schulter

Der Untersuchungsgang Schulter ist grundsätzlich sehr schnell und mit guter Aussagekraft durchführbar.

Mit einer gewissen Übung der Abfolge, die jeder Therapeut nun mal benötigt, dauert die Untersuchung in der Regel nicht länger als 10 Minuten und liefert aussagekräftige Ergebnisse. Der Untersuchungsgang Schulter stellt für uns Therapeuten, die wir ohne bildgebende Verfahren arbeiten, eine gute und schnelle Möglichkeit dar, zu der für uns so wichtigen „Arbeitshypothese" zu gelangen.

Grundsätzlich wird empfohlen, alle Tests, bis auf den Test der skapulären Gleitbewegung, am sitzenden Patienten auszuführen, da alle notwendigen Tests aus dieser Ausgangsstellung heraus schnell durchführbar sind.

Es gilt allerdings zu beachten, dass nicht jeder Test bei jedem Krankheitsbild angebracht ist. So verbieten sich selbstverständlich Muskeltests an operierten Muskeln, die Traktionstestung nach kaudal bei bekannter Luxationstendenz ist auch nicht zwingend zu prüfen usw.

3.7.1 Gelenktests Schulter

Bei der eigentlichen Testung der Gelenke des Schultergürtels geht es um die Feststellung von abnormem Bewegungsspiel. Dieses kann in Form einer Hypo- oder Hypermobilität vorliegen. Allgemein neigen Patienten mit einer Verletzung von aktiven Strukturen, z. B. mit einer Rotatorenmanschettenruptur oder einer habituellen Subluxationsneigung, durch fehlende muskuläre Führung eher zu einer Hypermobilität bzw. zu einem vermehrten allgemeinen Bewegungsspiel, teilweise kann die Hypermobilität sich aber auch nur in einer Richtung äußern. Patienten mit schmerzhaften, entzündlichen Veränderungen an der Schulter, z. B. einer Frozen Shoulder oder einer lang anhaltenden Schonhaltung, hingegen neigen eher zu einer Hypomobilität, eventuell sogar zu einer Kapselschrumpfung.

Es sollte grundsätzlich immer im Seitenvergleich geprüft werden, denn nur so lässt sich eine Pathologie ausreichend beurteilen.

Eine richtige Beurteilungsfähigkeit oder ein Gespür für die Gelenkbewegung setzt eine gewisse Erfahrung im „Erspüren" von Bewegungen eines Gelenks, ein gewisses „Händchen" für diese Art der Testung, aber auch viel Übung voraus. Man sollte sich nicht entmutigen lassen und Patienten gerade zu Beginn der „Lehrzeit" immer komplett durchtesten. Dies trainiert die Sinne und wird mittelfristig zu einer deutlichen Verbesserung der eigenen sensitiven Fähigkeiten führen.

MERKE

Grundsätzlich gilt, dass, egal ob bei Test- oder Therapiegriffen, die Haut nicht gespannt werden sollte. Sie verhindert bei erhöhter Spannung durch ein manuelles Auseinanderziehen eine gezielte Bewegung im Gelenk. Beim Positionieren der Hände sollte die Haut zwischen den Händen immer etwas zusammengeschoben werden, um eine ausreichende Bewegungsfähigkeit der oberflächlichen Strukturen (Haut) zu gewährleisten.

Gleichzeitig sollte fest und sicher, aber vor allem gezielt gegriffen werden. Der Griff sollte nicht oberflächlich sein, sondern die tieferen Strukturen, z. B. den Humeruskopf, auch erreichen. Erst dann wird der Patient ein sicheres Gefühl haben und schließlich bei ausreichendem Vertrauen in das Können des Therapeuten die schmerzhaften Strukturen dem Therapeuten zum Testen „überlassen".

Humeruskopf nach kaudal

(➤ Abb. 3.24a und b)

Ausgangsstellung des Patienten:

- Der Patient sitzt auf einer Bank oder einem Hocker.
- Arm in 50° Abduktion, 30° horizontale Adduktion, leichte Innenrotation.

Ausgangsstellung des Therapeuten:

Neben dem Patienten auf der betroffenen Seite, von schräg vorne mit Sichtkontakt zum Patienten.

Positionierung der Therapeutenhände:

Eine Hand greift in die Achsel und fixiert den Humerus, die andere Hand wird mit Spreizung von Daumen und Zeigefinger senkrecht auf den Humeruskopf von oben gesetzt.

Durchführung:

Traktion über die am Humerus liegende Hand nach kaudal.

Ziel:

Feststellung eines vermehrten Bewegungsweges nach kaudal (z. B. bei dezentriertem Humeruskopf nach Rotatorenmanschettenläsion, vermehrtem Gelenkspiel [Hypermobilität] bei Subluxation u. Ä.).

Alternative

Ausgangsstellung des Patienten:

- Der Patient sitzt auf einer Bank oder einem Hocker.
- Arm in 50° Abduktion, 30° horizontale Adduktion, leichte Innenrotation.

Ausgangsstellung des Therapeuten:

Neben dem Patienten auf der betroffenen Seite von schräg vorne mit Sichtkontakt zum Patienten.

Positionierung der Therapeutenhände:

Eine Hand greift von dorsal in die Achsel und fixiert den Humerus, die andere Hand wird mit Spreizung von Daumen und Zeigefinger senkrecht auf den Humeruskopf von oben als Monitorfinger gesetzt.

Durchführung:

- Axiale Traktion über die Hand am Humerus.
- Es kommt zur Traktion im Subakromialgelenk.

Ziel:

Festellung eines vermehrten Bewegungswegs nach kaudal (z. B. bei dezentriertem Humeruskopf nach Rotatorenmanschettenläsion, vermehrtem Gelenkspiel [Hypermobilität] bei Subluxation u. Ä.).

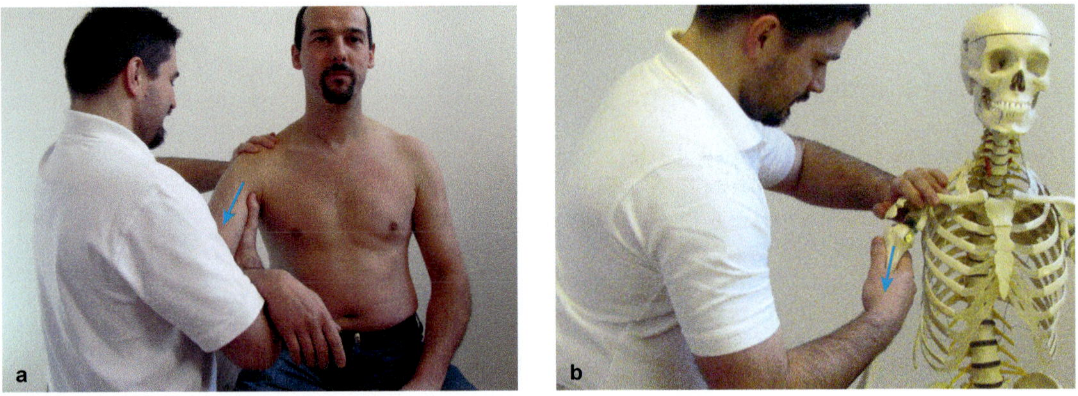

Abb. 3.24 Traktion des subakromialen Raums im Sitzen (a); Grifftechnik am Modell (b).

Humeruskopf nach lateral

(➤ Abb. 3.25a und b)

Ausgangsstellung des Patienten:

- Der Patient sitzt auf einer Bank oder einem Hocker.
- Arm in 50° Abduktion, 30° horizontale Adduktion, leichte Innenrotation.

Ausgangsstellung des Therapeuten:

Neben dem Patienten auf der betroffenen Seite von schräg vorn mit Sichtkontakt zum Patienten.

Positionierung der Therapeutenhände:

- Linke Hand: Fixation der Skapula über Akromion von kranial.
- Rechte Hand: Griff in der Achselhöhle am medialen Humerus.

Durchführung:

Der Oberarmkopf wird durch die an der Innenseite des Humerus liegende Hand nach ventral-lateral axial aus der Cavitas glenoidalis „herausgehoben".

MERKE

Es ist wichtig, für diesen Test vorher die Stellung der Cavitas glenoidalis genau zu bestimmen.

Ziel:

Traktion des Humeruskopfes aus der Cavitas glenoidalis heraus, allgemeine Testung der Elastizität des Kapsel-Band-Apparats.

HINWEIS

Bei Patienten mit einer habituellen Subluxationsneigung wird das Gelenkspiel wahrscheinlich erhöht sein, bei Patienten mit einer Frozen Shoulder wird hingegen ein sehr viel geringeres Gelenkspiel vorhanden sein.

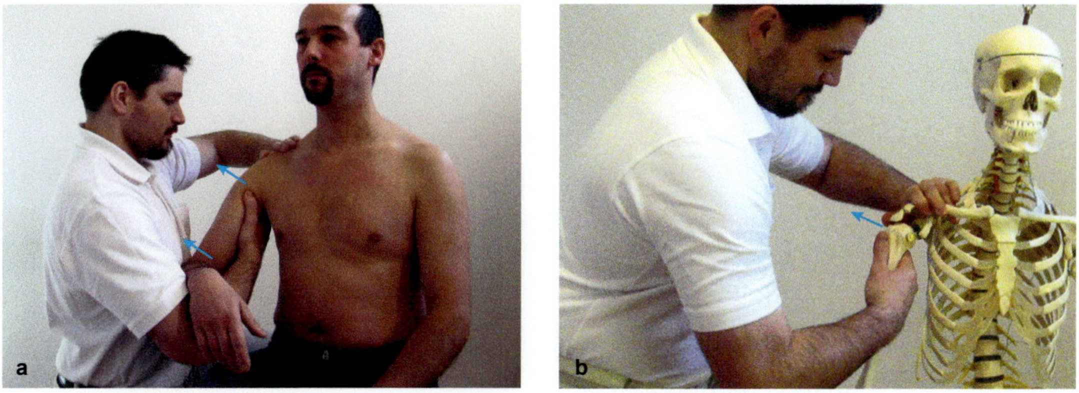

Abb. 3.25 Traktion des Glenohumeralgelenks im Sitzen (a); Grifftechnik am Modell (b).

Humeruskopf nach ventral

(➤ Abb. 3.26a und b)

Ausgangsstellung des Patienten:

- Patient sitzt auf einer Bank oder einem Hocker.
- Arm in 50° Abduktion, 30° horizontale Adduktion, leichte Innenrotation.

Ausgangsstellung des Therapeuten:

Neben dem Patienten auf der betroffenen Seite von schräg vorn mit Sichtkontakt zum Patienten.

Positionierung der Therapeutenhände:

- Rechte Hand: Fixation der Skapula über Daumen-Zeigefinger-Gabel von ventral.
- Linke Hand: Griff von dorsal den Humeruskopf umfassend, Handballen liegen auf dem Humeruskopf.

Durchführung:

Der Oberarmkopf wird durch die auf dem Humeruskopf von dorsal-lateral liegende Hand unter Beachtung der Stellung der Cavitas glenoidalis nach ventral-medial geschoben.

HINWEIS

Vor Durchführung dieses Tests ist es wichtig, sich die anatomischen Gegebenheiten nochmals bildhaft vor Augen zu führen, insbesondere den Gelenkspaltverlauf zwischen Cavitas glenoidalis und dem Humeruskopf, da bei diesem Test entlang dieses Gelenkspaltverlaufs der Humeruskopf von dorsal-lateral nach ventral-medial geschoben wird. Einer der häufigsten Fehler ist die falsche Positionierung der Hände, z. B. die Positionierung der Führungshand des ventral-medialen Schubes nicht direkt auf dem Humeruskopf, sondern auf dem Hinterrand der Skapula oder Cavitas glenoidalis. Diese Position der Hand schließt einen Bewegungsweg der Gelenkpartner gegeneinander aus.

Ziele:
- Schub des Humeruskopfes nach ventral-medial.
- Testung des Gelenkspiels.

HINWEIS

Der Aussagewert dieses Tests liegt oft in seiner fehlenden Aussage, da bei einer Pathologie, z. B. einem Humeruskopfhochstand, der Humeruskopf meist nach kranial-ventral verlagert ist und somit bei dieser Testung, bedingt durch die Fehlstellung, kaum ein Bewegungsweg zu erzielen sein wird.

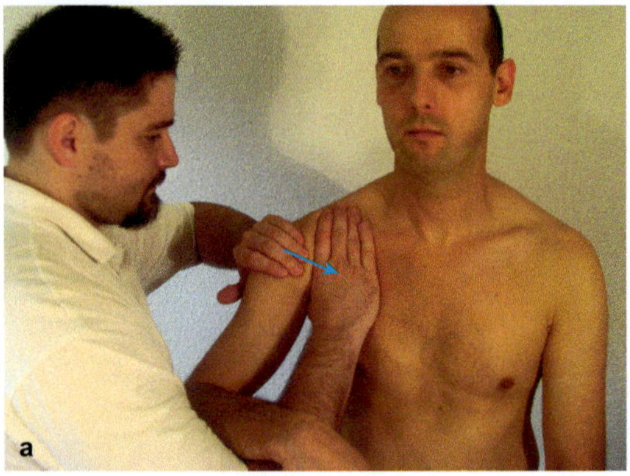

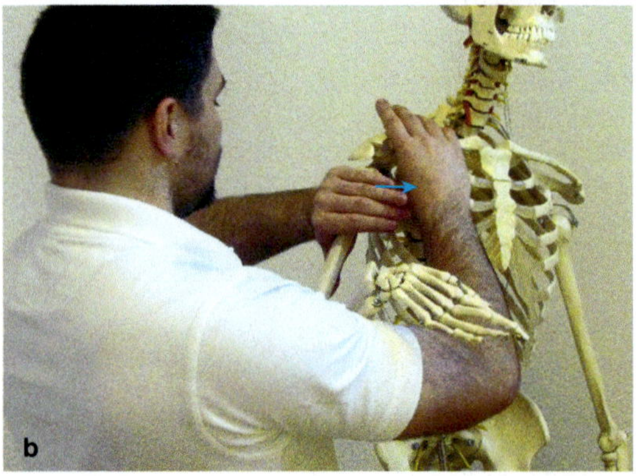

Abb. 3.26 Schub des Humeruskopfes nach ventral (a); Grifftechnik am Modell (b).

Humeruskopf nach dorsal

(➤ Abb. 3.27a und b)

Dies ist einer der wichtigsten Tests und er wird später auch mit anderer Intention als Therapiegriff eingesetzt, da mit ihm die mit so vielen Krankheitsbildern verkettete Dezentrierung des Humeruskopfes festgestellt bzw. behandelt werden kann.

Ausgangsstellung des Patienten:
- Der Patient sitzt auf einer Bank oder einem Hocker.
- Arm in 50° Abduktion, 30° horizontale Adduktion, leichte Innenrotation.

Ausgangsstellung des Therapeuten:
Neben dem Patienten auf der betroffenen Seite von schräg vorne mit Sichtkontakt zum Patienten.

Positionierung der Therapeutenhände:
- Linke Hand: Fixation der Skapula über Daumen-Zeigefinger-Gabel von dorsal.
- Rechte Hand: Griff von ventral den Humeruskopf umfassend, Handballen liegen auf dem Humeruskopf.

Durchführung:
Der Oberarmkopf wird durch die auf dem Humeruskopf von ventral-medial liegende Hand unter Beachtung der Stellung der Cavitas glenoidalis nach dorsal-lateral geschoben.

HINWEIS

Vor Durchführung dieses Test ist es wichtig, sich nochmals die anatomischen Gegebenheiten bildhaft vor Augen zu führen, insbesondere den Gelenkspaltverlauf zwischen Cavitas glenoidalis und dem Humeruskopf, da bei diesem Test entlang des Verlaufs des Gelenkspalts der Humeruskopf von ventral-medial nach dorsal-lateral geschoben wird. Einer der häufigsten Fehler ist die falsche Positionierung der Hände, z. B. wenn die Führungshand des Schubes nicht auf dem Humeruskopf direkt liegt oder die Schubrichtung falsch durchgeführt wird. Wird die Schubrichtung beispielsweise direkt nach dorsal durchgeführt, so führt dies zu einem Anstoßen des Humeruskopfes an das Labrum glenoidale und den hinteren Rand der Cavitas glenoidalis. Dies führt zwangsläufig zu einer Fehldeutung des Befundes.

Ziele:
- Schub des Humeruskopfes nach dorsal-lateral.
- Testung des Gelenkspiels.
- Korrektur eines nach ventral-kranial stehenden dezentrierten Humeruskopfes, eventuell mit einem Schnapp-Phänomen verbunden.

HINWEIS
Bei diesem Test kann es zu einem Schnapp-Phänomen oder einem Springen des Humeruskopfes über den Labrumrand kommen. Als Therapeut sollte man geistig darauf vorbereitet sein und nicht erschrecken, jedenfalls nicht für den Patienten sichtbar. Man sollte souverän mit diesem Phänomen umgehen und es dem Patienten gegebenenfalls erklären.

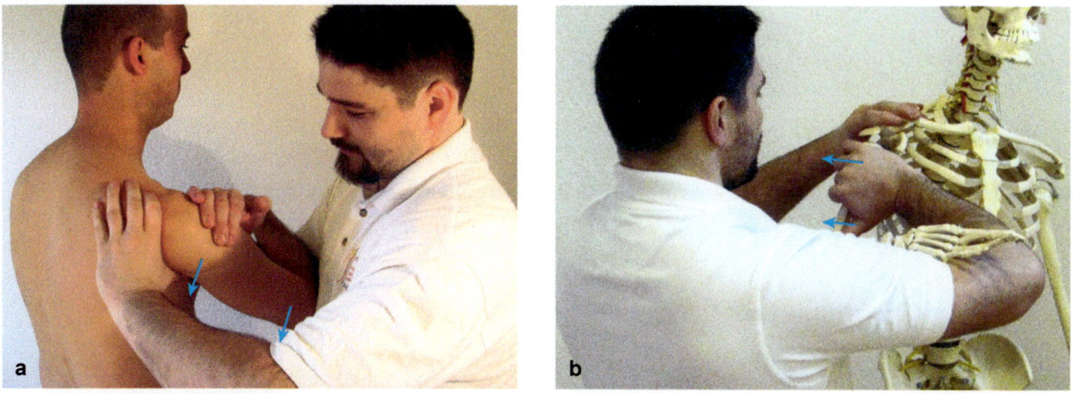

Abb. 3.27 Schub des Humeruskopfes nach dorsal (a); Grifftechnik am Modell (b).

Pathologische Befunde der Gelenktests

- Schmerzhafte Bewegungseinschränkungen meist durch degenerative und/oder entzündliche Gelenkprozesse.
- Störungen des Kaudalgleitens sind meist mit Einschränkungen der Abduktions- und Flexionsfähigkeit verbunden.
- Störungen des Ventralgleitens sind meist mit Einschränkungen der Extensions- und Außenrotationsfähigkeit verbunden.
- Störungen des Dorsalgleitens sind meist mit Einschränkungen der Flexions- und Innenrotationsfähigkeit verbunden.
- Störung der Lateralbewegung: konzentrische Bewegungseinschränkung durch erhöhten Gelenkdruck und/oder eine Kapselschrumpfung.
- Vermehrtes Gleiten spricht für eine Hypermobilität.
- Schnappen des Oberarmkopfes spricht für eine Subluxationsneigung.

3.7.2 Gelenktests Schultergürtel

Sternoklavikulargelenk

(➤ Abb. 3.28a und b)
Ausgangsstellung des Patienten:
- Der Patient sitzt auf einer Bank oder einem Hocker.
- Der Arm hängt am Körper herab.

Ausgangsstellung des Therapeuten:
Der Therapeut steht hinter dem Patienten auf der zu testenden Seite.
Positionierung der Therapeutenhände:
- Die linke Hand greift das Manubrium sterni mit Palpationsfinger am Sternoklavikulargelenk.
- Die rechte Hand greift das mediale Ende der Klavikula nahe dem Sternoklavikulargelenk, der Unterarm wird von ventral entlang der Klavikula angelegt.

HINWEIS
Es sollte möglichst gelenknah gegriffen werden.

Durchführung:

1. Der auf der Klavikula liegende Unterarm übt über die Schulter einen Zug aus, um so eine Traktion im Sternoklavikulargelenk durchzuführen.
2. Testung des translatorischen Gleitens durch Bewegen der Klavikula nach kranial-medial und kaudal-lateral.

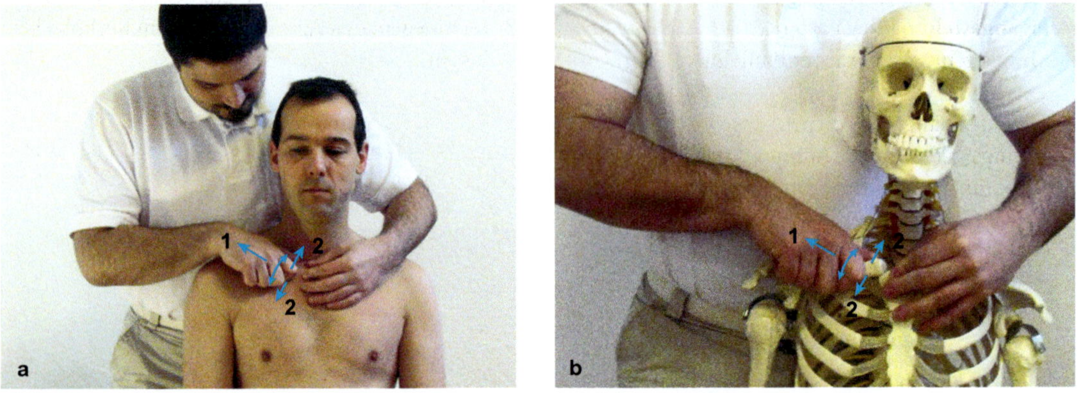

Abb. 3.28 Testung des Sternoklavikulargelenks (a), 1: Traktion, 2: Translatorisches Gleiten; Grifftechnik am Modell (b).

Akromioklavikulargelenk

(➤ Abb. 3.29a und b)

Ausgangsstellung des Patienten:

- Der Patient sitzt auf einer Bank oder einem Hocker.
- Der Arm hängt am Körper herab.

Ausgangsstellung des Therapeuten:

Der Therapeut steht hinter dem Patienten auf der zu testenden Seite.

Positionierung der Therapeutenhände:

- Die linke Hand greift entweder flächig oder mit Daumen-Zeigefinger-Griff das laterale Ende der Klavikula.
- Die rechte Hand fixiert Akromion und Humeruskopf.

Durchführung:

- Durch ein Wegziehen des Akromions nach lateral kommt es zu einer Traktion im Akromioklavikulargelenk.
- Testung des translatorischen Gleitens durch ein Ventral- bzw. Dorsalverschieben der Klavikula entsprechend des Gelenkspalts.

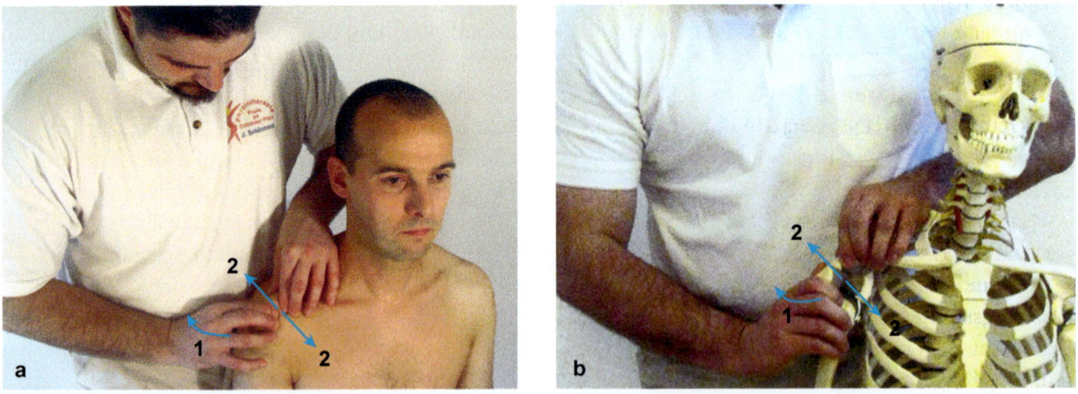

Abb. 3.29 Testung des Akromioklavikulargelenks (a), 1: Traktion, 2: Translatorisches Gleiten; Grifftechnik am Modell (b).

Provokation des Akromioklavikulargelenks (Hyperadduktionstest)

(➤ Abb. 3.30a und b)

Ausgangsstellung des Patienten:

- Der Patient sitzt auf einer Bank oder einem Hocker.
- Der Arm hängt am Körper herab.

Ausgangsstellung des Therapeuten:

Der Therapeut steht hinter dem Patienten auf der zu testenden Seite.

Positionierung der Therapeutenhände:

- Rechte Hand am Unterarm.
- Linke Hand am Oberarm.

Durchführung:

- Vom Therapeuten wird eine horizontale Adduktion des Armes bei 90° Flexion (Hyperadduktionstest) durchgeführt, oder
- Der Patient soll die Hand auf der anderen Schulter ablegen, den Arm dabei auf Schulterhöhe belassen.

HINWEIS

Gegebenenfalls kann der Therapeut die Symptomatik durch Druck am Ellenbogen der zu testenden Seite in Richtung Schulter der nicht zu testenden Seite verstärken.

Ziel:

Durch den Test wird vermehrter Druck im Akromioklavikulargelenk erzeugt. Somit dient der Test zur Feststellung einer Akromioklavikulargelenkarthrose.

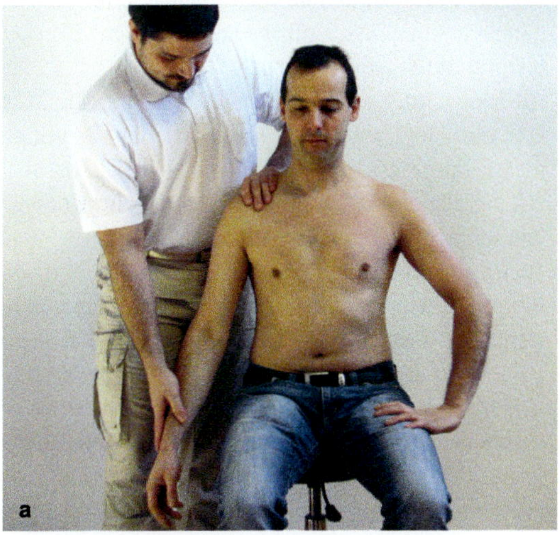

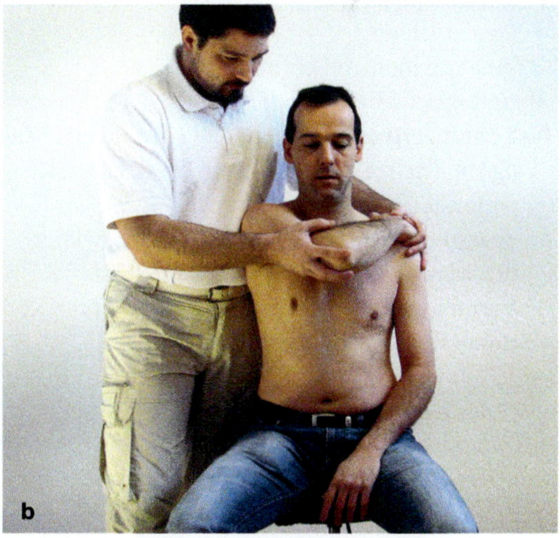

Abb. 3.30 Provokation des Akromioklavikulargelenks.
a) Ausgangsstellung
b) Endstellung

Skapuläre Gleitbewegung

(➤ Abb. 3.31)

Ausgangsstellung des Patienten:

Der Patient befindet sich in Seitenlage, die zu prüfende Seite liegt oben.

Ausgangsstellung des Therapeuten:

Therapeut steht auf Kopf-/Schulterhöhe des Patienten, möglichst mit Körperkontakt, damit dieser ein sicheres Gefühl hat.

HINWEIS

Bei dieser Technik bietet es sich an, den Thorax des Patienten gegen den Bauch des Therapeuten zu lehnen. Damit sind beide Hände zur Testung oder Behandlung frei und dem Sicherheitsbedürfnis des Patienten wird ausreichend nachgekommen.

Positionierung der Therapeutenhände:

- Die rechte Hand umfasst den kranialen Anteil der Skapula inklusive des Akromions.

- Die linke Hand umfasst den unteren Schulterblattwinkel. Der Arm kann in leichter Flexion auf dem Unterarm des Therapeuten abgelegt werden oder mittels eines Kissens, gefalteten Handtuchs o. Ä. zur Testung gelagert werden.

HINWEIS

Durch die Ablage des Patientenarmes auf dem Unterarm des Therapeuten oder eine Kissenlagerung wird der betroffene Arm des Patienten annähernd in der Ruhestellung des Schultergelenks eingestellt. Es ist während der gesamten Testung darauf zu achten, dass der Arm nicht in die Hyperextension geführt wird.

Durchführung:
Mobilisation der Skapula auf dem Thorax in alle Richtungen:
- kranial-kaudal
- medial-lateral
- Innenrotation-Außenrotation

Pathologische Befunde:
- Vermindertes Kaudalgleiten der Skapula ist häufig ein Zeichen eines reaktiven muskulären Hypertonus (Schultererkrankungen u. Ä.).
- Bewegungseinschränkung durch Störungen in den Klavikulargelenken.
- Verminderte Abduktion oder Flexion durch Kontraktur des M. pectoralis minor.

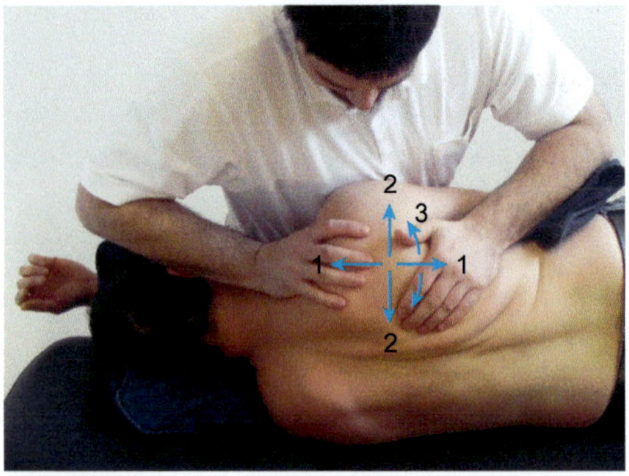

Abb. 3.31 Testung der Skapulamobilität.
1 kranial-kaudal, 2 medial-lateral, 3 Innen-/Außenrotation.

3.7.3 Muskuläre Provokationstests

Muskeltests geben entscheidenden Aufschluss über die Funktionsfähigkeit der die Schulter umgebenden Muskulatur. Sie sind schnell und zügig nach der Testung der Gelenke durchzuführen und runden den Untersuchungsbefund an der Schulter ab.

Läsionen der **oberflächlichen** Muskulatur sind meist bereits bei der Inspektion eindrucksvoll und durch das häufig entstehende Hämatom eindeutig zu diagnostizieren. Allerdings treten Muskelverletzungen des M. pectoralis major, des M. trapezius oder des M. deltoideus eher selten auf. Wenn, dann werden sie meist durch übermäßige sportliche Aktivität verursacht.

Bei den **tiefer liegenden** Muskeln der Rotatorenmanschette sind Verletzungen deutlich häufiger und leider auch schwieriger zu diagnostizieren, da diese Muskeln der Inspektion nicht in allen Bereichen zugänglich sind. Daher muss eine spezifische Muskeltestung durchgeführt werden.

Allerdings muss sich zu dem Verdacht auf eine Muskelläsion aufgrund einer schmerzhaften Bewegung dieser humeruskopfzentrierenden Muskulatur auch ein deutlicher **Kraftverlust** gesellen. Dieser Kraftverlust sollte im **Seitenvergleich** augenfällig sein.

Wenn sich in der therapeutischen Untersuchung ein Befund einstellt, der auf eine Muskelverletzung schließen lässt, so sollte der Patient einer ärztlichen Untersuchung mittels Ultraschall oder wenn möglich sogar einer MRT-Untersuchung zugeführt werden. Je früher die sichere Diagnose einer Muskelverletzung erfolgt, desto schneller kann gegebenenfalls auch operativ eingegriffen werden.

Es hat sich gezeigt, dass kleine Muskelverletzungen längerfristig zu großen Schulterbeschwerden führen und unter Umständen sogar größere Eingriffe an der Schulter nach sich ziehen können.

Testung des M. supraspinatus (Jobe-Test)

(➤ Abb. 3.32a und b)

Ausgangsstellung des Patienten:
Der Patient sitzt auf einer Bank oder einem Hocker.
Ausgangsstellung des Therapeuten:
Der Therapeut steht hinter dem Patienten.
Durchführung:

- Arme des Patienten in 90° Abduktion bei 30° horizontaler Adduktion mit leichter Innenrotation.
- Therapeutenhände liegen auf den Oberarmen des Patienten und erzeugen Druck von oben auf die Arme im Sinne einer Adduktion.

Ziel:
Bei einer Verletzung des M. supraspinatus wird der Arm nach einer gewissen Zeit, mit zunehmender Erschöpfung des M. deltoideus, im Vergleich zur anderen Seite tiefer sinken.

HINWEIS
Ein Kraftdefizit des M. supraspinatus kann eine Zeitlang durch den M. deltoideus kompensiert werden. Daher sollte der Druck nicht nur kurzfristig gehalten werden, sondern durchaus etwas länger (etwa 30 Sekunden).

3

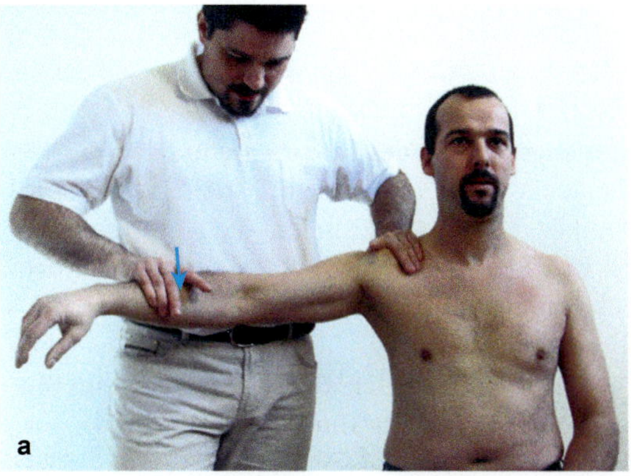

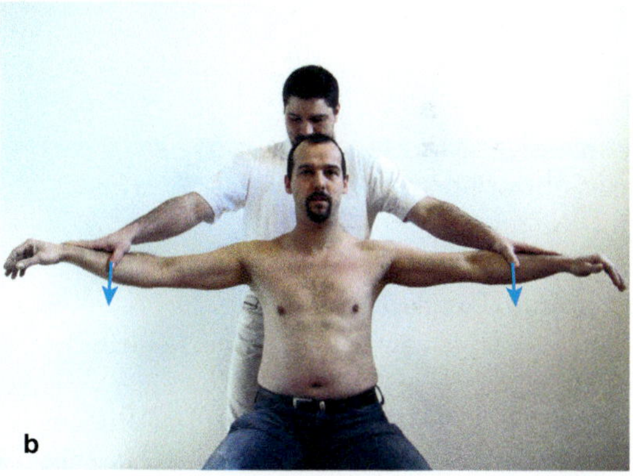

Abb. 3.32 Testung des M. supraspinatus (a); im Seitenvergleich (b).

Test Insertionstendinopathie des M. supraspinatus

(➤ Abb. 3.33a und b)

Ausgangsstellung des Patienten:

- Der Patient sitzt auf einer Bank oder einem Hocker.
- Arm in 90° Ellenbogenflexion, der Handrücken des zu testenden Armes ist auf dem Rücken abgelegt. Der Arm liegt in Extension, Adduktion, maximale Innenrotation (sogenannter Hosentaschengriff).

Ausgangsstellung des Therapeuten:
Der Therapeut steht hinter dem Patienten, die linke Hand liegt auf dem Akromion, die rechte Hand liegt auf dem distalen Humerusbereich.
Durchführung:
Patient soll mit dem Oberarm Druck gegen die Hand des Therapeuten erzeugen.
Ziel:
Gezielte Aktivierung des M. supraspinatus mit maximaler Kraftentwicklung und somit eine Reizung bei Insertionstendinopathie im Bereich des Muskelansatzes.

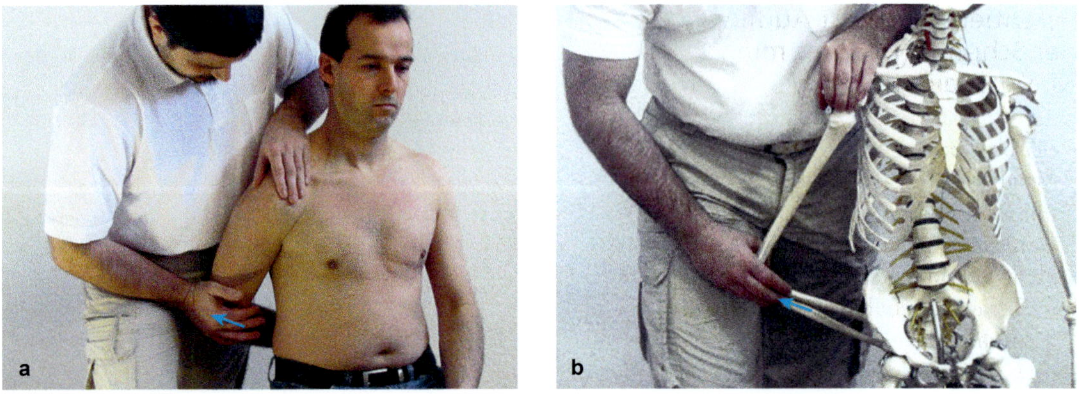

Abb. 3.33 Test des M. supraspinatus bei Sehnenansatzreizung (a); Grifftechnik am Modell (b).

Alternative: Manuelle Reizung des Sehnenansatzes

(➤ Abb. 3.34a und b)

Ausgangsstellung des Patienten:

- Der Patient sitzt auf einer Bank oder einem Hocker.
- Arm in 90° Ellenbogenflexion, der Handrücken des zu testenden Armes ist auf dem Rücken abgelegt. Der Arm liegt in Extension, Adduktion, maximaler Innenrotation (sogenannter Hosentaschengriff).

Ausgangsstellung des Therapeuten:

Therapeut steht hinter dem Patienten, die linke Hand liegt auf dem Akromion, die Finger der rechten Hand liegen unterhalb des Akromions auf dem Tuberculum majus im Sehnenansatzbereich.

Durchführung:

Therapeut übt gezielten Druck auf den Sehnenansatzbereich aus, ggf. friktionsmäßig.

Ziel:

Gezielte Provokation und Reizung des Sehnenansatzes des M. supraspinatus.

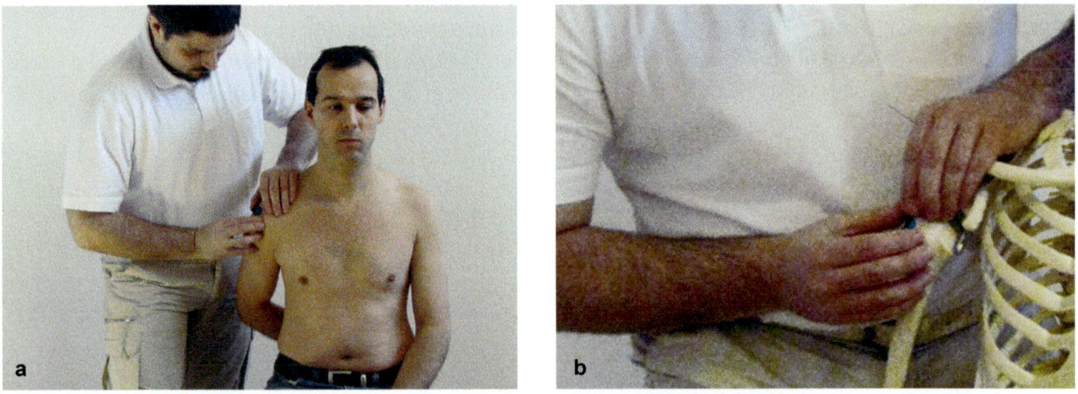

Abb. 3.34 Druckerzeugung auf die Sehne des M. supraspinatus (a); Grifftechnik am Modell (b).

Orientierender Test Außenrotatoren der Schulter (M. teres minor, M. infraspinatus)

(➤ Abb. 3.35)
Ausgangsstellung des Patienten:
- Der Patient sitzt auf einer Bank oder einem Hocker.
- Arme in 90° Ellenbogenflexion am Körper.

Ausgangsstellung des Therapeuten:
Der Therapeut steht hinter dem Patienten.
Durchführung:
- Der Therapeut greift von lateral beidseits an die Unterarme des Patienten.
- Er gibt Widerstand für die Außenrotation der Unterarme bei angelegtem Oberarm.

Ziel:
Bei einer Schwäche könnte der Patient den Widerstand nicht lange aufrechterhalten.

HINWEIS
Die Außenrotatoren der Schulter sind nicht wirklich kraftvoll, daher sollte man sich durch ein schnelles „Zurücklaufen" der Arme bei zu kräftig gegebenem Widerstand nicht täuschen lassen.

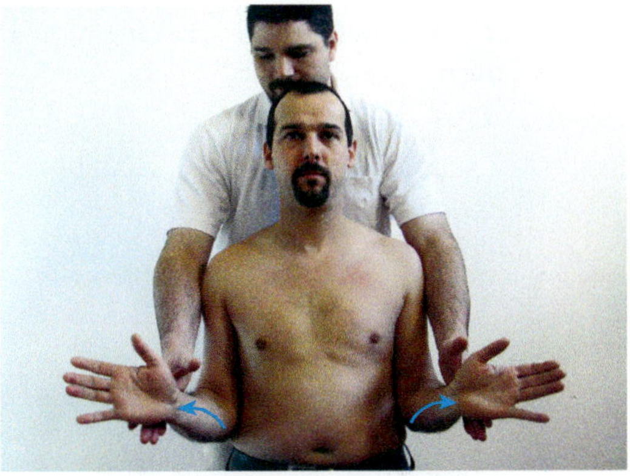
Abb. 3.35 Orientierender Test für die Außenrotatoren.

Testung von M. infraspinatus, M. teres minor, M. supraspinatus (Patte-Test)

(➤ Abb. 3.36)
Ausgangsstellung des Patienten:
Der Patient sitzt auf einer Bank oder einem Hocker.
Ausgangsstellung des Therapeuten:
Der Therapeut steht hinter dem Patienten.
Durchführung:
- Zu testender Arm des Patienten in 90° Abduktion mit maximaler Außenrotation.
- Der Therapeut gibt über den Handrücken des Patienten Widerstand für die Außenrotation, indem er versucht, den Arm in die Innenrotation zu führen.

Ziel:
Bei einer Verletzung würde sich der Arm im Seitenvergleich recht schnell in die Innenrotation führen lassen. Eventuell könnte der Patient gar keinen Widerstand entgegensetzen.

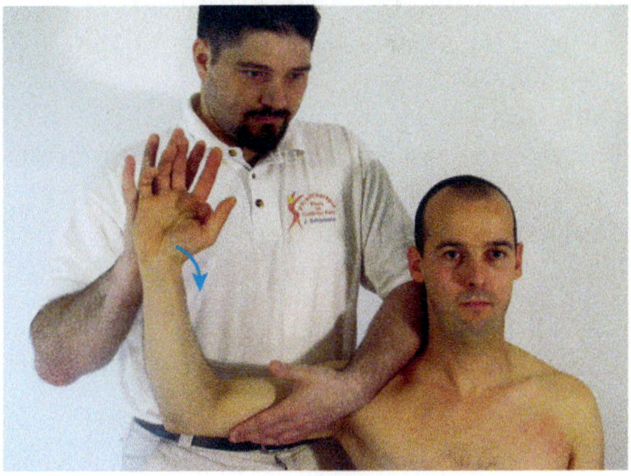
Abb. 3.36 Patte-Test.

Lift-off-Test des M. infraspinatus

(➤ Abb. 3.37a und b)
Ausgangsstellung des Patienten:
- Der Patient sitzt auf einer Bank oder einem Hocker.
- Arme in 90° Ellenbogenflexion am Körper.

Ausgangsstellung des Therapeuten:
Der Therapeut steht hinter dem Patienten.

Durchführung:
Der Therapeut greift an die Unterarme des Patienten und führt diese in maximale Außenrotation.
Ziel:
Patient soll den Arm halten.
Pathologisch:
Arm sinkt in Innenrotation zurück, kann nicht gehalten werden.

HINWEIS
Dieser Test kann noch eindrucksvoller sein, wenn er in Seitenlage durchgeführt wird. In dieser Lage muss der Patient den Arm gegen die Schwerkraft halten. Bei einer Störung an M. infraspinatus und M. teres minor wird es zu einem schnellen Zurücksinken kommen.

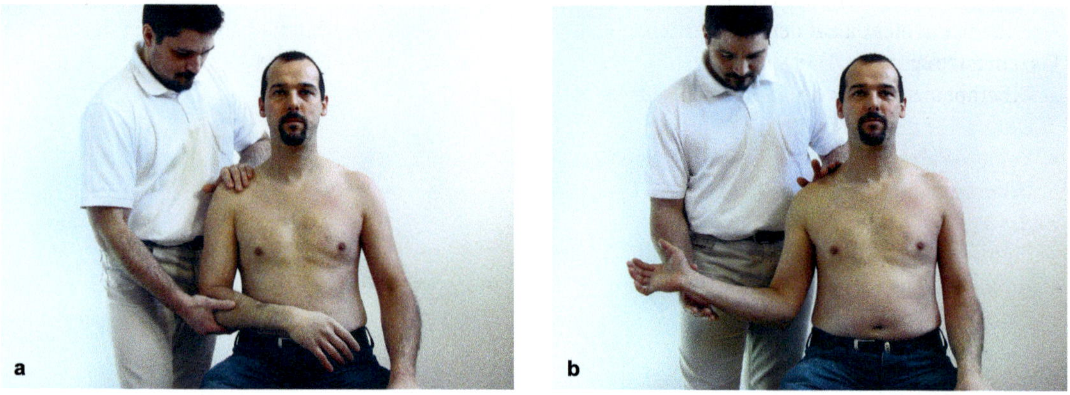

Abb. 3.37 Lift-off-Test für die Außenrotatoren.
a) Ausgangsstellung
b) Endstellung

Orientierender Test der Innenrotatoren der Schulter (M. subscapularis)

(> Abb. 3.38a und b)
Ausgangsstellung des Patienten:
- Der Patient sitzt auf einer Bank oder einem Hocker.
- Arme in 90° Ellenbogenflexion am Körper.

Ausgangsstellung des Therapeuten:
Der Therapeut steht hinter dem Patienten.

Durchführung:
- Der Therapeut greift von medial beidseits an die Unterarme des Patienten.
- Er gibt Widerstand für die Innenrotation der Unterarme bei angelegtem Oberarm.

Ziel:
Bei einer Schwäche könnte der Patient den Widerstand nicht lange aufrechterhalten.

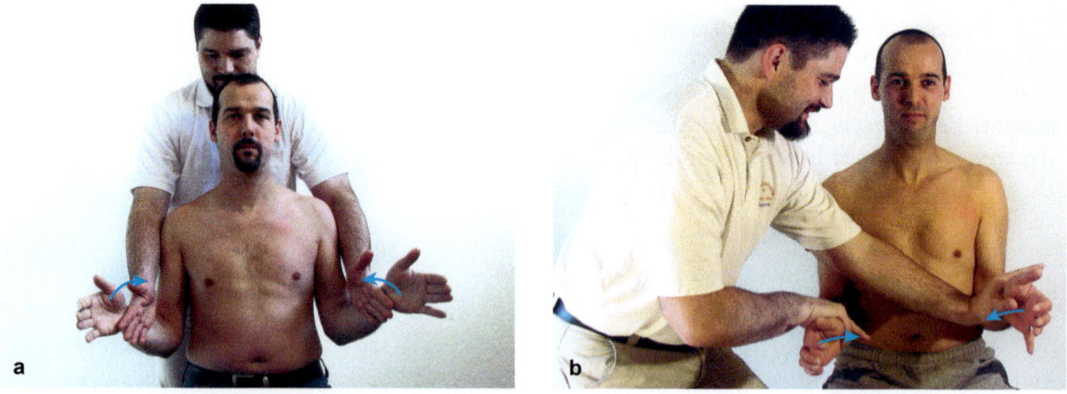

Abb. 3.38 Orientierender Test für die Innenrotatoren (a); Alternativtest (b).

Testung des M. subscapularis bei nicht voll durchführbarer Schulterinnenrotation

(➢ Abb. 3.39a und b)

Ausgangsstellung des Patienten:

- Der Patient sitzt auf einer Bank oder einem Hocker.
- Arme in 90° Ellenbogenflexion, die Hand des zu testenden Armes ist auf dem Bauch abgelegt.

Ausgangsstellung des Therapeuten:

Der Therapeut steht vor oder hinter dem Patienten.

Durchführung:

Der Patient soll mit der Hand Druck auf den Bauch erzeugen.

Ziel:

Der Druck sollte durch eine Gesamtbewegung des Armes erzeugt werden, hierdurch wird der Ellenbogen in der Folge nach ventral angehoben.

Pathologischer Befund:

Der Ellenbogen bleibt hinter der Horizontalen. Der Druck wird nur durch die Unterarmmuskeln erzeugt und es kommt zu einer reinen Flexion im Handgelenk.

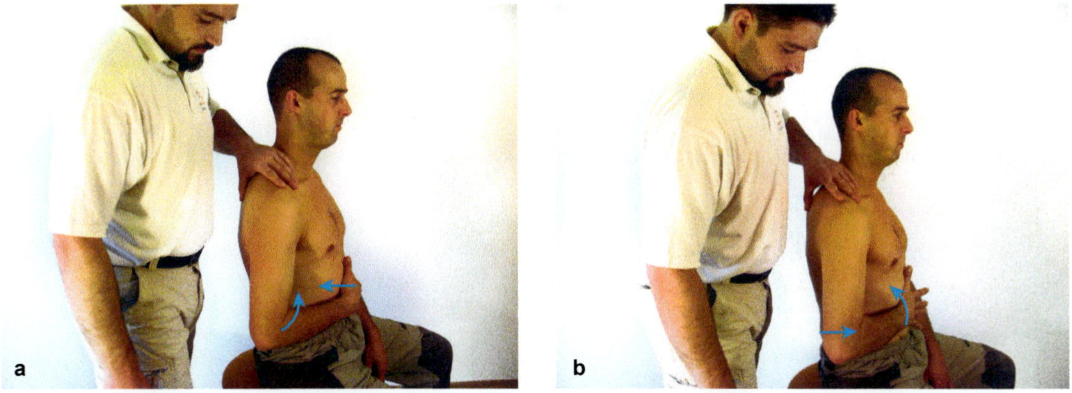

Abb. 3.39 Test der Innenrotatoren. a) Ausgangsstellung, b) Endstellung

Test des M. subscapularis bei möglicher maximaler Innenrotation

(➢ Abb. 3.40)

Ausgangsstellung des Patienten:

- Der Patient sitzt auf einer Bank oder einem Hocker.
- Arme in 90° Ellenbogenflexion, der Handrücken des zu testenden Armes ist auf dem Rücken abgelegt. Der Arm liegt in Extension, Adduktion und maximaler Innenrotation (sogenannter Hosentaschengriff).

Ausgangsstellung des Therapeuten:

Der Therapeut steht hinter dem Patienten, eine Hand liegt auf der Handfläche des Patienten.

Durchführung:

Der Patient soll mit der Hand Druck gegen die Hand des Therapeuten erzeugen.

Ziel:

Kräftige, weitere Innenrotation des Armes gegen Widerstand, möglichst mit Abheben des Unterarmes vom Rücken.

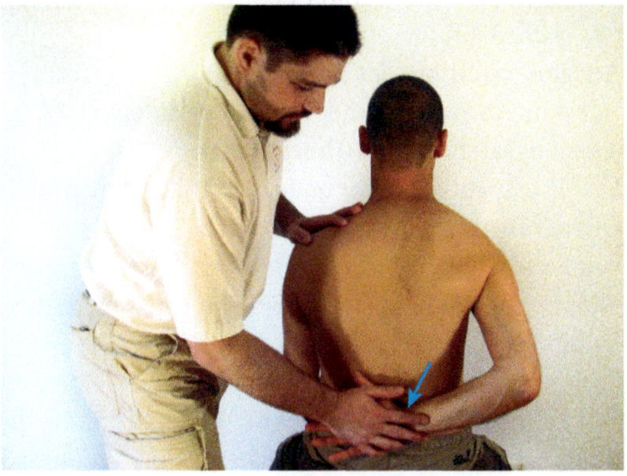

Abb. 3.40 Test des M. subscapularis bei maximaler Innenrotation.

Lift-off-Test des M. subscapularis

(➤ Abb. 3.41a und b)

Ausgangsstellung des Patienten:

- Patient sitzt auf einer Bank oder einem Hocker.
- Arme in 90° Ellenbogenflexion. Der Handrücken des zu testenden Armes ist auf dem Rücken abgelegt und der Arm liegt in Extension, Adduktion und maximaler Innenrotation (sogenannter Hosentaschengriff).

Ausgangsstellung des Therapeuten:

Der Therapeut steht hinter dem Patienten, er ergreift den Unterarm des Patienten.

Durchführung:

Der Arm wird vom Therapeuten in weitere Innenrotation geführt und soll nach plötzlichem Loslassen vom Patienten gehalten werden.

Ziel:

Das Halten des Unterarmes in dieser Position ist möglich.

Pathologisch:

Der Arm kann nicht gehalten werden, er sinkt auf den Rücken zurück.

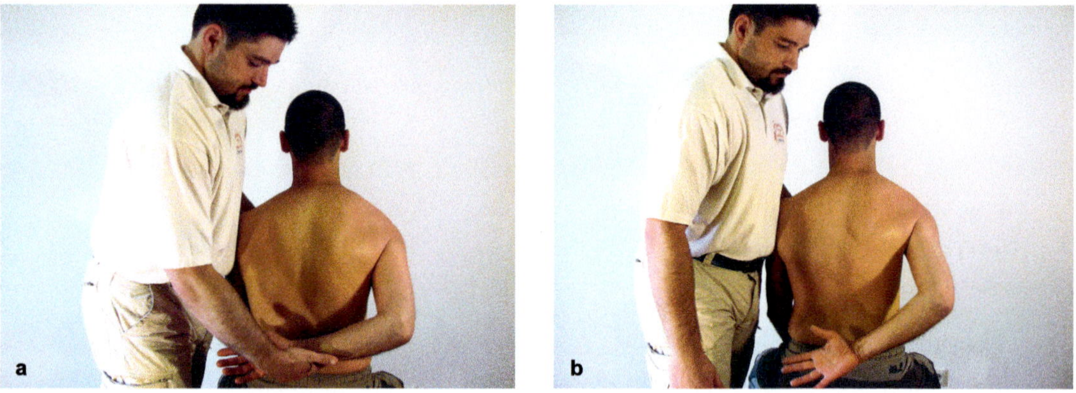

Abb. 3.41 Lift-off-Test für den M. subscapularis.
a) Ausgangsstellung
b) Endstellung

Hornblower-Test (Test auf Massenruptur der Rotatorenmanschette)

(➤ Abb. 3.42)

Ausgangsstellung des Patienten:

Der Patient sitzt auf einer Bank oder einem Hocker.

Ausgangsstellung des Therapeuten:

Der Therapeut steht vor oder hinter dem Patienten.

Durchführung:

Der Patient soll die Hand zum Mund führen und den Ellenbogen wie ein Hornbläser in 100° Abduktion halten.

Ziel:

Der Patient kann den Arm ohne Weiteres halten, die Rotatorenmanschettenmuskulatur ist intakt.

Pathologisch:

Der Arm sinkt herab, er kann nicht gehalten werden.

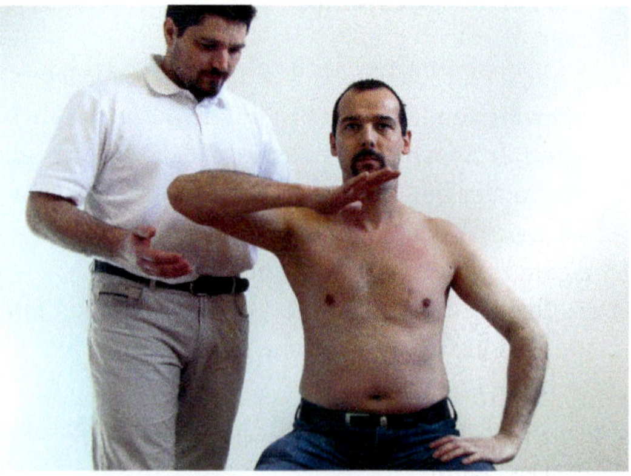

Abb. 3.42 Testung des Hornblower-Zeichens.

Palm-up-Test (Test des M. biceps)

(➤ Abb. 3.43)

Ausgangsstellung des Patienten:
Der Patient sitzt auf einer Bank oder einem Hocker.

Ausgangsstellung des Therapeuten:
Der Therapeut steht vor oder hinter dem Patienten.

Durchführung:
Der Patient soll den Arm in supinierter Stellung bei 90° Abduktion und etwa 30° horizontaler Adduktion gegen Widerstand des Therapeuten halten.

Ziel:
Der Patient kann den Arm ohne Beschwerden halten.

Pathologisch:
Schmerz bei Widerstand (Hinweis auf Bizepsirritation).

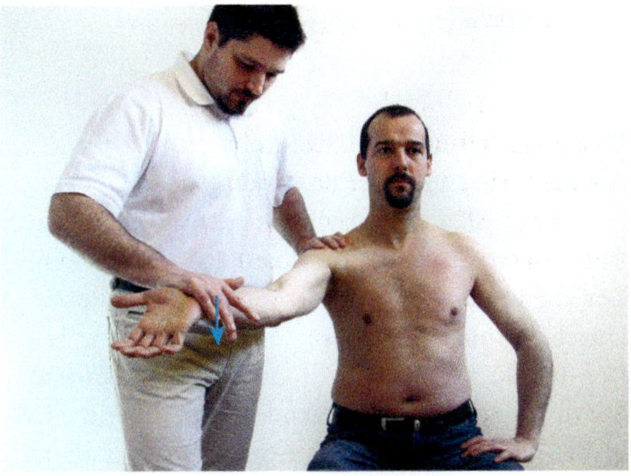

Abb. 3.43 Bizepssehnenprovokationstest – Palm-up-Test.

O'Brien-Test (Bizepsprovokation)

(➤ Abb. 3.44a und b)

Ausgangsstellung des Patienten:
Der Patient sitzt auf einer Bank oder einem Hocker.

Ausgangsstellung des Therapeuten:
Der Therapeut steht vor oder hinter dem Patienten.

Durchführung:
Der Patient soll den Arm in 90° Flexion/15° Adduktion halten, der Arm wird vom Therapeuten passiv in eine verstärkte Innenrotation geführt.

Ziel:
Die Bewegung sollte schmerzfrei möglich sein

Pathologisch:
Auftretender Schmerz bei der passiven Bewegungsführung ist ein Hinweis auf eine Bizepssehnenirritation.

Bei zusätzlicher Gabe von Widerstand durch den Therapeuten nach kaudal kann gleichzeitig eine Provokation für das Labrum und das AC-Gelenk durchgeführt werden.

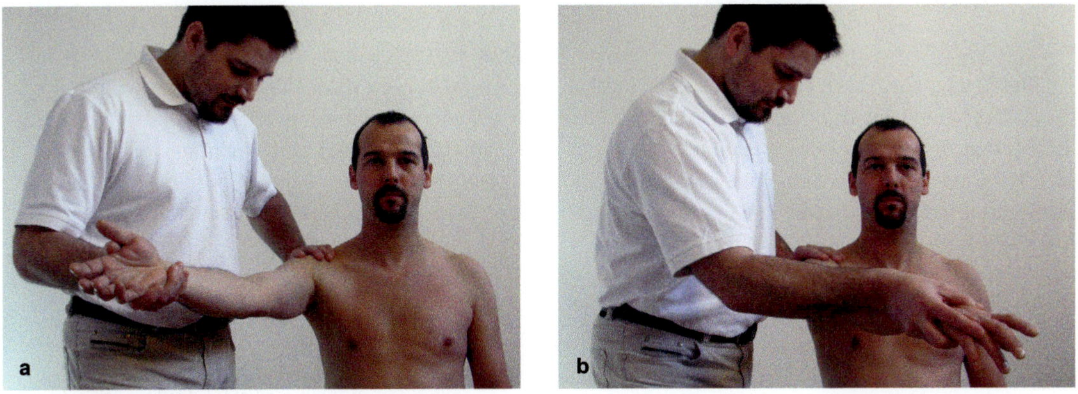

Abb. 3.44 Bizepssehnenprovokationstest – O'Brien-Test.
a) Ausgangsstellung
b) Endstellung

Test zur Feststellung einer Bizepssehnenirritation

(➤ Abb. 3.45a und b)
Ausgangsstellung des Patienten:
Der Patient sitzt auf einer Bank oder einem Hocker.
Ausgangsstellung des Therapeuten:
Der Therapeut steht vor oder hinter dem Patienten.
Durchführung:
Der Therapeut legt eine Hand auf das Akromion, mit den Fingern der anderen Hand sucht er die lange Sehne des M. biceps im Sulcus bicipitalis auf. Hier erzeugt er lokalen Druck oder friktioniert die Sehne.
Ziel:
Der Patient äußert keine Beschwerden.
Pathologisch:
Auftretender Schmerz ist ein Hinweis auf eine Bizepssehnenirritation.
Ein zufügender Satz:
Bei zusätzlicher Gabe von Widerstand durch den Therapeuten nach kaudal kann gleichzeitig eine Provokation für das Labrum und das AC-Gelenk durchgeführt werden.

3

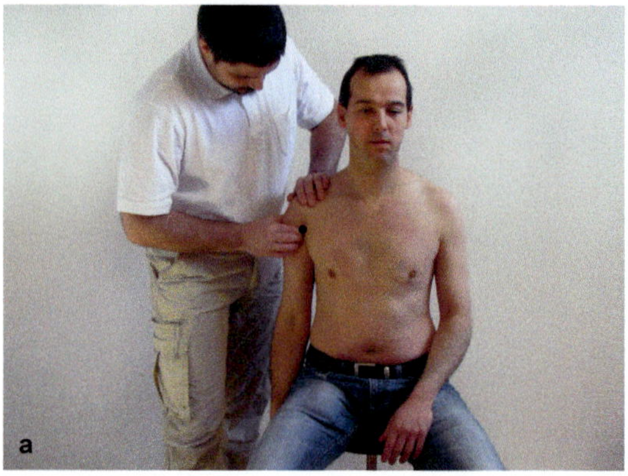

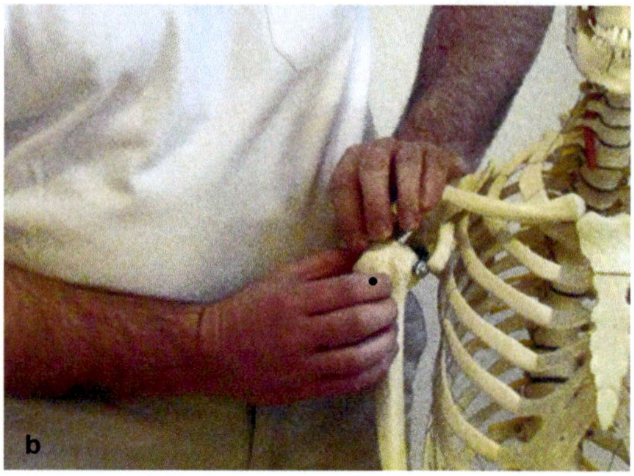

Abb. 3.45 Druckerzeugung auf die Sehne des M. biceps (a); Grifftechnik am Modell (b).

3.8 Testung von HWS, zervikothorakalem Übergang, BWS und Nervendurchlässen

In Anbetracht der Tatsache, dass viele Störungen der Wirbelsäule und des Thoracic-Outlet-Bereichs schmerzhaft in die Schulter ausstrahlen, sei an dieser Stelle eine kurze Testung zur Diagnostik und Feststellung von entsprechenden Einflüssen eingearbeitet. Logischerweise kann aufgrund des Grundthemas des Buches keine komplette Diagnostik dieser Wirbelsäulenbereiche erläutert werden. Hierzu wird auf die einschlägige Literatur verwiesen. Dennoch sollte es jedem Therapeuten möglich sein, mit einfachen Tests die häufigsten Irritationen zu prüfen. Generell sollte vor einer Testung der Wirbelsäulenabschnitte immer eine Palpation (➤ Kap. 3.3.1) und eine aktive (➤ Kap. 3.4) und passive (➤ Kap. 3.5) Beweglichkeitsprüfung des Bereichs stehen.

3.8.1 Testung der Wirbelsäule

Testung der Bandscheibenfächer

(➤ Abb. 3.46)
Ausgangsstellung des Patienten:
Der Patient sitzt, Arme hängen herab.
Ausgangsstellung des Therapeuten:
Der Therapeut steht seitlich oder direkt hinter dem Patienten.
Durchführung:
- Die linke Hand stützt den Bereich der oberen bis mittleren Brustwirbelsäule, die rechte Hand ruht auf dem Kopf.
- Mit der rechten Hand führt der Therapeut einen kurzen, aber kräftigen axialen Impuls nach kaudal zur Stauchung der Halswirbel- bis Brustwirbelsäulenabschnitte durch. Es kommt zur Kompression und somit zur Bandscheibenprovokation.

Ziel:
Der Patient äußert keine Beschwerden.
Pathologisch:
Auftretender Schmerz, eventuell lassen sich sogar Ausstrahlungen provozieren.

HINWEIS
Zur Verdeutlichung kann dieser Test in leichter Rotationseinstellung links oder rechts durchgeführt werden. Somit kann man auch eine Seitenspezifizierung durchführen.
Als alleiniger Beweistest für eine Bandscheibenproblematik kann dieser unspezifische Test nicht gelten, allerdings gibt er deutliche Hinweise.
Sollten Kompressionstests der Hals- oder Brustwirbelsäule positiv sein, so sollte vorrangig mit Traktionen zur Entlastung an den Wirbelsäulenabschnitten gearbeitet werden.

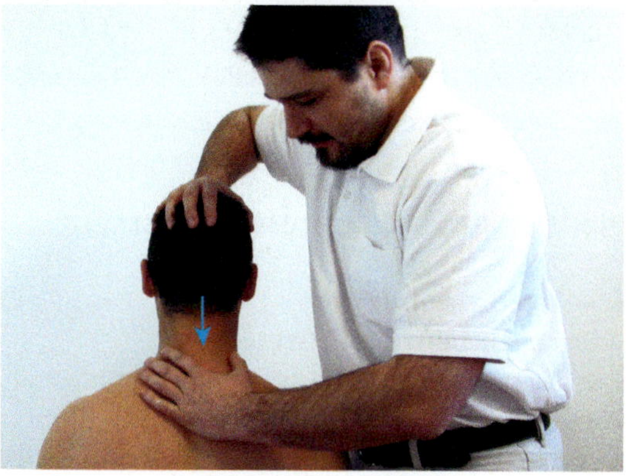

Abb. 3.46 Testung der Bandscheibenfächer von der Halswirbelsäule bis zur mittleren Brustwirbelsäule.

Segmenttestung mit Kompression in Rückenlage

(➤ Abb. 3.47a und b)
Ausgangsstellung des Patienten:
Der Patient liegt in entspannter Rückenlage, der betroffene Arm kann bei Bedarf schmerzlindernd gelagert werden.
Ausgangsstellung des Therapeuten:
Der Therapeut sitzt am Kopfende der Liege.
Durchführung:
Der Therapeut umfasst mit der rechten Hand die mittlere Halswirbelsäule und stützt diese. Die linke Hand liegt auf dem Kopf, der Mittelfinger liegt auf der Sutura sagittalis.
Nun kann der Therapeut mit langsamem und sehr sanftem Schub nach kaudal die einzelnen Segmente abschnittsweise prüfen.
Ziel:
Der Patient äußert keine Beschwerden.
Pathologisch:
Auftretender Schmerz im Segment, Patient äußert ein gewisses Unbehagen, das er nicht unbedingt genau spezifizieren kann.

HINWEIS
Mittels dieses Tests ist es sensiblen und taktil gut ausgebildeten Therapeuten möglich, eine Kompressionstestung bis zum Sakrum durchzuführen.
Der häufigste Fehler bei der Durchführung dieses Tests ist, dass der Therapeut zu viel Schub gibt und somit die einzelnen Segmente quasi „überspringt". Diese Testung kann gut mit Freunden geübt werden, da diese unbefangen eine Rückmeldung geben können, an welcher Stelle der Wirbelsäule sie den Schub gerade spüren.

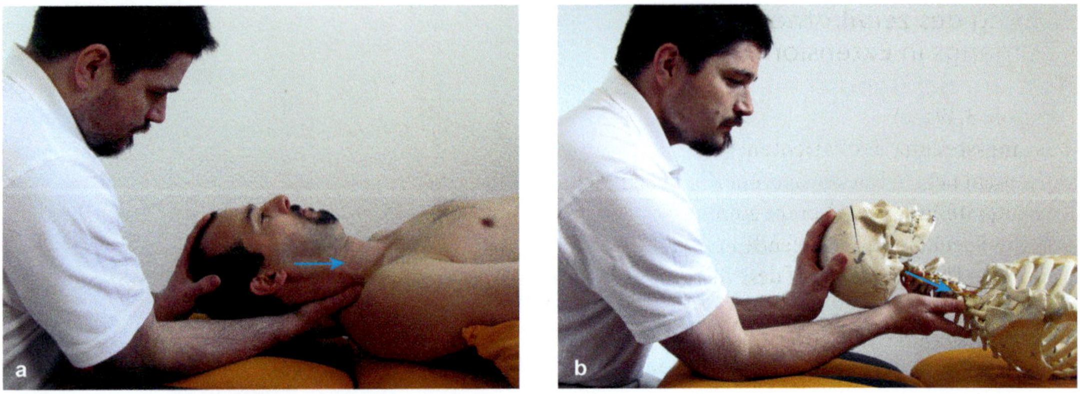

Abb. 3.47 Spezifische Segmenttestung von Hals- und Brustwirbelsäule in Rückenlage (a); Grifftechnik am Modell (b).

Nervenwurzelkompressionstest

(➤ Abb. 3.48a und b)

Ausgangsstellung des Patienten:
Der Patient sitzt, die Arme hängen entspannt herab.

Ausgangsstellung des Therapeuten:
Der Therapeut steht vor dem Patienten. Die eine Hand fixiert den unteren Wirbel, die andere Hand liegt oberhalb und führt die Halswirbelsäule in die Extension, Rotation und gleichseitige Seitneigung.

Durchführung:
Der Therapeut führt ein segmentales Schließen der Facetten im Sinne der Extension, Rotation und gleichsinnigen Seitneigung von kranial her durch, um eine Einengung der Foramina intervertebralia und eine Kompression der Nervenwurzel zu erreichen. Im Anschluss gibt er mit der oberen Hand etwas Druck nach kaudal.

VORSICHT!

Dieser Test kann sehr schmerzhaft für Patienten sein, daher bitte Vorsicht bei der Druckausübung walten lassen und bei entsprechender positiver Aussage nicht unnötig wiederholen.

Ziel:
Der Patient äußert keine Beschwerden.

Pathologisch:
Auftretender radikulärer Schmerz, häufig mit Dermatomausstrahlung.

HINWEIS

Bei einem positiven Befund sollte die Halswirbelsäule im Sinne einer Entlastung mit Traktionen und Gelenktechniken behandelt werden.

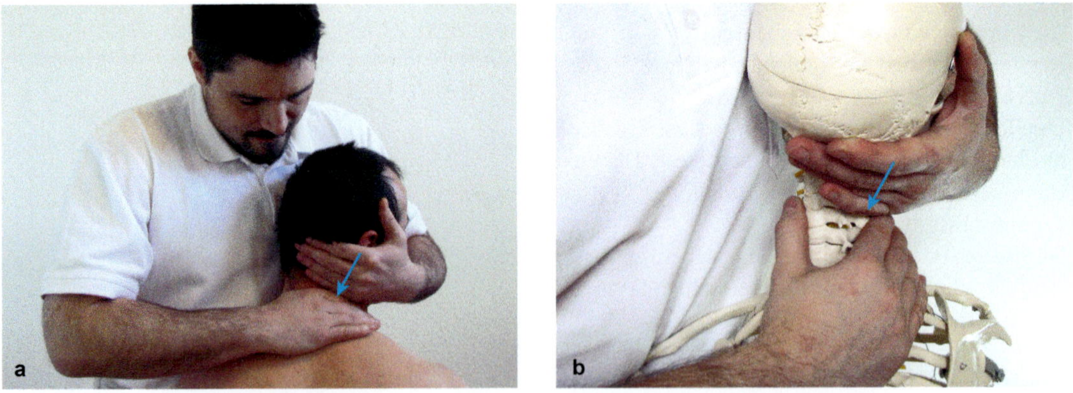

Abb. 3.48 Provokationstest der Nervenwurzel (a); Grifftechnik am Modell (b).

Testung des zervikothorakalen Übergangs in Extension

(➢ Abb. 3.49a–c)

Ausgangsstellung des Patienten:

Der Patient liegt in Rückenlage, der Kopf hängt über.

Ausgangsstellung des Therapeuten:

Der Therapeut sitzt am Kopfende der Bank und hält mit beiden Händen den Kopf des Patienten.

Durchführung:

Der Kopf des Patienten wird vom Therapeuten in die maximale Extension der Halswirbelsäule geführt, dann wird eine Rotation nach links bzw. nach rechts durchgeführt.

VORSICHT!

Sollte einem Patienten bei dieser Testung schwindelig werden, so ist die Testeinstellung sofort aufzuheben, da es wahrscheinlich zu einer Irritation der A. vertebralis kommt.

Ziel:

Die Rotationsbewegungen sind seitengleich frei und schmerzfrei möglich.

Pathologisch:

Auftretender Schmerz, eine Rotationseinschränkung spricht für eine Facettengelenkstörung oder Störung der ersten und/oder zweiten Rippe.

HINWEIS

Der häufigste Fehler bei der Durchführung dieses Tests ist eine Mitbewegung im Sinne einer vermehrten Seitneigungseinstellung der Halswirbelsäule. Es soll allerdings lediglich die Rotation in Extension getestet werden.

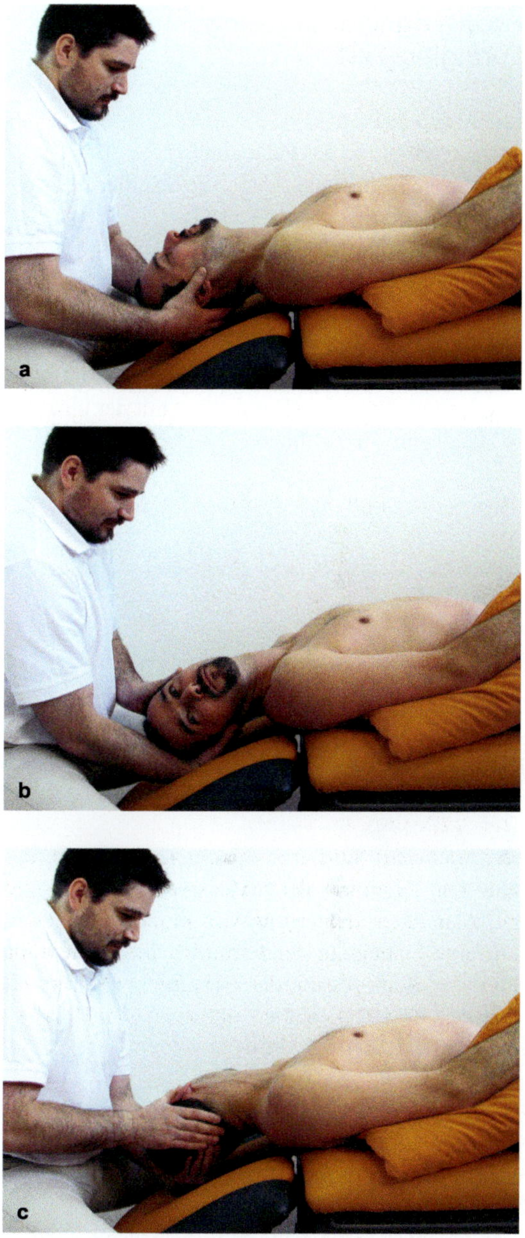

Abb. 3.49 Testung des zervikothorakalen Übergangs.
a) Ausgangsstellung
b) Testung nach rechts
c) Testung nach links

3

Facettengelenksprüfung mittels Springing-Test

(➤ Abb. 3.50a und b)
Ausgangsstellung des Patienten:
Der Patient liegt in Bauchlage, die Schulter ist gegebenenfalls schmerzfrei zu lagern.
Ausgangsstellung des Therapeuten:
Der Therapeut steht seitlich an der Bank, auf Höhe des Thorax des Patienten.
Durchführung:

- Zeige- und Mittelfinger liegen auf den Facettengelenken, die andere Hand stützt mit der ulnaren Handkante die Testfinger.
- Der Therapeut gibt einen kurzen Federungsimpuls zur Testung des Gelenkspiels nach ventral-kranial.

Ziel:
Der Patient äußert keine Beschwerden, Testung der Gelenkbeweglichkeit.
Pathologisch:
Auftretender Schmerz, geringes Gelenkspiel im Sinne einer Hypomobilität.

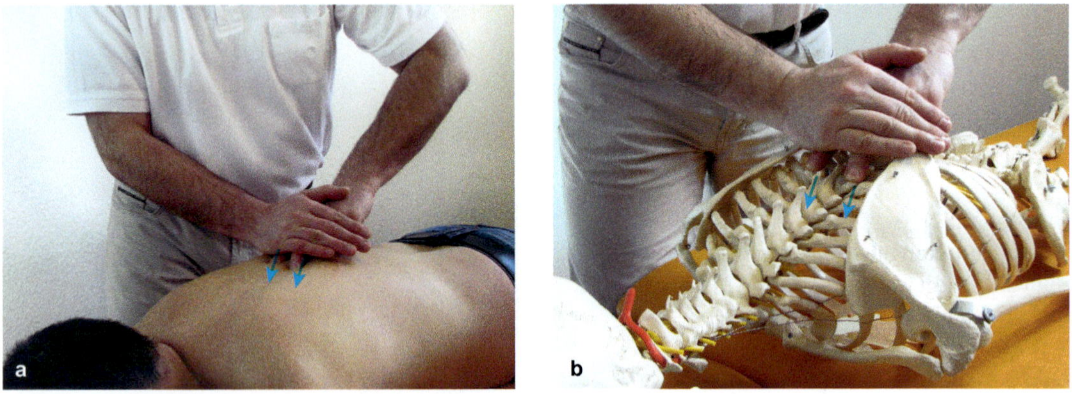

Abb. 3.50 Facettengelenkprüfung mittels Springing-Test (a); Grifftechnik am Modell (b).

3.8.2 Testung der Nervendurchlassstellen

Spezifische Testung der ersten Rippe

(➤ Abb. 3.51a und b)
Ausgangsstellung des Patienten:
Der Patient sitzt, die Arme hängen seitlich herab.
Ausgangsstellung des Therapeuten:
Der Therapeut steht hinter dem Patienten, der Zeigefinger liegt ohne Druck in der supraklavikulären Grube auf der ersten Rippe.
Durchführung:
Der Therapeut übt jeweils mit dem Finger Druck auf die erste Rippe nach kaudal-medial aus, um das Gelenkspiel bzw. das Federn der Rippe zu testen.
Ziel:
Der Patient äußert keine Beschwerden.
Pathologisch:
Auftretender Schmerz oder eine deutliche Bewegungseinschränkung des Gelenkspiels.

HINWEIS
Auch dieser Test sollte behutsam durchgeführt werden, da viele Patienten bei Druck auf die erste Rippe empfindsam reagieren.

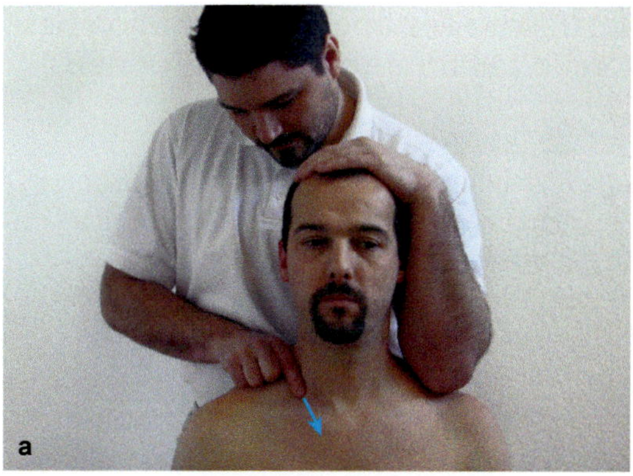

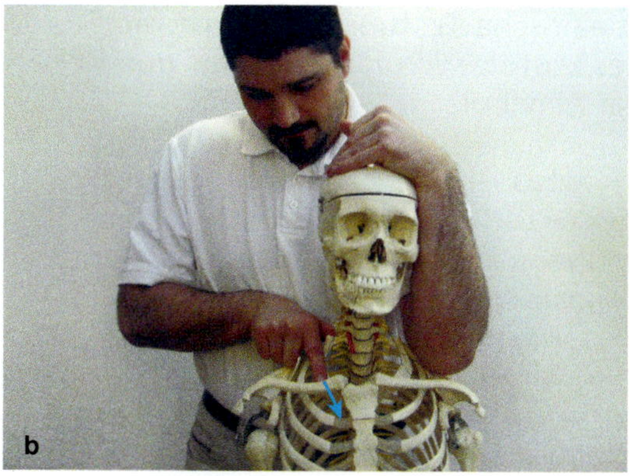

Abb. 3.51 Testung der ersten Rippe (a); Grifftechnik am Modell (b).

Testung des Einflusses der Mm. scaleni anterior und medius

(➤ Abb. 3.52)

Ausgangsstellung des Patienten:
Der Patient liegt in Rückenlage, der Kopf hängt über.

Ausgangsstellung des Therapeuten:
Der Therapeut sitzt am Kopfende der Liege und hält mit einer Hand den Kopf, die andere Hand stützt den mittleren Halswirbelsäulenabschnitt.

Durchführung:
Der Therapeut führt Hals und Kopf des Patienten in eine Extension, Seitneigung und gegensinnige Rotation. Durch diese Bewegung kommt es zum Schließen der Skalenuslücke auf der kontralateralen Seite der Seitneigungseinstellung. Die durch sie hindurchtretenden Nerven des Plexus brachialis werden komprimiert.
Für die Prüfung des Einflusses der Mm. scaleni auf der linken Seite wäre die Halswirbelsäule also in Extension, rechte Seitneigung und Linksrotation einzustellen.

Ziel:
Der Patient äußert keine Beschwerden.

Pathologisch:
Auftretender Schmerz, Taubheitsgefühl oder Kribbeln im Dermatom, Kaltwerden der Finger.

HINWEIS

Durch das Prinzip der Annäherung von Ursprung und Ansatz der Muskeln, also durch eine Einstellung der Halswirbelsäule in Flexion, Seitneigung und gleichsinnige Rotation, käme es in der Folge zur Verbesserung der Beschwerden. So kann man auch den Einfluss der Skalenusmuskeln testen, wenn der Patient eine oben beschriebene Testeinstellung nicht zulässt.
Bei Störungen der ersten Rippe, die ein Grund für eine Hypertonie der Mm. scaleni darstellen kann, ist häufig gleichzeitig ein Rotationsminus in der Testung des zervikothorakalen Übergangs feststellbar.

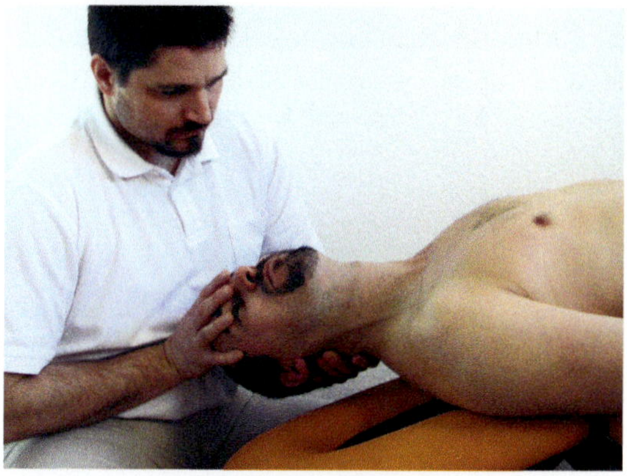

Abb. 3.52 Testung des Einflusses der Mm. scaleni.

3

Spezifische Testung einer Irritation des kostoklavikulären Raums durch die Klavikula

(➤ Abb. 3.53)
Ausgangsstellung des Patienten:
Der Patient sitzt, die Arme hängen seitlich herab.
Ausgangsstellung des Therapeuten:
Therapeut steht hinter dem Patienten.
Durchführung:
Der Patient soll beide Arme und die Schulterblätter maximal nach hinten-unten ziehen. Hierdurch beschreibt die Klavikula einen Weg in Richtung Thoraxspitze und es kann zu Irritationen des hinter ihr liegenden Plexus und der Gefäße kommen.
Ziel:
Der Patient äußert keine Beschwerden.
Pathologisch:
Auftretender Schmerz, Taubheitsgefühl oder Kribbeln im Dermatom, Kaltwerden der Finger.

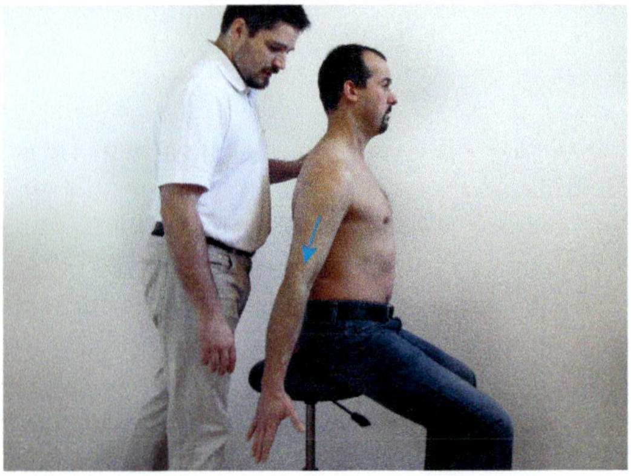

Abb. 3.53 Testung einer Irritation durch die Klavikula.

Spezifische Testung einer Irritation des korako-pektoral-thorakalen Tunnels

(➤ Abb. 3.54)
Ausgangsstellung des Patienten:
Der Patient sitzt, die Arme hängen seitlich herab.
Ausgangsstellung des Therapeuten:
Therapeut steht hinter dem Patienten. Er ergreift einen Arm des Patienten.
Durchführung:
Der Therapeut führt den Arm in 90° Abduktion. Im Anschluss wird der Arm maximal außenrotiert und in die maximal mögliche horizontale Abduktion geführt. Es kommt zur Kompression der Nerven- und Gefäßstrukturen unter dem M. pectoralis minor.
Ziel:
Der Patient äußert keine Beschwerden.
Pathologisch:
Auftretender Schmerz, Taubheitsgefühl oder Kribbeln im Dermatom, Kaltwerden der Finger.

HINWEIS
Häufig führt bei der Testung des kostoklavikulären Raums und des korako-pektoralen-thorakalen Tunnels eine Bewegung entgegen der eigentlichen Testeinstellung zu einer deutlichen Verbesserung der Beschwerden.

Sollte diese Testung keinen Aufschluss über die möglichen Nervenirritationsstellen geben, so wird die Durchführung der neuronalen Mobilisationstests für die obere Extremität nach Butler empfohlen. Hierzu wird auf die einschlägige Literatur verwiesen, da eine entsprechende Darstellung weit über das Thema dieses Buches hinausführen würde.

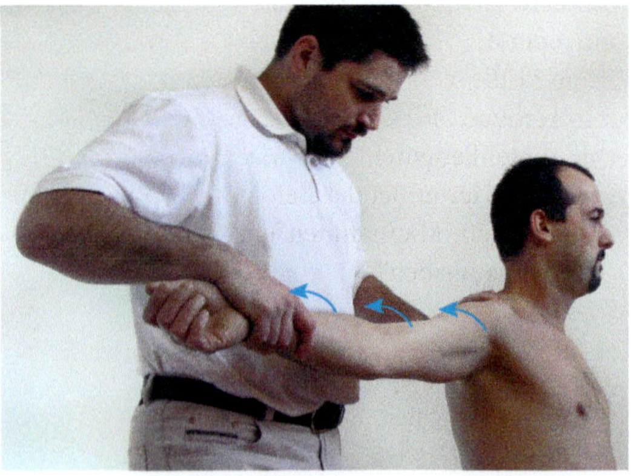

Abb. 3.54 Irritation des korako-pektoral-thorakalen Tunnels.

KAPITEL

4 Behandlung der Schulter

4.1 Einleitung

Ein wesentlicher Faktor vor Beginn der Behandlung einer Schulterproblematik ist, den schmerzgeplagten oder auch frisch operierten Patienten ausführlich über die Chancen, üblichen Verläufe, aber auch die möglichen Komplikationen bezüglich seines Krankheitsbildes aufzuklären. Es gilt, Ängste und unberechtigte Sorgen abzubauen, aber auch eine manchmal zu große Erwartungshaltung des Patienten zu relativieren. So kann ein frisch an der Rotatorenmanschettenmuskulatur operierter Patient nicht erwarten, in sechs Wochen wieder seinen Sport aufzunehmen. Hier gilt es, manch falsche Einschätzung und Vorstellung zurechtzurücken.

Auch die Einflüsse von außen, denen ein Patient ausgesetzt sein kann, sind hierbei nicht immer hilfreich. So kann ein Nachbar ebenfalls an der Schulter, z. B. an einer degenerativ bedingten Rotatorenmanschettenruptur, operiert worden sein und immer noch Probleme haben. Dies lässt sich aber allerdings schlecht mit einer Operation zur Labrumrefixation vergleichen. Häufig entstehen aus solchen Fehlinformationen übertriebene Ängste.

Ein über sein Krankheitsbild und die damit verbundene mögliche Belastbarkeit der betroffenen oder operativ versorgten Struktur informierter Patient wird die Beschwerden richtig einschätzen und entsprechend mit diesen umgehen können. Auch sind diese Patienten sehr viel konsequenter und meist motivierter bei der Befolgung therapeutischer Anweisungen, Maßnahmen und dem Durchführen von „Hausaufgaben".

MERKE

Die Aufklärung und Förderung der Patientenmotivation nimmt im gesamten Rehabilitationsverlauf eine sehr wichtige Stellung ein.

4.2 Wichtige Informationen für Patienten vor Therapiebeginn

Während der ersten Behandlungen sollte dem Patienten der langfristige Therapieablauf dargestellt werden. Es sollte deutlich werden, dass er nicht bei jeder Behandlung neue Behandlungstechniken oder Fortschritte in den Bewegungsausmaßen zu erwarten hat.

Ebenso sollte der Therapeut zur Information des Patienten den üblichen Schmerzverlauf darstellen. In diesen ersten Gesprächen und Behandlungseinheiten sollte der Patient über eventuell plötzlich auftretende Schmerzphänomene, entstehende Blutergüsse und mögliche Schwellungen aufgeklärt werden. Ein Patient, der morgens mit plötzlichen Schmerzen wach wird, wird verständlicherweise beunruhigt sein. Weiß er allerdings, dass dies im Verlauf der Rehabilitation durchaus vorkommen kann, wird er mit diesem Phänomen anders umgehen.

Sinnvoll ist auch die Aufklärung des Patienten bezüglich des Phänomens des übertragenen Schmerzes. Die Hypertonie eines Muskels kann an einer in keinem sichtbaren Bezug zu ihm stehenden anderen Körperregion Schmerz auslösen. An dieser Stelle soll nochmals auf das System der Triggerpunkte verwiesen werden (➤ Kap. 2.3.5). Ein Patient mit Schulterproblemen entwickelt in der Regel Hypertonien vor allem in den Muskeln der Rotatorenmanschette und der schulterblattführenden Muskulatur.

Gleichzeitig sollte der Therapeut den Patienten auf die Bedeutung der konsequenten Schmerzmitteleinnahme hinweisen. Die verordneten Medikamente tragen neben der Schmerzlinderung durch ihre entzündungshemmende Wirkung wesentlich zur schnelleren Regeneration des Gewebes bei. Häufig kommt es vor, dass Patienten im Verlauf der Rehabilitation die Medikamente selbstständig absetzen, da der Schulterschmerz für sie meist tolerabel ist und sie Angst vor einer Abhängigkeit haben. Dies ist trügerisch, denn der Medikamentenspiegel hält meist zwei bis drei Tage, danach werden die Schmerzen wieder stärker. Viele Patienten denken zu diesem Zeitpunkt dann allerdings, sie hätten irgendetwas falsch gemacht oder in der Therapie sei etwas falsch gelaufen.

Sofern ein Gilchrist-Verband, ein Thoraxabduktionskissen oder Ähnliches getragen werden soll, ist der Patient vom Therapeuten nochmals über den Grund dieser Einschränkung seiner Bewegungsfreiheit aufzuklären. Der Arm soll in einer für das Schultergelenk entlastenden Stellung gehalten werden, damit die Strukturen gut regenerieren können. Diese Verbände sind kontinuierlich und gemäß den ärztlichen Vorgaben zu tragen.

Auch sollte der Patient darüber informiert werden, dass mit zunehmendem zeitlichem Abstand zur Operation, meist nach einer Woche, die Entstehung von Blutergüssen und Schwellungen an Ellenbogen oder sogar im Bereich des Unterarms möglich sind. Der Grund dafür ist, dass durch die Operation freigesetztes Blut im Laufe einiger Tage entlang der Oberarmsepten und -faszien durch die Schwerkraft nach unten wandert.

Dem Patienten ist in jeder Phase des Rehabilitationsprozesses Zuversicht bezüglich des Enderfolgs, nämlich eine gut funktionierende Schulter, zu vermitteln. Hierzu gehört eben auch das Relativieren gewisser, manchmal sogar recht skurriler, meist auf Informationen von Bekannten oder Freunden zurückzuführender Vorkenntnisse oder Vorerfahrungen.

Die Eigenverantwortlichkeit des Patienten sollte immer im Vordergrund stehen. Es sollte im patienteneigenen Interesse liegen, dass die Schulter nach Beendigung der Therapie wieder eine gute Funktion besitzt.

IM ÜBERBLICK

Patienteninformation

- Plötzliche Schmerzphänomene vorab erklären.
- Über eventuelle Blutergüsse aufklären.
- Mögliche Schwellungen erläutern.
- System des übertragenen Schmerzes erklären.
- Konsequente Schmerzmittelnahme.
- Konsequente Befolgung der ärztlichen und therapeutischen Anweisungen.
- Zuversicht schaffen durch Informationen, Fehlinformationen korrigieren.
- Eigenverantwortung des Patienten für das Therapieergebnis darstellen.
- Wesentliche Punkte des Rehabilitationsablaufs darstellen.

Man sollte dem Patienten die im folgenden dargestellte Vier-Faktoren-Regel erklären und ihm darstellen, dass man ihn als Therapeut durch den Rehabilitationsprozess begleiten wird und gerne durch persönliches Engagement zum guten Gelingen beitragen möchte.

4.3 Die Vier-Faktoren-Regel

Um ein gutes Ergebnis bei einer Schulterproblematik zu erhalten, müssen mehrere Faktoren günstig oder auch reibungslos ineinandergreifen und untereinander funktionieren (➤ Abb. 4.1):

1. Operation oder ärztliche konservative Therapiemaßnahme
2. Die Therapie
3. Compliance und problemgerechtes Verhalten des Patienten
4. Unvorhersehbares, Faktor X.

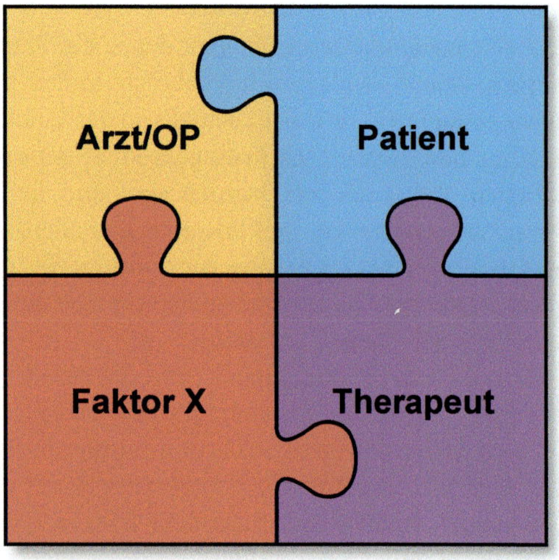

Abb. 4.1 Vier-Faktoren-Regel. [L231]

4.3.1 Der erste Faktor: die Operation bzw. der konservative ärztliche Therapieversuch

Mit diesem Faktor sind die ärztlichen Therapiemaßnahmen selbst oder eventuelle Folgen gemeint, die durch sie verursacht sein können. So können sich nach unsachgemäßen Gelenkinfiltrationen Infektionen im Gelenk entwickeln oder durch ein unnötiges Herauszögern einer Konsequenz, z. B. einer Operation bei erkannter Problematik (siehe hierzu auch Ablauf Rotatorenmanschette, ➤ Kap. 2.2.6), zusätzliche Probleme verursacht werden.

Auch bei Operationen selbst kann vieles passieren; am gefürchtetsten sind die persistierende Gelenkentzündung durch eine Keimeinschleppung, ein verlängerter Heilungsprozess durch Wundheilungsstörungen sowie ein funktionell nicht zufriedenstellendes Ergebnis.

Man könnte das Zusammenspiel zwischen Operateur und Physiotherapeut auch so formulieren: Der Operateur schafft die Voraussetzung und gibt dem Patienten durch seine Maßnahme die Möglichkeit, diesen Fortschritt mit dem Therapeuten in der Rehabilitation zu festigen und vor allem aber auszubauen.

4.3.2 Der zweite Faktor: die Therapie

Eine adäquate Schulterbehandlung lässt sich nicht anhand einer einzelnen exzellent durchgeführten Behandlung bemessen, sondern viel wichtiger ist der Einsatz bestimmter Behandlungstechniken zum richtigen Zeitpunkt im Verlauf der Erkrankung. Dieses Wissen und Können ist mitentscheidend für ein funktionell gutes Schulterergebnis.

Der Therapeut sollte sich der Tatsache bewusst sein, dass der Patient durch den engeren Kontakt während der Rehabilitationsphase in der Regel von ihm mehr Informationen über sein Krankheitsbild und den Therapieablauf erhält als vom behandelnden Arzt. Er sollte daher dem Patienten sein Fachwissen zur Verfügung stellen, d. h. den Patienten in Gesprächen über Chancen, aber auch Gefahren des Krankheitsbildes aufklären. Häufig möchte der Patient auch noch einmal in einfachen Worten und eventuell am Skelett erklärt bekommen, was bei ihm operiert wurde.

In diesen Gesprächen sollte der Therapeut gemeinsam mit dem Patienten realistische Ziele der Behandlung definieren. Dabei ist es unter Umständen manchmal ratsam, diese Ziele gegenüber dem Patienten etwas niedriger anzusetzen. Umso größer ist die Freude des Patienten beim Erreichen von unerwartet besseren Ergebnissen. Manch ein Patient, bei dem man vorher falsche Hoffnungen geweckt hat, ist sonst bei Nichterreichen zu Tode betrübt.

Als Therapeut sollte man dem Patienten in Anbetracht des langen Rehabilitationsverlaufs auch eine psychische Stütze sein. Es werden Zeiten kommen, in denen man keine großartige Bewegungsverbesserung oder Schmerzreduktion erreichen wird. Ebenso tritt bei vielen anfänglich hoch motivierten Patienten irgendwann eine gewisse Therapiemüdigkeit ein.

Damit man sich auch als Therapeut selbst die Ziele nicht zu hoch steckt, sollte man eventuell vorhandene Erfolgsverhinderer abklären.

IM ÜBERBLICK

Faktor 2

- Erreichbare Ziele definieren.
- Abklären gewisser Erfolgsverhinderer.
- Psychologische Stütze für den Patienten sein.
- Fachwissen zur Verfügung stellen.

4.3.3 Der dritte Faktor: der Patient

Es erscheint sinnvoll, dem Patienten zu Beginn der Behandlung die Auswirkungen seines Verhaltens oder seines Umgangs mit seiner Schulter zu verdeutlichen. Das heißt, der Therapeut sollte vom Patienten eine positive Grundeinstellung einfordern und diese aber auch selbst fördern. Ein passiver Patient, der seine Hausaufgaben nur zögerlich macht oder den Arm im bereits erlaubten Maß aus Angst nicht benutzt, ist für den Behandlungserfolg ebenso hinderlich wie ein übermotivierter Patient, der durch seine verfrühte Aktivität das Gesamtergebnis gefährdet. Einem Patienten mit Rotatorenmanschettenrekonstruktion sollte z. B. klargemacht werden, dass eine verfrühte, übertriebene muskuläre Aktivität zu einer erneuten Ruptur führen kann, da der Muskel oder die Sehne noch nicht ausreichend vernarbt ist.

Der Patient muss sowohl bei der Durchführung seiner Behandlungen als auch bei der Umsetzung der therapeutischen Anweisungen konsequent sein.

Hierzu gehört z. B. auch das Tragen des für viele Patienten hinderlichen Thoraxabduktionskissens oder des Gilchrist-Verbandes. Möglicherweise muss auch ein Urlaub verschoben werden, denn eine längere Abwesenheit gerade in der Phase der Bewegungserarbeitung wirkt sich selten positiv auf das Gesamtergebnis aus.

An dieser Stelle sei nochmals darauf hingewiesen, dass der Patient bei der Einnahme der ihm verschriebenen Medikamente ebenso konsequent sein sollte.

IM ÜBERBLICK

Faktor 3

- Positive Grundeinstellung fordern und fördern.
- Konsequenz bei der Behandlung.
- Konsequenz bei der Befolgung von therapeutischen Anweisungen.
- Konsequente Medikamenteneinnahme.

4.3.4 Der vierte Faktor: Faktor X

Faktor X umfasst alle unvorhergesehenen Ereignisse. So gibt es leider Umstände, die man nicht beeinflussen kann. Ein Sterbefall innerhalb der Familie führt verständlicherweise meist zu einer geringeren Motivation. Je nachdem, wie eng der Verwandtheitsgrad war, kann dies sogar zu einer tiefen Trauer bis hin zu einer manifesten Depression führen.

Ein anderes unvorhergesehenes Ereignis kann ein Sturz sein. Bei einem Sturz des Patienten wird dieser zwangsläufig versuchen, sich abzustützen, ggf. auch mit dem betroffenen Arm.

So können viele Ereignisse in das angestrebte Therapieergebnis hineinspielen, die bei Therapiebeginn noch gar nicht absehbar sind.

4.4 Darlegen des langfristigen Rehabilitationsprozesses

Beim Darlegen des Rehabilitationsverlaufs sollte der behandelnde Therapeut dem Patienten erklären, dass es bei Schulterproblemen – egal ob konservativ oder operativ versorgt – eine Phase der Vorbereitung, eine Phase der Erarbeitung und letztlich eine Phase der Kraftausdauer gibt.

In der Phase der **Vorbereitung** werden die notwendigen Maßnahmen durchgeführt, um die Voraussetzungen für eine spätere gute Schulterfunktion zu erhalten. Es wird für einen guten Ablauf des glenohumeralen Rhythmus, die notwendige Humeruskopfzentrierung und die Detonisierung der innenrotierenden Muskeln des Schultergelenks und andere Voraussetzungen gesorgt. Meist darf die Schulter während dieser Phase noch nicht oder nur eingeschränkt aktiv gefordert werden.

Bei der Phase der **Erarbeitung** geht es darum, auf Basis der erarbeiteten notwendigen Voraussetzungen den Bewegungsweg zu erweitern und zu vollenden. Hier stehen nun eine gute Beweglichkeit des Sternoklavikular- und des Akromioklavikulargelenks sowie des Schultergelenks selbst, die notwendige Außenrotationsbewegung des Humerus bei höherer Flexion und Abduktion, Kapseldehnungen und andere Notwendigkeiten im Vordergrund.

Die Phase der **Kraftausdauer** umfasst im Wesentlichen das muskuläre Ausdauertraining der schulterführenden Muskeln. Während dieser Phase sollte der Patient gleichzeitig seine letzten Ängste im Umgang mit der Schulter abbauen. Hierfür bieten sich spielerische Wurfvarianten mit dem Medizinball idealerweise an.

4.5 Lagerung des Armes

4.5.1 Richtiges Tragen des Thoraxabduktionskissens

Das Thoraxabduktionskissen wird vor allem von Patienten mit Rotatorenmanschettenrekonstruktionen und Prothesen getragen. Damit es seinen Sinn und Zweck, nämlich eine Ruhestellung für das Gelenk ohne Muskelspannung, erfüllen kann, sind gewisse Dinge zu beachten.

Insbesondere beim Anziehen des Kissens müssen Patienten darauf achten, dass der Arm nicht unbewusst in eine Extension geführt wird. Am sinnvollsten ist es, wenn der Patient das Thoraxabduktionskissen neben sich, z. B. auf das Bett, stellt, um sich dann daneben zu setzen. Nun wird der betroffene

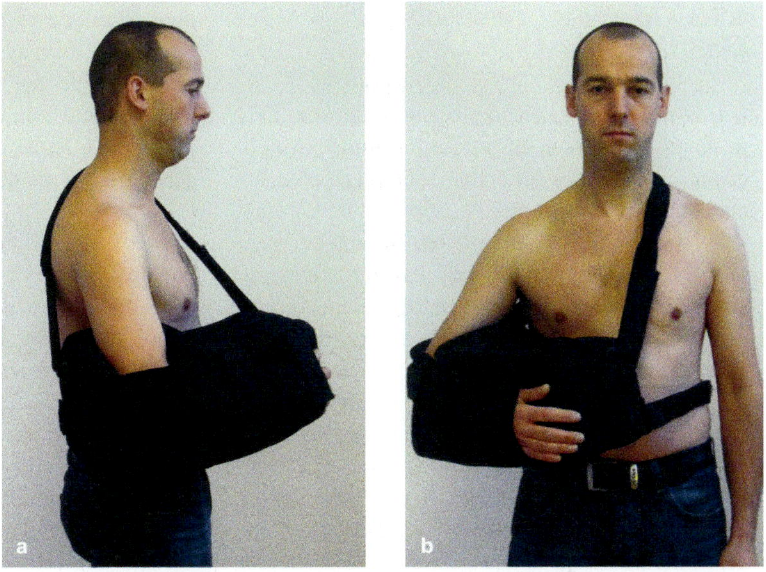

Abb. 4.2 Tragen des Thoraxabduktionskissens.

Arm mit dem anderen Arm in die Ruheposition auf dem Kissen gehoben. Nach Fixierung des Kissens mit den Gurten sollte der Patient darauf achten, dass der Arm nicht in verstärkter Innenrotation getragen wird, sondern in **Nullstellung** (➤ Abb. 4.2a und b).

Gegebenenfalls sollte ein kleines Kissen zwischen Bauch und Kissen geklemmt werden, damit die Nullstellung gehalten werden kann. Verschiedene Kissen kommen dieser Problematik mit kleinen Winkelkeilen, meist mit 15° und 30° Winkeln nach.

Wenn ein Patient mit Thoraxabduktionkissen schläft, dann sollte er sich ein Kissen dorsal des Oberarmes legen, damit der Arm nicht in die Extension fällt.

4.5.2 Richtige Hochlagerung des Armes

Die richtige Lagerung des Armes zur Verbesserung der Rückflusssituation von Lymphe und Blut und im Sinne der Schmerzreduktion ist insbesondere nach einer Operation sehr wichtig. Aber auch bei nicht operativ versorgten Schulterproblemen wirkt die richtige Lagerung entlastend und schmerzlindernd.

Die optimale Lagerung des Armes orientiert sich hierbei an der **aktuellen Ruhestellung** des Gelenks. Für die Schulter ist dies in der Regel eine Flexion von 20–30° gepaart mit 20–30° Abduktion in Nullrotation. Kapsel-Band- und Muskelapparat sind in dieser Position maximal entspannt.

Zur Behandlung sollte der Arm, solange keine Bewegungserweiterung erreicht werden soll, in dieser Position gelagert werden. Hierzu kann in Rückenlage und in Seitenlage eine Kissenlagerung genutzt werden. Wird die Behandlung mit einer Hochlagerung des gesamten Armes kombiniert, erfolgt auch während der Therapie eine optimale Rückflussförderung (➤ Abb. 4.3a und b).

Zur nächtlichen Ruhe sollte der Arm vom Patienten konsequent mit Kissenunterlagerung unter Schulter, Oberarm und Unterarm hochgelagert werden.

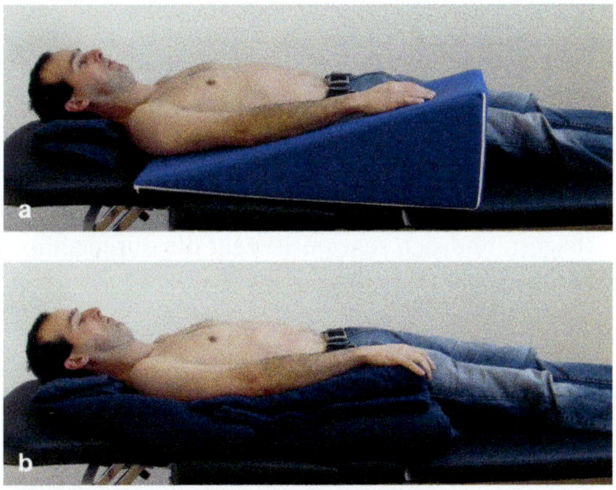

Abb. 4.3 a) Abflussverbessernde Lagerung zur Behandlung. b) Mögliche Kissenlagerung zur Nachtruhe.

4.5.3 Ödemreduzierende Maßnahmen

Bei vielen Verletzungen oder Operationen kommt es zu einer sehr starken Hämatom- und/oder Lymphödembildung. Eines der ersten Therapieziele im Rehabilitationsverlauf dieser Patienten ist deren möglichst schnelle Reduktion und Resorption.

Besonders bei Blutergüssen muss durch dynamisches Bewegen der umgebenden Muskulatur verhindert werden, dass sich diese organisieren und verfestigen. Ist dies erst mal geschehen, fällt dem Körper die Resorption des Hämatoms deutlich schwerer, unter Umständen ist sie gar nicht mehr möglich.

Als Ausgangsstellung wird die oben beschriebene Hochlagerung des betroffenen Armes gewählt, um einen bereits durch die Schwerkraft bedingten verbesserten Rückfluss zu gewährleisten. In der Hochlagerung soll der Patient an dem betroffenen Arm **dynamische Bewegungsübungen** durchführen, mit denen er von distal beginnt. Folgende Übungen bieten sich hierzu an:

- Flexion und Extension der Finger (insbesondere die Fingergrundgelenke neigen zur Hypomobilität)
- Adduktion und Abduktion der Finger
- Flexion und Extension des Handgelenks
- Kreisen des Handgelenks
- Pro- und Supination des Unterarmes
- Flexion und Extension des Ellenbogens
- statische Muskelarbeit von M. biceps und M. triceps sowie der gesamten Unterarmmuskulatur.

All diese Übungen kann der Patient nach entsprechender Anleitung selbstständig durchführen. Nach längerem Verweilen in der Vertikalen, z. B. nach einem Spaziergang, ist die Hochlagerung und Durchführung von dynamischen Bewegungsübungen besonders wichtig.

Die Durchführung der Übungen mit **Therapieknete** kann die Motivation des Patienten deutlich steigern und sich sehr positiv auf die durchgeführte Frequenz der Übungen auswirken.

4.5.4 Gelenkergussresorbierende Maßnahmen

Häufig kommt es infolge einer Gelenkverletzung, z. B. einer Luxation, als Reaktion des Körpers auf dieses Trauma zu einer Ergussbildung im Gelenk. Um einen Erguss gezielt zu behandeln, werden vom Therapeuten intermittierende Traktionen in Kombination mit Feucht-Eis sowohl für den subakromialen Raum als auch für das Glenohumeralgelenk selbst in der Traktionsstufe 1–2 durchgeführt.

Der Patient unterstützt diese Maßnahmen des Therapeuten durch statische Muskelarbeit der umgebenden Muskulatur. So kann er eine statische Anspannung von M. biceps, M. triceps und M. deltoideus durchführen.

Geführte oder gleichmäßige entlastende Bewegungen für das Schultergelenk fördern ebenfalls die Resorption des Ergusses. Im Klinikalltag kann ein elektrischer Schulterstuhl eingesetzt werden, der diese Maßnahmen selbstständig durchführt. Außerhalb der Klinik sollte der Patient schwimmen gehen bzw. seinen Arm im Bewegungsbad bewegen.

Die Anwendung von Elektrotherapie, vor allem diadynamischer Stromformen, wirkt sich ebenfalls sehr positiv auf die Ergussresorption aus.

4.6 Weichteiltechniken an der Schulter

Als Weichteiltechniken werden im Allgemeinen alle Maßnahmen an der Muskulatur bezeichnet. Alle Weichteiltechniken haben die Detonisierung bzw. die Tonusregulierung der behandelten Muskulatur zum Ziel.

Notwendig sind diese Techniken bei der Rehabilitation eines Schulterpatienten vor allem in der Phase der Vorbereitung. Durch das kontinuierliche Detonisieren der schulterführenden Muskulatur wird versucht, negative Einflüsse auf den Bewegungsablauf durch entstandene Hypertonien zu minimieren. Am wichtigsten ist dies im Übergang zur Phase der Aktivität.

Viele Ausweichmechanismen an der Schulter resultieren daraus, dass hypertone Muskulatur einen physiologischen Bewegungsablauf verhindert. Deshalb wird ein sofortiger Behandlungsbeginn an der entsprechenden Muskulatur empfohlen, teilweise schon direkt am Tag nach dem Eingriff, um die zwangsläufig postoperativ auftretende reflektorische Hypertonie, vor allem der Muskeln mit adduktorischer und innenrotatorischer Funktion, zu verhindern.

Bei der Schultertherapie können zu diesem Zweck verschiedene Techniken eingesetzt werden, z. B. Längsdehnungen, Querdehnungen, Maximalpunkttherapie und die Friktionsmassage. Zur Vorbereitung kann bei der Längs- und Querdehnung eine Wärmeanwendung, z. B. eine Heiße Rolle erfolgen, bei der Maximalpunkttherapie und der Friktionsmassage erscheint eine vorherige Kältetherapie zur Nozizeptionsdämpfung im zu behandelten Gebiet sinnvoll.

- **Längsdehnungen:**
  Bei der Längsdehnung eines Muskels werden Ursprung und Ansatz voneinander entfernt. Diese Position kann über einen Zeitraum von 10 Sekunden bis zwei Minuten gehalten werden, damit die Muskelfaser die Möglichkeit erhält, sich entsprechend zu verlängern.
- **Querdehnungen:**
  Bei der Querdehnung wird der Muskel quer zu seinem Faserverlauf gedehnt. Auch bei dieser Technik kann die Position gehalten oder intermittierend mit Eingehen und Herausgehen aus dem Muskelgewebe gearbeitet werden.
- **Maximalpunkttherapie:**
  Bei Muskelhartspann, also klar lokal begrenzten Hypertonien im Muskel kann sehr gut mit der Maximalpunkttherapie gearbeitet werden. Im Verlauf des muskulären Hartspanns wird der maximal schmerzhafte Punkt gesucht. Dieser wird über einen Zeitraum von 30 Sekunden bis zwei Minuten mittels festen Drucks über den Daumen inhibiert. Diese Therapie ist zwar für den Patienten sehr unangenehm, aber im Ergebnis sehr effektiv.
- **Friktionsmassage:**
  Bei der Friktionsmassage wird ähnlich der Maximalpunkttherapie ein Schmerzpunkt im Muskelbauch oder im Sehnenbereich aufgesucht. Dieser wird über den Daumen mit mittlerem Druck inhibiert und bei gehaltenem Druck quer zu Faserverlaufsrichtung massiert.

HINWEIS

Muskulärer Hartspann oder Triggerpunkt

Immer wieder gibt es Verwirrungen bei der Unterscheidung von lokal begrenzter Hypertonie im Sinne eines muskulären Hartspanns und der schmerzausstrahlenden Aktivität einer lokalen Hypertonie im Sinne eines echten Triggerpunkts.

- Der eigentliche muskuläre **Hartspann**, auch gerne als Myogelose bezeichnet, ist lokal im Muskel begrenzt und bei Druck an der Stelle selbst schmerzhaft.
- Handelt es sich jedoch um einen **Triggerpunkt**, so kommt es zu einer klar umgrenzten Schmerzausstrahlung in andere Körperareale. Dies erklärt das Phänomen des übertragenen oder projizierten Schmerzes. Triggerpunkte werden bevorzugt mit Friktionen und/ oder Querdehnungen behandelt.

Problematische Muskeln

Eins soll gleich vorweggeschickt werden: Das Problem bei muskulaturbedingter Bewegungseinschränkung liegt in den „kleineren" Muskelgruppen, nicht in den großen Muskeln. M. pectoralis major, M. latissimus dorsi oder M. deltoideus sind nicht die Problemkinder, wenn es um die therapeutische Wiederherstellung einer guten Schulterfunktion geht.

Eine gut funktionierende Schulter wird muskulär primär mitverhindert durch Hypertonien in:

- M. teres major
- M. subscapularis
- M. pectoralis minor
- M. subclavius.

Schmerzhafte Hypertonien, die allerdings nicht primär bewegungsverhindernd, sondern meist sekundärer Natur sind, entwickeln sich meist in den folgenden Muskeln:

- M. levator scapulae
- M. supraspinatus/infraspinatus (sofern nicht reflektorisch gehemmt nach Reinsertion)
- M. serratus anterior
- M. deltoideus
- M. omohyoideus.

Diesen Muskeln sollte von Therapiebeginn an eine erhöhte Aufmerksamkeit geschenkt werden.

Da sich postoperativ anfänglich Dehnungen operativ versorgter Muskeln oder die für andere zu dehnende Muskeln erforderliche Einstellung meist verbieten, wird bevorzugt direkt mit Querdehnungen,

Triggerpunkttherapie und dem Behandeln von lokalem Hartspann, also der Maximalpunkttherapie am Muskel, gearbeitet.

Auch das Arbeiten mit Schröpfgläsern an dafür gut zugänglichen Muskeln hat sich bewährt. Durch das unblutige Schröpfen kommt es zu einer deutlichen Hyperämisierung des Gewebes und somit zu einer verbesserten Stoffwechsellage und späteren Resorption der Stoffwechselabbauprodukte.

M. teres major

(➤ Abb. 4.4a und b)

Ausgangsstellung des Patienten:

Der Patient befindet sich in Seitenlage, der zu behandelnde Arm steht in Flexion nahe der Behandlungsstellung mit der Hand auf der Liege abgestützt.

Ausgangsstellung des Therapeuten:

Der Therapeut steht vor dem Patienten.

Positionierung der Therapeutenhände:

Eine Hand greift unter Berücksichtigung der Stellung der Cavitas glenoidalis und der aktuellen Ruhestellung den Arm des Patienten im Untergriff, die andere Hand ist frei zur Behandlung.

Durchführung:

- Mit der Behandlungshand wird in den Muskelbauch eingegangen und mittels Querdehnungen oder Friktionen behandelt.
- Zur Längsdehnung des Muskels wird die Skapula in Innenrotation/Adduktion/Depression geführt, der Arm bleibt in der Ruheposition. So kommt es zur Vertauschung von Punctum fixum und Punctum mobile.
- Der Muskel ist einer Schröpfbehandlung zur Verbesserung der Stoffwechsellage gut zugänglich.
- Eventuell kann der Muskel mit einer Heißen Rolle auf die Behandlung vorbereitet werden.

Ziele:

- Detonisierung des Muskels und Aufhebung der muskulär bedingten Außenrotationshemmung
- Harmonisierung des glenohumeralen Rhythmus
- sekundäre Schmerzreduktion
- Verbesserung der Stoffwechsellage.

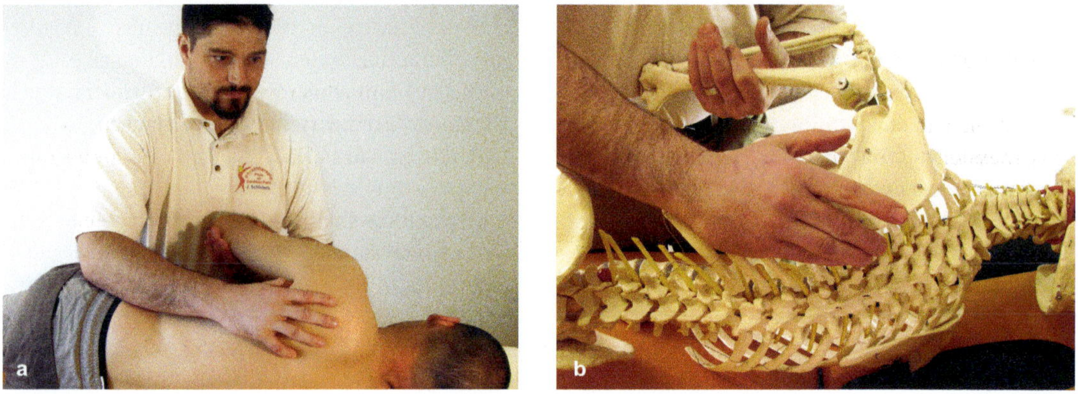

Abb. 4.4 Behandlung des M. teres major am Patienten (a); Grifftechnik am Modell (b).

M. subscapularis

(➤ Abb. 4.5a und b)

Ausgangsstellung des Patienten:

Der Patient befindet sich in Rückenlage, der zu behandelnde Arm in Abduktion und leichter Flexion, möglichst in der aktuellen Ruhestellung des Schultergelenks eingestellt. Durch die Bewegung in Abduktion kommt die Skapula lateral des Thorax hervor.

Ausgangsstellung des Therapeuten:

Der Therapeut steht seitlich kaudal vom Patienten von im Winkel zwischen Patientenarm und Rumpf.

Positionierung der Therapeutenhände:

Eine Hand hält den Arm des Patienten möglichst in Ruhestellung des Schultergelenks, mit der anderen

Hand wird mit den Fingerkuppen ventral auf der Skapula in den M. subscapularis eingegangen.
Durchführung:
- Behandlung des M. subscapularis parallel oder quer zum Faserverlauf mit Friktionen und Querdehnungen.
- Eventuell kann der Muskel mit einer Heißen Rolle auf die Behandlung vorbereitet werden.

Ziele:
- Detonisierung des Muskels und Aufhebung der muskulär bedingten Außenrotationshemmung
- Harmonisierung des glenohumeralen Rhythmus
- sekundäre Schmerzreduktion
- Verbesserung der Stoffwechsellage.

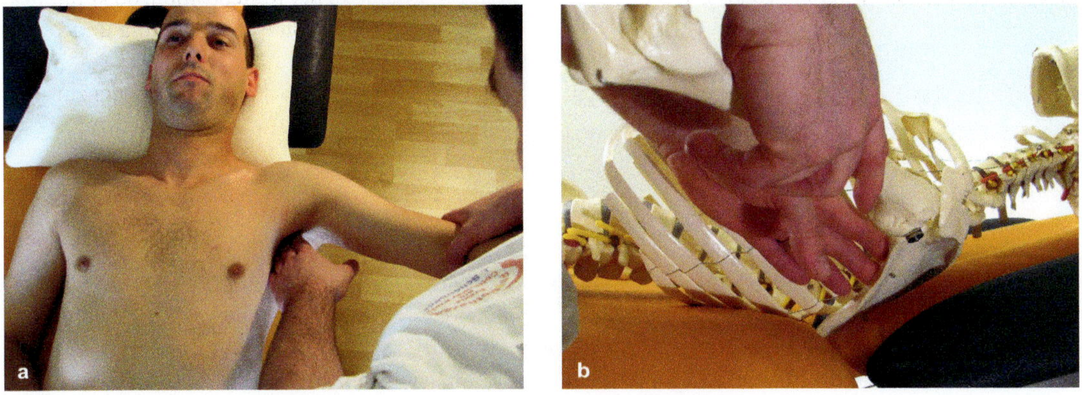

Abb. 4.5 Behandlung des M. subscapularis am Patienten (a); Grifftechnik am Modell (b).

M. pectoralis minor

(➤ Abb. 4.6a und b)
Ausgangsstellung des Patienten:
Der Patient befindet sich in Rückenlage schräg auf der Bank, die gesamte Skapula liegt frei.
Ausgangsstellung des Therapeuten:
Der Therapeut steht an der zu behandelnden Seite seitlich zum Patienten und stützt mit seinem Becken den Brustkorb des Patienten, damit der Patient sich sicher fühlt.
Positionierung der Therapeutenhände:
- Therapeut unterfasst die Skapula mit der einen Hand, die andere Hand liegt auf der Schulter, der Hypothenar liegt dabei auf dem Korakoid.
- Der Arm wird vom Therapeuten mit dem die Skapula unterfassenden Arm fixiert, möglichst in der aktuellen Ruhestellung des Schultergelenks.

Durchführung:
- Das Schulterblatt wird mittels Schub über das Korakoid nach dorsal-kranial geschoben. Es kommt zur Längsdehnung des M. pectoralis minor.
- Eventuell kann der Muskel mit einer Heißen Rolle auf die Behandlung vorbereitet werden.

Ziele:
- Detonisierung des Muskels und Aufhebung einer durch die Hypertonie dieses Muskels bedingten Falschpositionierung der Skapula, die eine erweiterte Flexion durch ein verfrühtes Anschlagen des Tuberculum majus am Akromion verhindert.
- Harmonisierung des glenohumeralen Rhythmus
- sekundäre Schmerzreduktion
- Verbesserung der Stoffwechsellage.

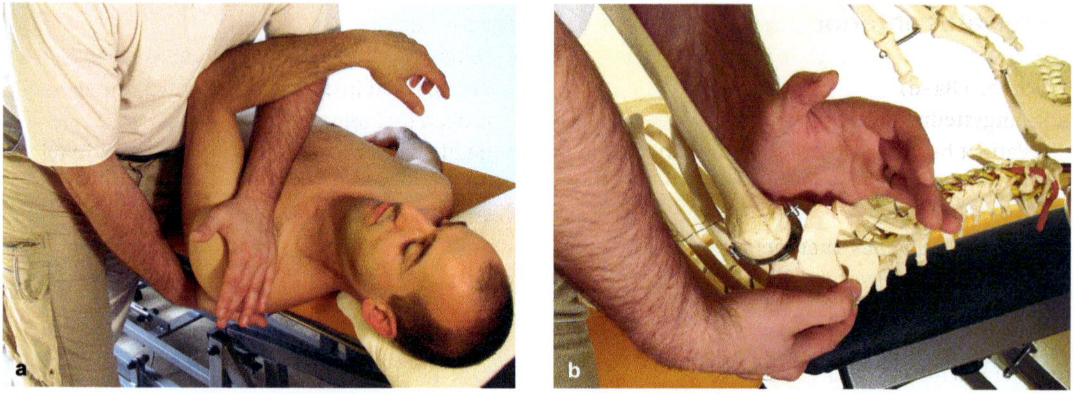

Abb. 4.6 Behandlung des M. pectoralis minor am Patienten (a); Grifftechnik am Modell (b).

M. subclavius

(> Abb. 4.7a und b)

Ausgangsstellung des Patienten:

Der Patient befindet sich in Rückenlage. Arm in Hochlagerung, möglichst in aktueller Ruhestellung des Schultergelenks.

Ausgangsstellung des Therapeuten:

Der Therapeut steht auf der zu behandelnden Seite des Patienten.

Positionierung der Therapeutenhände:

Unter dem mittleren Drittel der Klavikula wird mit der Behandlungshand, dem Daumen oder dem Handballen in den Muskelbauch eingegangen. Die andere Hand wird auf den Rücken der Behandlungshand gelegt.

Durchführung:

- Mit dem Daumen oder Handballen werden Quer- oder Längsfriktionen durchgeführt.
- Eventuell kann der Muskel mit einer Heißen Rolle auf die Behandlung vorbereitet werden.

Ziele:

- Detonisierung des Muskels und Verbesserung der notwendigen Mitbewegung im Sternoklavikulargelenk für die Flexion und Abduktion des Schultergelenks
- Verminderung eines eventuellen Drucks auf neuronale Strukturen und deren Projektion
- sekundäre Schmerzreduktion
- Verbesserung der Stoffwechsellage.

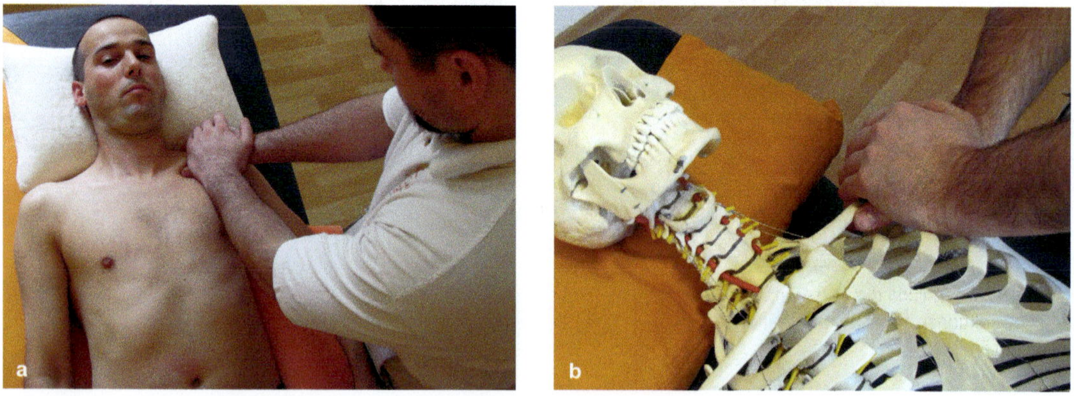

Abb. 4.7 Behandlung des M. subclavius am Patienten (a); Grifftechnik am Modell (b).

M. serratus anterior

(➤ Abb. 4.8a–d)

Ausgangsstellung des Patienten:
Der Patient befindet sich in Seitenlage, Arm etwa in 20° Flexion, möglichst in der aktuellen Ruhestellung des Schultergelenks.

Ausgangsstellung des Therapeuten:
Der Therapeut steht vor dem Patienten.

Positionierung der Therapeutenhände:
Eine Hand greift unter Berücksichtigung der Stellung der Cavitas glenoidalis und der aktuellen Ruhestellung den Arm des Patienten im Untergriff, die andere Hand ist frei für die Behandlung.

Durchführung:
- Mit der Behandlungshand wird an der seitlichen Thoraxwand in den M. serratus anterior eingegangen und mittels Friktionen und/oder Quer- und Längsdehnungen durch Führen des Schulterblatts in Adduktion der Muskel behandelt. So kommt es zur Vertauschung von Punctum fixum und Punctum mobile.
- Eventuell kann der Muskel mit einer heißen Rolle auf die Behandlung vorbereitet werden.

Ziele:
- Detonisierung des Muskels und sekundäre Harmonisierung des glenohumeralen Rhythmus
- Schmerzreduktion
- Verbesserung der Stoffwechsellage.

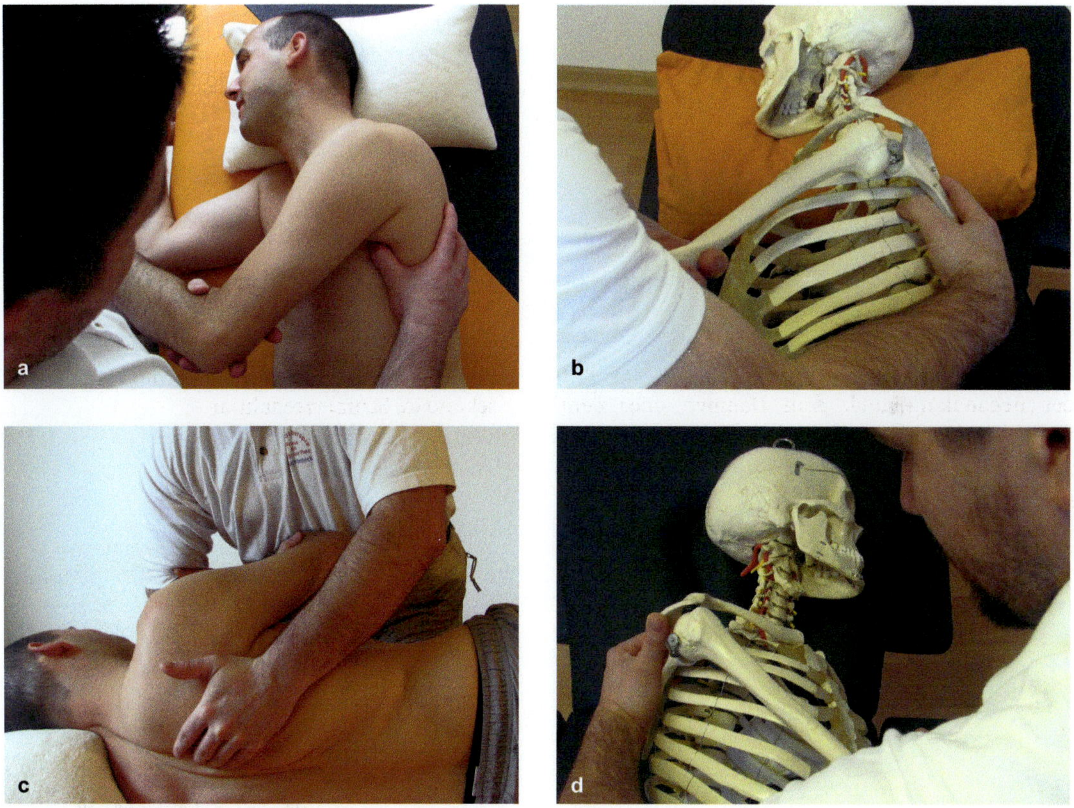

Abb. 4.8 Behandlung des M. serratus anterior.
a und b) Friktionen des Muskels (a) und Grifftechnik am Modell (b).
c und d) Längsdehnungen des Muskels (c) und Grifftechnik am Modell (d).

M. supraspinatus und infraspinatus

(➤ Abb. 4.9a–e)

Ausgangsstellung des Patienten:
Der Patient befindet sich in Seitenlage, der zu behandelnde Arm steht in Flexion nahe der Behandlungsstellung mit der Hand auf der Liege abgestützt oder der Arm ist in Ruhestellung mittels Kissen zwischen Oberarm und Thorax gelagert.

Ausgangsstellung des Therapeuten:
Der Therapeut steht vor dem Patienten.

Positionierung der Therapeutenhände:
Eine Hand greift, sofern nicht gelagert wurde, unter Berücksichtigung der Stellung der Cavitas glenoidalis und der aktuellen Ruhestellung den Arm des Patienten im Untergriff, die andere Hand ist frei für die Behandlung.

Durchführung:
- Mit der Behandlungshand wird in den Muskelbauch eingegangen und mittels Querdehnungen oder Friktionen behandelt.
- Der Muskel ist einer Schröpfbehandlung zur Verbesserung der Stoffwechsellage gut zugänglich.
- Eventuell kann der Muskel mit einer Heißen Rolle auf die Behandlung vorbereitet werden.

Ziele:
- Detonisierung des Muskels
- Schmerzreduktion
- Verbesserung der Stoffwechsellage.

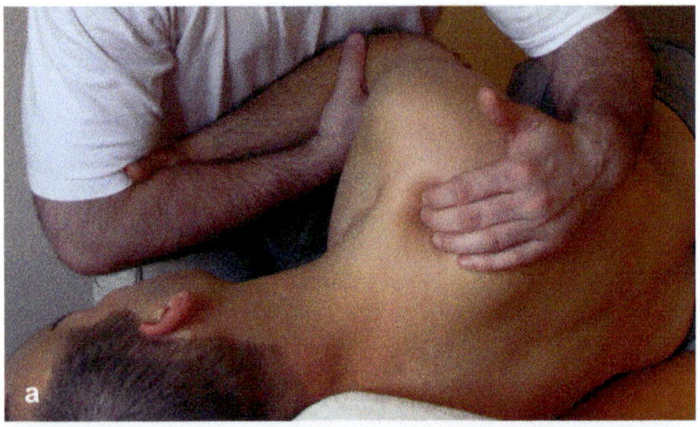

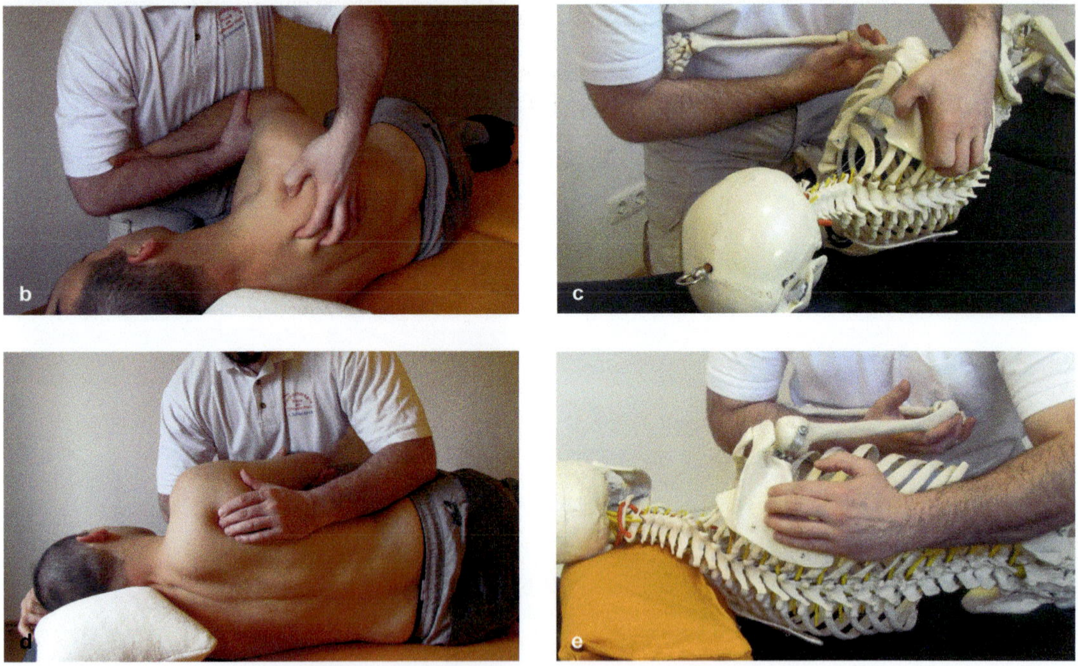

Abb. 4.9 Behandlung von M. supraspinatus und infraspinatus.
a–c) Behandlung des M. supraspinatus (a), Alternative (b) und Grifftechnik am Modell (c).
d und e) Behandlung des M. infraspinatus (d), Grifftechnik am Modell (e).

Friktionsmassage des Sehnenansatzes bei Insertionstendinopathie des M. supraspinatus

(➤ Abb. 4.10a und b)

Ausgangsstellung des Patienten:

Der Patient sitzt auf einer Bank oder einem Hocker, den Arm in 90° Ellenbogenflexion, der Handrücken des zu testenden Armes ist auf dem Rücken abgelegt. Der Arm ist also in Extension, Adduktion und maximaler Innenrotation (sogenannter Hosentaschengriff) auf dem Rücken abgelegt.

Ausgangsstellung des Therapeuten:

Der Therapeut steht hinter dem Patienten.

Positionierung der Therapeutenhände:

Eine Hand liegt auf dem Akromion, die Finger der anderen Hand liegen unterhalb des Akromions auf dem Tuberculum majus im Sehnenansatzbereich.

Durchführung:

Therapeut friktioniert mit gezieltem Druck den Sehnenansatzbereich.

Ziele:

- Schmerzreduktion
- Verbesserung der Stoffwechsellage
- Verbesserung der Resorption der Entzündungsparameter.

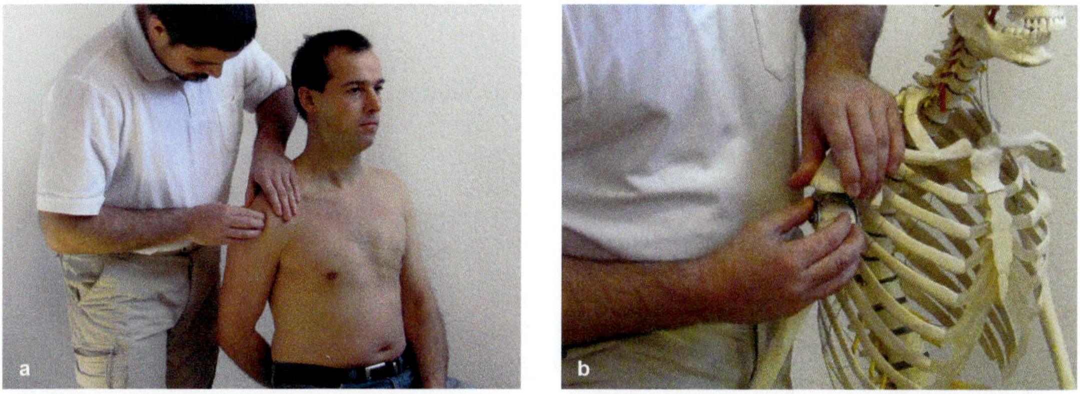

Abb. 4.10 Friktionsmassage des Sehnenansatzes bei Insertionstendinopathie des M. supraspinatus am Patienten (a), Grifftechnik am Modell (b).

M. levator scapulae

(➤ Abb. 4.11a und b)

Ausgangsstellung des Patienten:

Der Patient befindet sich in Seitenlage, der zu behandelnde Arm steht in Flexion nahe der Behandlungsstellung mit der Hand auf der Liege abgestützt oder der Arm ist in Ruhestellung mittels Kissen zwischen Oberarm und Thorax gelagert.

Ausgangsstellung des Therapeuten:

Der Therapeut steht vor dem Patienten.

Positionierung der Therapeutenhände:

Eine Hand greift die Skapula von kranial im Bereich der Fossa supraspinata, die andere Hand ist frei für die Behandlung und liegt am oberen Schulterblattwinkel im Bereich der Insertionsstelle des M. levator scapulae auf.

Durchführung:

- Mit der Behandlungshand wird in den Muskelbauch eingegangen und mittels Querdehnungen oder Friktionen behandelt.
- Der Muskel ist einer Schröpfbehandlung zur Verbesserung der Stoffwechsellage gut zugänglich.
- Eventuell kann der Muskel mit einer Heißen Rolle auf die Behandlung vorbereitet werden.

Ziele:

- Detonisierung des Muskels, Verbesserung der Stoffwechsellage
- Schmerzreduktion.

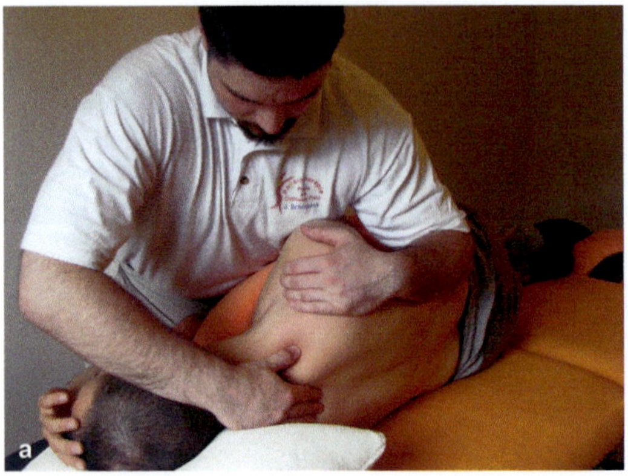

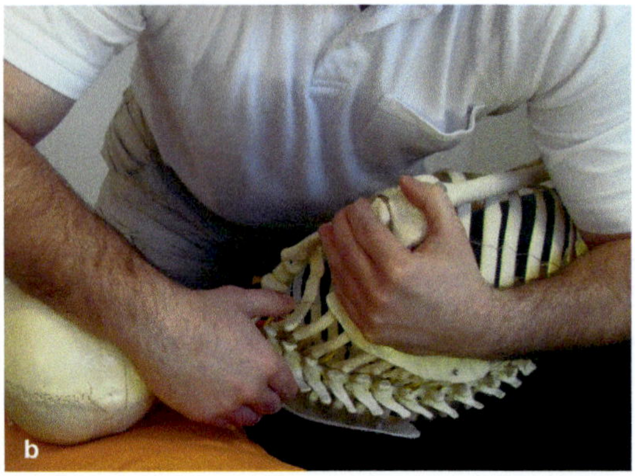

Abb. 4.11 Behandlung des M. levator scapulae am Patienten (a), Grifftechnik am Modell (b).

M. deltoideus

(➤ Abb. 4.12a und b)

Ausgangsstellung des Patienten:
Der Patient befindet sich in Seitenlage, der zu behandelnde Arm steht in Flexion nahe der Behandlungsstellung mit der Hand auf der Liege abgestützt oder der Arm ist in Ruhestellung mittels Kissen zwischen Oberarm und Thorax gelagert.

Ausgangsstellung des Therapeuten:
Der Therapeut steht vor oder hinter dem Patienten.

Positionierung der Therapeutenhände:
Eine Hand greift die Skapula von kranial im Bereich der Fossa supraspinata, die andere Hand ist frei für die Behandlung und liegt auf dem M. deltoideus.

Durchführung:

- Mit der Behandlungshand wird in den Muskelbauch eingegangen und mittels Querdehnungen oder Friktionen behandelt.
- Der Muskel ist einer Schröpfbehandlung zur Verbesserung der Stoffwechsellage gut zugänglich.
- Eventuell kann der Muskel mit einer Heißen Rolle auf die Behandlung vorbereitet werden.
- Der Muskelbauch sollte bis zu der Ansatzstelle an der Tuberositas deltoidea behandelt werden, da es im unteren Bereich des Muskels häufig zu sehr schmerzhaftem, lokalem Hartspann kommt.

Ziele:

- Detonisierung des Muskels, Verbesserung der Stoffwechsellage
- Schmerzreduktion.

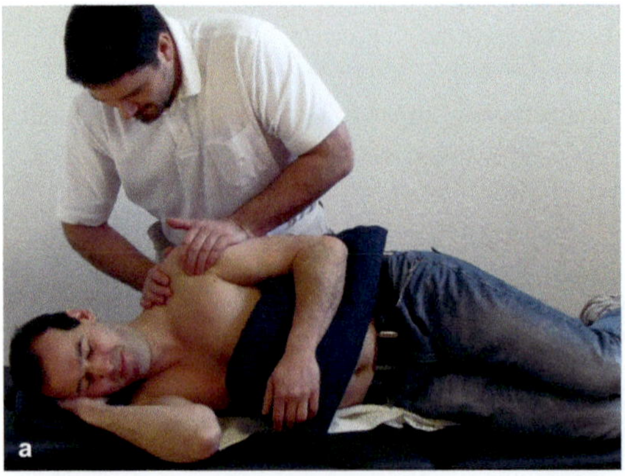

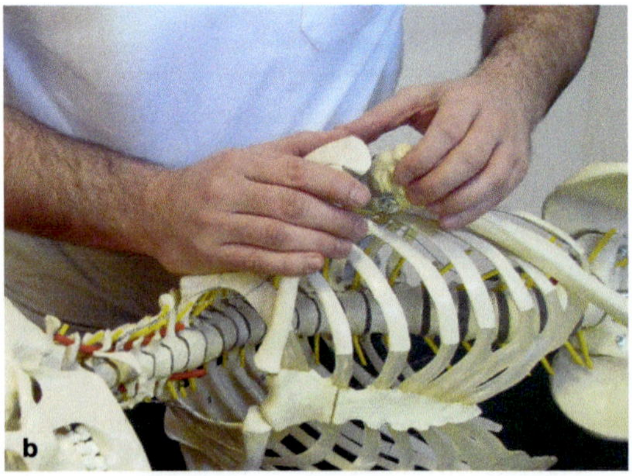

Abb. 4.12 Behandlung des M. deltoideus am Patienten (a), Grifftechnik am Modell (b).

M. biceps humeri

(➤ Abb. 4.13a und b)

Ausgangsstellung des Patienten:
Der Patient befindet sich in Rückenlage, der zu behandelnde Arm liegt – durch ein Kissen dorsal abgestützt – in leichter Flexion und Abduktion, möglichst in aktueller Ruhestellung des Schultergelenks, die Hand liegt in Supination.

Ausgangsstellung des Therapeuten:
Der Therapeut steht neben dem Patienten.

Positionierung der Therapeutenhände:
Eine Hand greift die Skapula von kranial im Bereich des Akromions oder des M. deltoideus, die andere Hand ist frei für die Behandlung und liegt auf dem M. biceps.

Durchführung:
- Mit der Behandlungshand wird in den Muskelbauch eingegangen und mittels Querdehnungen oder Friktionen behandelt.
- Eventuell kann der Muskel mit einer Heißen Rolle auf die Behandlung vorbereitet werden.
- Der Muskelbauch sollte bis zur distalen Sehnenübergangsstelle behandelt werden.
- Der Muskel ist einer Schröpfbehandlung zur Verbesserung der Stoffwechsellage gut zugänglich.

Ziele:
- Detonisierung des Muskels, Verbesserung der Stoffwechsellage
- Schmerzreduktion.

HINWEIS
In dieser Lagerung lässt sich ebenfalls eine mögliche Bizepssehnenirritation gut behandeln.

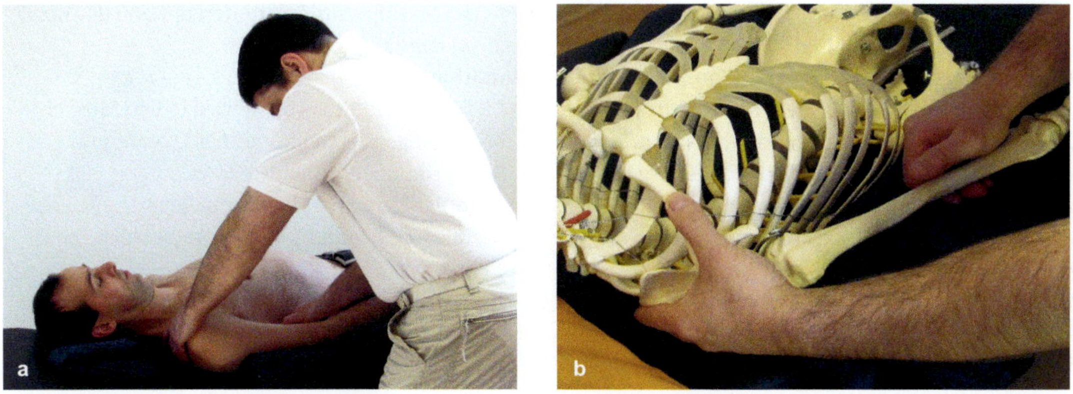

Abb. 4.13 Behandlung des M. biceps humeri am Patienten (a), Grifftechnik am Modell (b).

Behandlung einer Bizepssehnenirritation

(➤ Abb. 4.14a und b)

Ausgangsstellung des Patienten:
Der Patient sitzt auf einer Bank oder einem Hocker.

Ausgangsstellung des Therapeuten:
Der Therapeut steht vor oder hinter dem Patienten.

Positionierung der Therapeutenhände:
Therapeut legt eine Hand auf das Akromion, mit den Fingern der anderen Hand sucht er die lange Sehne des M. biceps im Sulcus bicipitalis auf.

Durchführung:
Therapeut friktioniert mit gezieltem Druck den Sehnenverlaufsbereich im Sulcus bicipitalis.

Ziele:
- Schmerzreduktion
- Verbesserung der Stoffwechsellage
- Verbesserung der Resorption der Entzündungsparameter.

HINWEIS
Alternativ lässt sich diese Behandlung auch in Rückenlage durchführen.

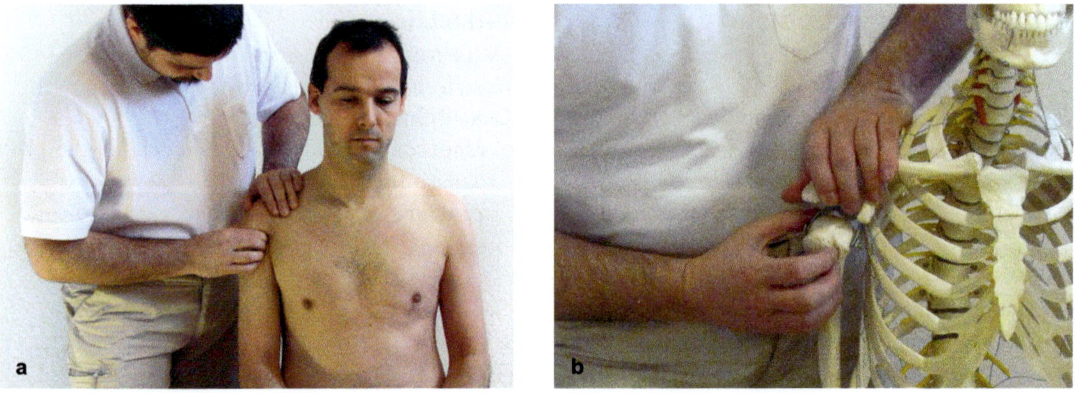

Abb. 4.14 Behandlung einer Bizepssehnenirritation am Patienten (a), Grifftechnik am Modell (b)

M. omohyoideus

(➤ Abb. 4.15a und b)

Ausgangsstellung des Patienten:

Der Patient befindet sich in Rückenlage, der zu behandelnde Arm liegt – durch ein Kissen dorsal abgestützt – in leichter Flexion und Abduktion, möglichst in aktueller Ruhestellung des Schultergelenks, die Hand liegt in Supination.

Ausgangsstellung des Therapeuten:

Der Therapeut sitzt am Kopfende des Patienten.

Positionierung der Therapeutenhände:

Eine Hand greift unter die Halswirbelsäule und führt diese in die kontralaterale Seitneigung, die andere Hand ist frei für die Behandlung und liegt im lateralen Halsdreieck zwischen Vorderrand Pars descendens des M. trapezius und hinterem Rand der Klavikula auf dem M. omohyoideus.

Durchführung:

- Mit der Behandlungshand wird in den Muskelbauch eingegangen und mittels Querdehnungen oder Friktionen behandelt.
- Eventuell kann der Muskel mit einer Heißen Rolle auf die Behandlung vorbereitet werden.

Ziele:

- Detonisierung des Muskels, Verbesserung der Stoffwechsellage
- Schmerzreduktion.

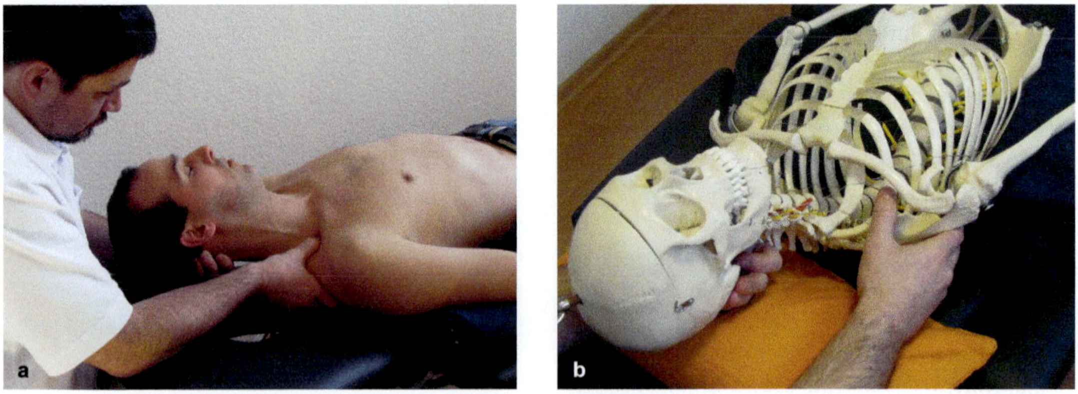

Abb. 4.15 Behandlung des M. omohyoideus am Patienten (a), Grifftechnik am Modell (b).

Recessus-axillaris-Problematik

(➤ Abb. 4.16 a und b)

Ausgangsstellung des Patienten:
Der Patient befindet sich in Rückenlage, der betroffene Arm wird vom Therapeuten unter Beachtung der Gelenkebene und der Ruhestellung des Gelenks in 30–40° Abduktion und in leichter Flexion gehalten.

Ausgangsstellung des Therapeuten:
Der Therapeut steht zwischen Arm und Patient.

Positionierung der Therapeutenhände:
Eine Hand hält den Arm, die andere Hand liegt auf dem Rezessus in der Achselfalte.

Durchführung:
- Eingehen in die Achselfalte mit den Langfingern und sanfter Zug nach kaudal.
- kombinierbar mit einem passiven Führen des Armes in Abduktion bei gleichzeitiger Mobilisation der Rezessusfalte nach kaudal.

Ziele:
Lösen und Mobilisierung des Recessus im Sinne einer Bewegungserweiterung.

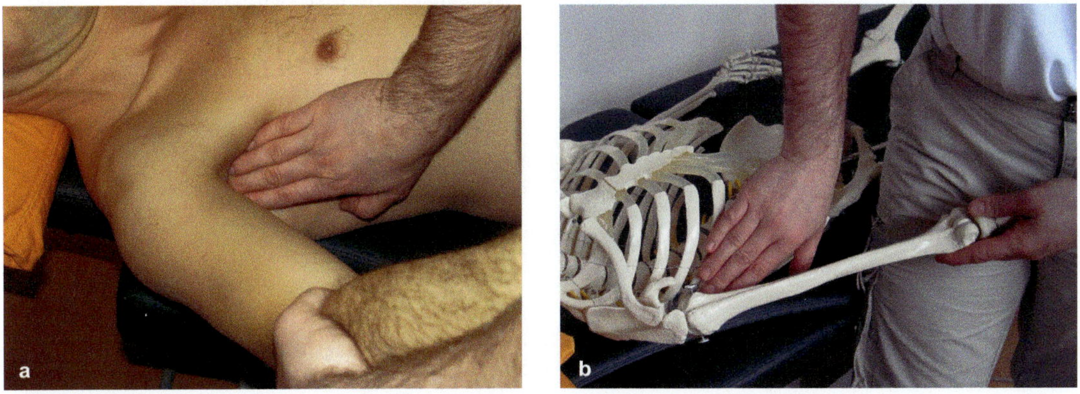

Abb. 4.16 Behandlung einer Rezessusproblematik am Patienten (a), Grifftechnik am Modell (b).

4.7 Gelenktechniken an der Schulter

Bei der Behandlung von Gelenken kommen vor allem manualtherapeutische Techniken zum Einsatz. Ziel der Manuellen Therapie ist der Erhalt bzw. die Wiederherstellung der normalen Funktion des Gelenks selbst und aller funktionell sowie strukturell damit verbundenen Gewebe, z. B. des Kapsel-Band-Apparates, der umgebenden Muskeln usw.
In der Manuellen Therapie unterscheidet man verschiedene Traktionsformen und Gleit- bzw. Schubrichtungen. Die Gleit- und Schubrichtungen ergeben sich üblicherweise aus der Gelenkstellung und der Therapieintention. Bei der Traktion verhält es sich etwas anders. Man unterscheidet **drei Traktionsstufen** voneinander.

- Stufe 1: Lösen der Gelenkflächen. Dies erfolgt bereits durch die Grifftechnik.
- Stufe 2: Straffen der Gelenkkapsel.
- Stufe 3: Dehnen der Gelenkkapsel.

Stufen 1 und 2 in intermittierender Form angewandt eignen sich sehr gut zur Schmerzlinderung und zur Verbesserung der Resorption eines Gelenkergusses, die Stufe 3 kommt bei der Kapselmobilisation und der Bewegungserweiterung zum Einsatz.

IM ÜBERBLICK

Das Schultergelenk

- Gelenktyp: Kugelgelenk
- Gelenkpartner: Cavitas glenoidalis konkav, Humeruskopf konvex
- Gelenkspaltverlauf: von dorsal-lateral nach ventral-medial (entscheidend für die Behandlung)

- Drei Bewegungsfreiheitsgrade:
  - Flexion/Extension 160–170°/0°/40°
  - Abduktion/Adduktion 160–180°/0°/30–40°
  - Außenrotation/Innenrotation 60–80°/0°/90–110°
  - horizontale Abduktion/Adduktion 40–50°/0°/140–160°
    (Vorsicht: In der Literatur finden sich unterschiedliche Angaben)
- Besonderheiten: muskulär geführtes Gelenk mit hoher Luxationstendenz
- Verriegelte Stellung: 90° Abduktion bei gleichzeitiger Außenrotation
- Ruhestellung des Gelenks bei 30° Flexion, Abduktion und 0° Außenrotation
- Notwendiger Bewegungsweg:
  - Humeruskopf nach kaudal für Flexion und Abduktion
  - Humeruskopf nach dorsal für Flexion und Innenrotation
  - Humeruskopf nach ventral: Extension und Außenrotation
- Die Wiederherstellung des glenohumeralen Rhythmus und einer ausreichenden Außenrotation ist zwingend notwendig für eine gute Funktion der Schulter.

4.7.1 Humeruskopfzentrierung

Notwendige Maßnahmen zur Humeruskopfzentrierung

- Querdehnung der dezentralisierenden Muskulatur, vor allem des M. pectoralis minor und der Innenrotatoren des Schultergelenks.
- manuelle Zentrierung des Humeruskopfes (Rückenlage, Sitz, Seitlage)
- Aktivierung der Rotatorenmanschettenmuskeln im geschlossenen System, beginnend im Sitz, später mit instabilen Unterlagen und schließlich im offenen System.
- Kräftigung der Außenrotatoren, vor allem in 60° Abduktion.

Humeruskopfzentrierung in Rückenlage

(> Abb. 4.17a und b)

Ausgangsstellung des Patienten:
Der Patient befindet sich in Rückenlage, der betroffene Arm wird vom Therapeuten unter Beachtung der Gelenkebene und der Ruhestellung des Gelenks in 30–40° Abduktion und in leichter Flexion gehalten.

Ausgangsstellung des Therapeuten:
Der Therapeut steht zwischen Arm und Brustkorb des Patienten.

Positionierung der Therapeutenhände:
Eine Hand hält den Arm, die andere Hand liegt ventral auf dem Humeruskopf.

Durchführung:
Sanfter Schub mit der auf dem Humeruskopf liegenden Hand entlang der Gelenkebene nach dorsal-lateral.

Ziel:
- Zentrierung des Humeruskopfes
- manuelle Repositionierung in der Gelenkpfanne eines ventrokranialisierten Humeruskopfes.

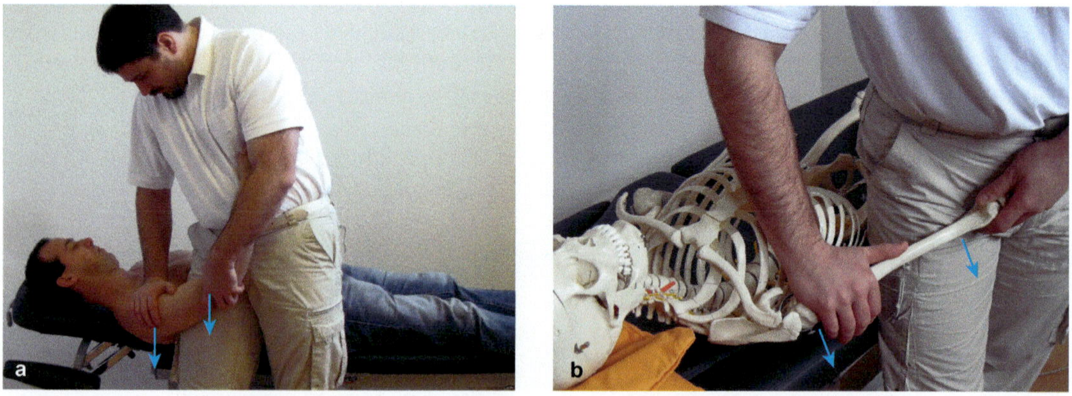

Abb. 4.17 Humeruskopfzentrierung in Rückenlage am Patienten (a), Grifftechnik am Modell (b).

Humeruskopfzentrierung im Sitz

(➤ Abb. 4.18a und b)
Ausgangsstellung des Patienten:
Der Patient sitzt, der betroffene Arm ist unter Beachtung der Gelenkebene und der Ruhestellung des Gelenks in leichter Abduktion.
Ausgangsstellung des Therapeuten:
Der Therapeut steht vor dem Patienten oder seitlich von ihm.
Positionierung der Therapeutenhände:
Eine Hand fixiert von dorsal mit gespreizter Daumen-Zeigefinger-Gabel die Skapula und den Pfannenrand, die andere Hand liegt ventral möglichst mit den Daumenballen auf dem Humeruskopf.
Durchführung:
Sanfter Schub mit der ventral liegenden Hand entlang der Gelenkebene nach dorsal-lateral.
Ziele:
- Zentrierung des Humeruskopfes
- manuelle Repositionierung in der Gelenkpfanne eines ventrokranialisierten Humeruskopfes.

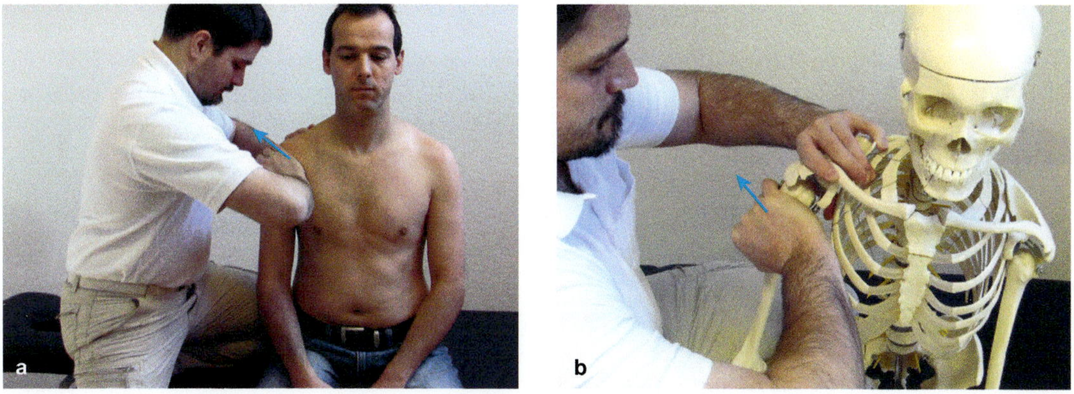

Abb. 4.18 Humeruskopfzentrierung am sitzenden Patienten (a), Grifftechnik am Modell (b).

4.7.2 Traktionen am Schultergelenk

Traktion des subakromialen Raums in Rückenlage

(➤ Abb. 4.19a und b)
Ausgangsstellung des Patienten:
Der Patient befindet sich in Rückenlage, der betroffene Arm wird vom Therapeuten unter Beachtung der Gelenkebene und der Ruhestellung des Gelenks in 30–40° Abduktion und leichter Flexion gehalten.
Ausgangsstellung des Therapeuten:
Der Therapeut steht zwischen Arm und Brustkorb des Patienten.
Positionierung der Therapeutenhände:
Eine Hand hält den Arm von dorsal, die andere Hand liegt ventral auf der Schulter. Der Zeigefinger liegt als Monitorfinger auf dem Humeruskopf.
Durchführung:
Durch Drehung des Therapeuten vom Körper des Patienten weg wird sanfter Zug in Verlängerung des Armes nach kaudal ausgeübt.
Ziele:
- Zentrierung des Humeruskopfes, manuelle Repositionierung in der Gelenkpfanne
- Entlastung des subakromialen Raums bei Engpassphänomenen jeglicher Art
- Entlastung einer entzündlich veränderten Bursitis
- Intermittierend eingesetzt kann dieser Griff auch die Resorption von Ergüssen fördern.
- muskelrelaxierend, schmerzlindernd.

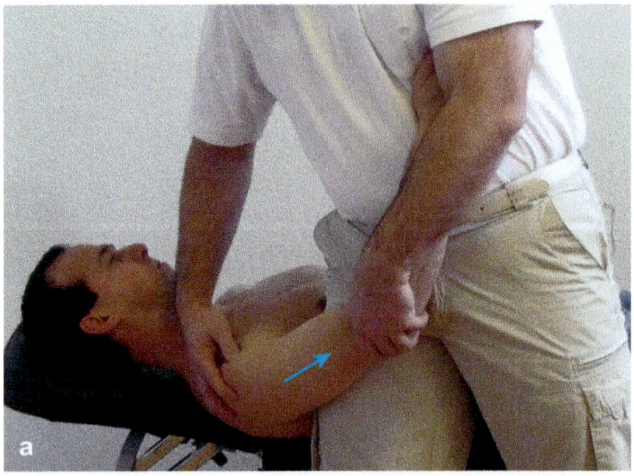

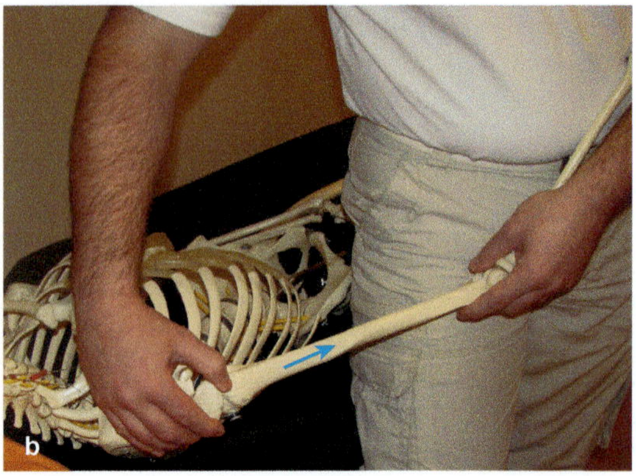

Abb. 4.19 Traktion des subakromialen Raums in Rückenlage.

Mögliche Hausaufgabe zur Entlastung des subakromialen Raums

Ausgangsstellung des Patienten:
Patient im Stand.
Durchführung:
Patient kann leichte Gewichte (0,5–1 kg) am Arm tragen (z. B. eine Gewichtsmanschette).
Ziel:
Dauerhafte, kontinuierliche Traktion des subakromialen Raums.

HINWEIS
Selbstverständlich sollte diese Übung nicht bei Patienten mit Subluxations- oder Luxationstendenz durchgeführt werden.

Traktion des subakromialen Raums im Sitz (Entlastung des subakromialen Raums)

(➤ Abb. 4.20a und b)
Ausgangsstellung des Patienten:
Der Patient sitzt, der betroffene Arm ist unter Beachtung der Gelenkebene und der Ruhestellung des Gelenks in leichter Abduktion.
Ausgangsstellung des Therapeuten:
Der Therapeut steht vor dem Patienten oder seitlich von ihm.
Positionierung der Therapeutenhände:
Eine Hand ruht auf der Schulter, der Zeigefinger liegt als Monitorfinger auf dem Humeruskopf, die andere Hand greift entweder von ventral-medial in der Achsel möglichst gelenknah den Humerus oder am Ellenbogen.
Durchführung:
Die am Humerus liegende Hand übt einen kaudalen Zug aus.
Ziele:
- Zentrierung des Humeruskopfes, manuelle Repositionierung in der Gelenkpfanne
- Entlastung des subakromialen Raums bei Engpassphänomenen jeglicher Art
- Entlastung einer entzündlich veränderten Bursitis
- muskelrelaxierend, schmerzlindernd
- Intermittierend eingesetzt kann dieser Griff auch die Resorption von Ergüssen fördern.

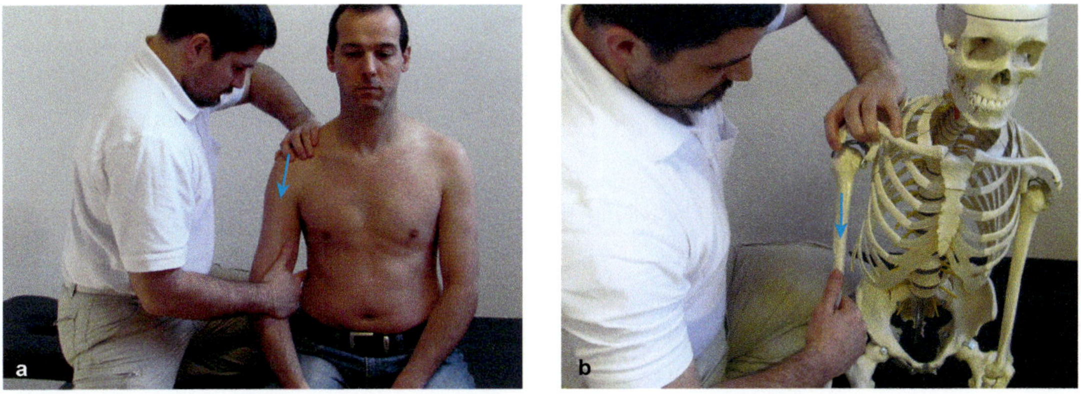

Abb. 4.20 Traktion des subakromialen Raums am sitzenden Patienten (a), Grifftechnik am Modell (b).

Traktion des Glenohumeralgelenks in Rückenlage

(➤ Abb. 4.21a und b)

Ausgangsstellung des Patienten:

Der Patient befindet sich in Rückenlage, der betroffene Arm unter Beachtung der Gelenkebene und der Ruhestellung des Gelenks in 30–40° Abduktion und leichter Flexion.

Ausgangsstellung des Therapeuten:

Der Therapeut steht zwischen Arm und Brustkorb des Patienten.

Positionierung der Therapeutenhände:

Eine Hand hält den Arm von dorsal, die andere Hand liegt ventral in der Achselhöhle der Schulter.

Durchführung:

Durch Anheben der Hände nach kranial übt der Therapeut einen sanften Schub nach ventral-lateral aus. Es kommt zum Herausheben des Humeruskopfes aus der Cavitas nach ventral-lateral

Ziele:

- Kapseldehnung
- muskelrelaxierend
- schmerzlindernd
- Intermittierend eingesetzt kann dieser Griff auch die Resorption von Ergüssen fördern.

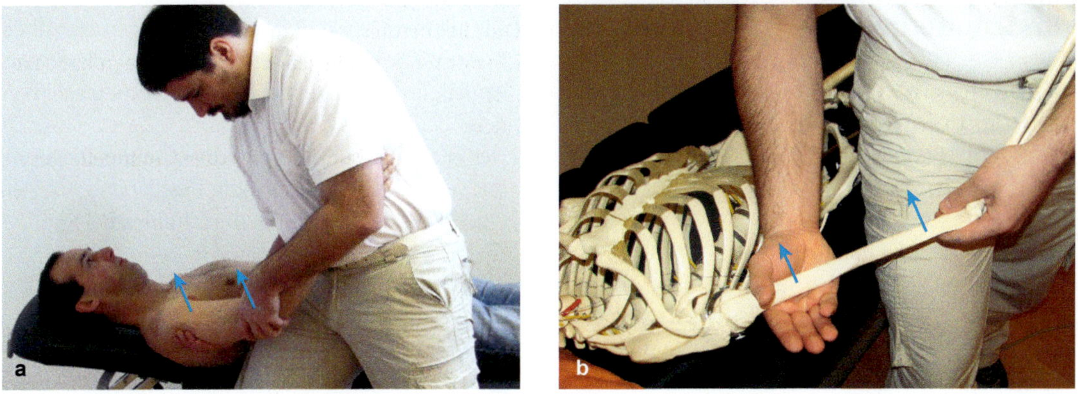

Abb. 4.21 Traktion des Glenohumeralgelenks in Rückenlage (a), Grifftechnik am Modell (b).

Traktion des Glenohumeralgelenks im Sitz

(➤ Abb. 4.22a und b)

Ausgangsstellung des Patienten:

Der Patient sitzt, der betroffene Arm ist unter Beachtung der Gelenkebene und der Ruhestellung des Gelenks in leichter Abduktion.

Ausgangsstellung des Therapeuten:

Der Therapeut steht vor dem Patienten.

Positionierung der Therapeutenhände:

Eine Hand ruht auf der Schulter, der Zeigefinger liegt als Monitorfinger auf dem Humeruskopf, die andere Hand greift von ventral-medial in der Achsel möglichst gelenknah den Humerus.

Durchführung:

Die am Humerus liegende Hand übt einen Zug nach ventral-lateral aus. Es erfolgt ein Herausheben des Humeruskopfes aus der Cavitas glenoidalis nach ventral-lateral.

Ziele:

- Kapseldehnung
- muskelrelaxierend
- schmerzlindernd
- Intermittierend eingesetzt kann dieser Griff auch die Resorption von Ergüssen fördern.

4

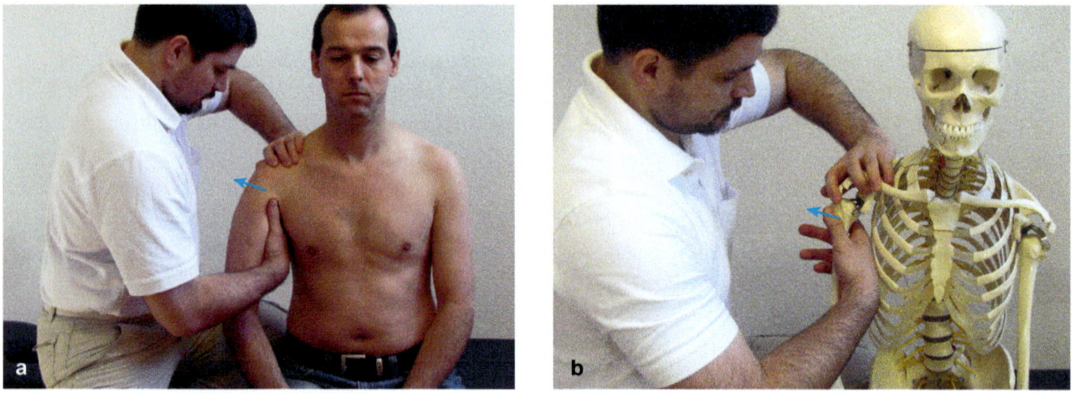

Abb. 4.22 Traktion des Glenohumeralgelenks am sitzenden Patienten (a), Grifftechnik am Modell (b).

4.7.3 Bewegungserweiterung im Schultergelenk

Kaudalgleiten des Humeruskopfes in Rückenlage zur Verbesserung der Abduktion

(➤ Abb. 4.23a und b)

Ausgangsstellung des Patienten:

Der Patient befindet sich in Rückenlage, der Arm wird etwas unterhalb der dem Patienten schmerzfrei möglichen passiven Abduktion in Behandlungsstellung eingestellt.

Ausgangsstellung des Therapeuten:

Der Therapeut steht seitlich vom Patienten, mit Blickrichtung nach kaudal am lateralen Arm des Patienten.

Positionierung der Therapeutenhände:

Eine Hand hält den Arm von dorsal, die andere liegt kranial auf dem Humeruskopf.

Durchführung:

Die am Humeruskopf liegende Hand gibt gemäß der Konvex-Konkav-Regel einen sanften Schub nach kaudal, um ein Kaudalgleiten des Humerus zu bahnen.

Der Therapeut sollte durch Schwerpunktverlagerung mit seinem Körper dem Arm des Patienten folgen, um ein Hebeln im Gelenk zu verhindern.

Ziel:

- manuelle Verbesserung der Abduktion, vor allem im Bereich bis 120°
- Kapselmobilisation.

HINWEIS

Bei Prothesenversorgung eines Patienten mit einer extra-anatomischen Lösung, also z. B. einer Delta-III-Prothese, muss die **Umkehrung der Konvex-Konkav-Regel** beachtet werden.

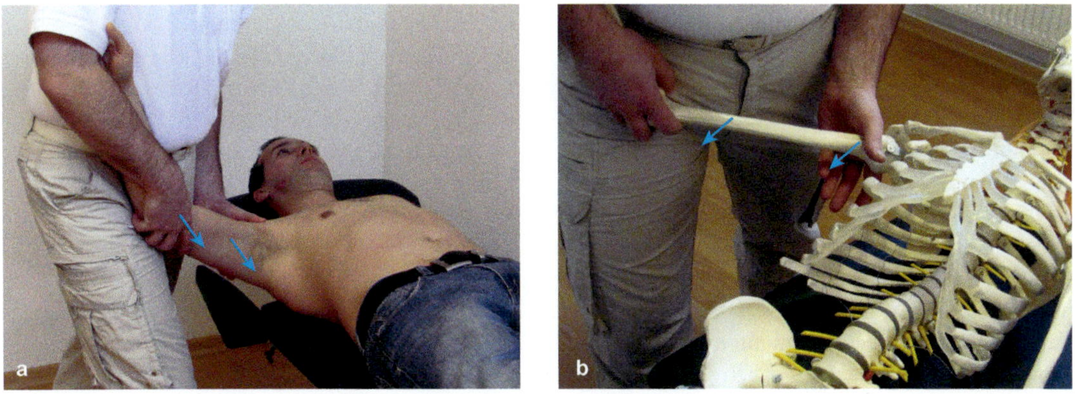

Abb. 4.23 Kaudalgleiten des Humeruskopfes in Rückenlage zur Verbesserung der Abduktion am Patienten (a), Grifftechnik am Modell (b).

Hausaufgabe zur Verbesserung der Abduktion

(➤ Abb. 4.24a und b)

Ausgangsstellung des Patienten:

Der Patient sitzt, der Arm ist seitlich in Abduktion und leichter Flexion z. B. auf einem Tisch abgelegt. Er kann durch eine Kissenlagerung unterstützt werden.

Durchführung:

Wiederholte Seitneigung des Rumpfes.

Ziel:

Verbesserung der Abduktionsfähigkeit des Schultergelenks.

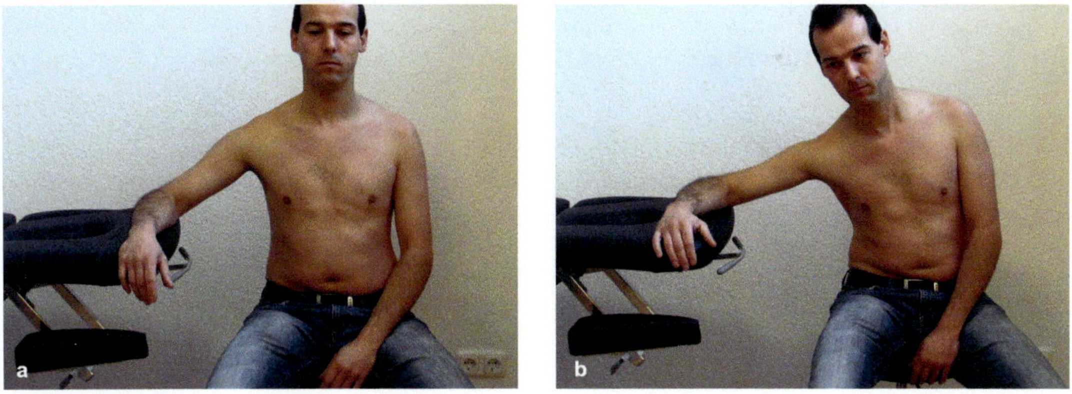

Abb. 4.24 Hausaufgabe zur Verbesserung der Abduktion.
a) Ausgangsstellung
b) Endstellung

Kaudalgleiten des Humeruskopfes in Rückenlage zur Verbesserung der Flexion

(➤ Abb. 4.25a und b)

Ausgangsstellung des Patienten:
Der Patient befindet sich in Rückenlage, der Arm ist etwas unterhalb der dem Patienten schmerzfrei möglichen passiven Flexion in Behandlungsstellung eingestellt.

Ausgangsstellung des Therapeuten:
Der Therapeut steht kaudal des betroffenen Armes.

Positionierung der Therapeutenhände:
Beide Hände fixieren den Arm von kranial etwas oberhalb des Oberarmkopfes, der Humerus kann zur Entlastung am Oberkörper des Therapeuten angelegt werden, was dem Patienten zusätzlich ein Gefühl der Sicherheit vermittelt.

Durchführung:
- Der Therapeut übt gemäß der Konvex-Konkav-Regel durch eigene Körperschwerpunktverlagerung nach kaudal einen sanften Zug im Gelenk nach kaudal aus, um ein entsprechendes Gleiten des Humerus zu bahnen.
- Durch die Mitbewegung des Therapeuten wird ein Hebeln im Gelenk verhindert.

Ziele:
- manuelle Verbesserung der Flexion, vor allem im Bereich bis 120°
- Kapselmobilisation.

HINWEIS
Bei Prothesenversorgung eines Patienten mit einer extraanatomischen Lösung, also z. B. einer Delta-III-Prothese, muss die **Umkehrung der Konvex-Konkav-Regel** beachtet werden.

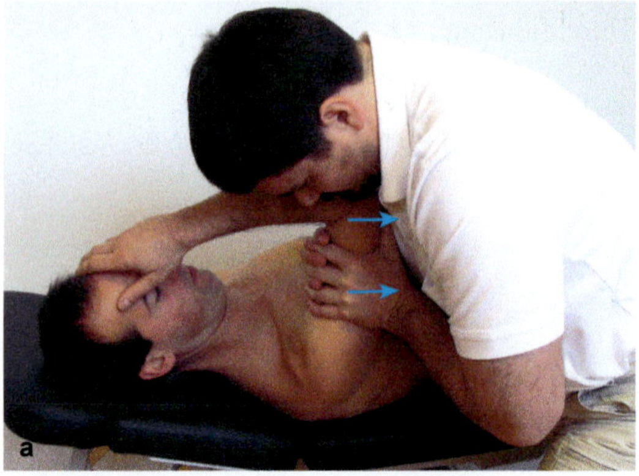

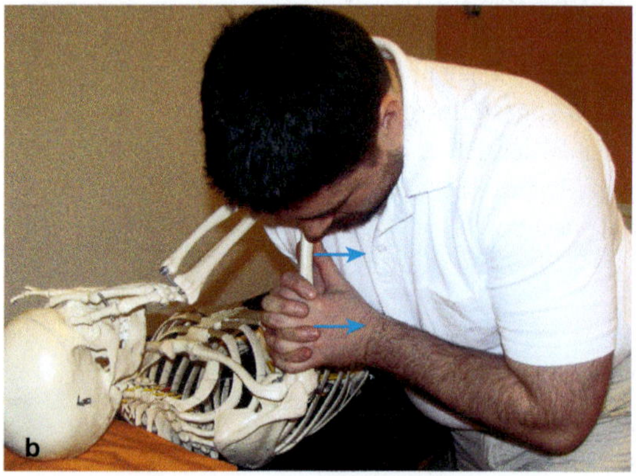

Abb. 4.25 Kaudalgleiten des Humeruskopfes in Rückenlage zur Verbesserung der Flexion (a), Grifftechnik am Modell (b).

Hausaufgaben zur Verbesserung der Flexion

Übung 1

(➤ Abb. 4.26a und b)

Ausgangsstellung des Patienten:
Der Patient sitzt, der Arm ist in leichter Flexion, z. B. auf einem Tisch, abgelegt. Er kann durch eine Kissenlagerung unterstützt werden.

Durchführung:
Wiederholte Flexion des Rumpfes.

Ziel:
Verbesserung der Flexionsfähigkeit des Schultergelenks.

Übung 2

Ausgangsstellung des Patienten:
Der Patient steht frontal etwa einen halben Meter vor einer glatten Fläche, z. B. einer Wand oder einer Tür. Die Fingerkuppen der betroffenen Seite berühren die Fläche.

Durchführung:
Patient krabbelt mit den Fingern die Wand hoch und wieder herunter.

Ziel:
Verbesserung der Flexion im Schultergelenk.
Diese Übung kann mit einer Skapulastabilisation verbunden werden.

VORSICHT!
Besonders wichtig bei der Durchführung dieser Übung ist, dass der Patient auch wieder mit den Fingern an der Wand herunterkrabbeln muss und erst dann die Hand von der Wand nehmen kann, da bei plötzlicher Wegnahme der Hand von der Wand oberhalb der Schulter ein langer Hebel auf das Schultergelenk wirkt. Die Rotatorenmanschettenmuskeln und die anderen umgebenden Muskeln werden dann aktiv, was beispielsweise bei einer Rotatorenmanschettenrekonstruktion zu starken Beschwerden bis hin zu einer Reruptur führen kann.

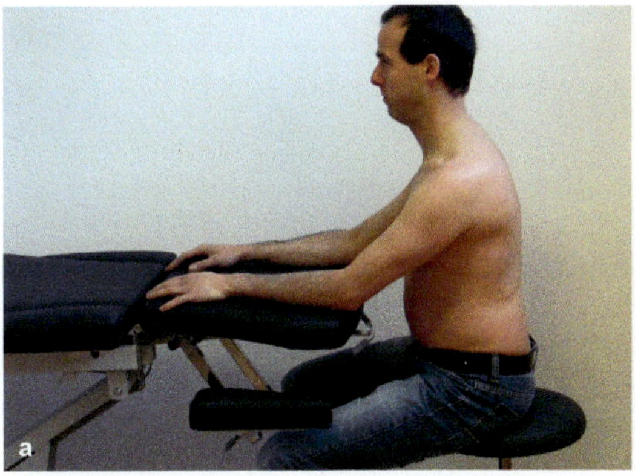

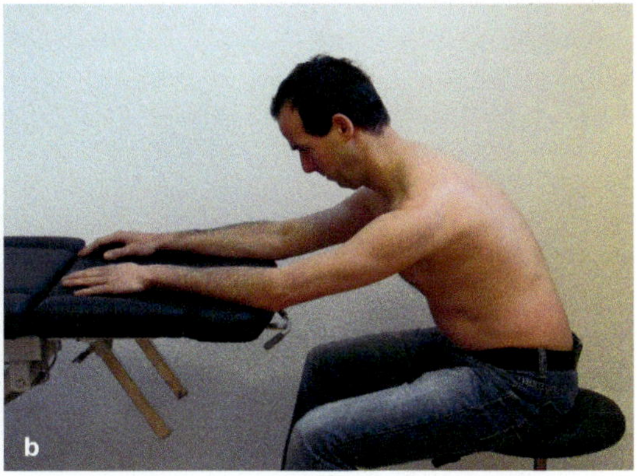

Abb. 4.26 Hausaufgaben zur Verbesserung der Flexion.
a) Ausgangsstellung
b) Endstellung

4

Verbesserung der Außenrotationsfähigkeit des Schultergelenks

Intensive Kapsel- und Muskeldehnung in Rückenlage zur verstärkten Behandlung der Außenrotation

(➤ Abb. 4.27a und b).
Ausgangsstellung des Patienten:
Der Patient befindet sich in Rückenlage, der Arm wird etwas unterhalb der dem Patienten schmerzfrei möglichen passiven Flexion in Behandlungsstellung eingestellt.
Ausgangsstellung des Therapeuten:
Der Therapeut steht kaudal des betroffenen Armes.
Positionierung der Therapeutenhände:
Beide Hände fixieren den Arm von kranial etwas oberhalb des Oberarmkopfes, der Humerus kann zur Entlastung am Oberkörper des Therapeuten angelegt werden, was dem Patienten zusätzlich ein Gefühl der Sicherheit vermittelt.
Durchführung:
- Der Therapeut übt gemäß der Konvex-Konkav-Regel durch eigene Körperschwerpunktverlagerung nach kaudal im Gelenk einen sanften Zug nach kaudal aus, um ein entsprechendes Gleiten des Humerus zu bahnen.
- Im Anschluss führt er mit dem Humerus eine Außenrotation durch und kombiniert diese Bewegung mit einer in Verlängerung des Humerus durchgeführten Traktion.

Ziele:
- Kapseldehnung bis zur endgradigen Bewegungserweiterung
- Durch Betonung der Außenrotationskomponente kann die meist hemmende innenrotatorisch gegenhaltende Muskulatur gut mitbehandelt werden.
- Diese Technik kann mit Muskeltechniken wie der postisometrischen Relaxation kombiniert werden.

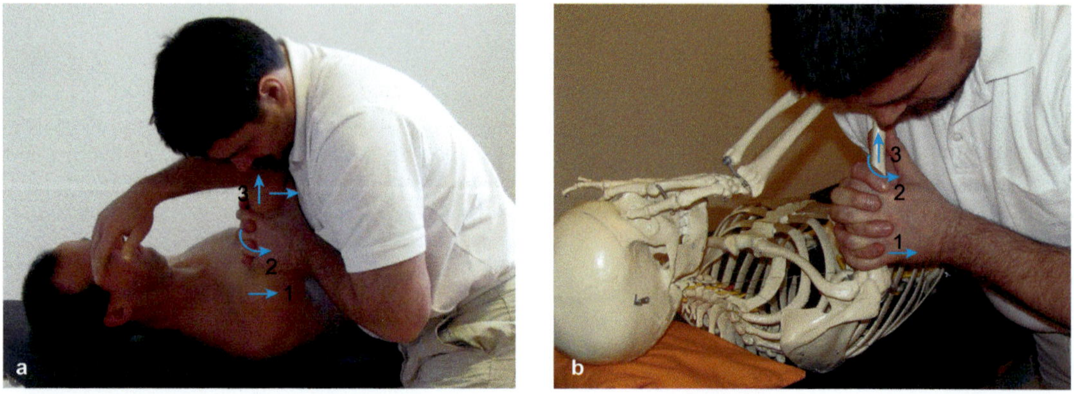

Abb. 4.27 Verbesserung der Außenrotationsfähigkeit des Schultergelenks am Patienten (a), Grifftechnik am Modell (b).
1 Bahnung des Kaudalgleitens
2 Außenrotationseinstellung
3 Axiale Traktion

Hausaufgabe zur Verbesserung der Außenrotation

(➤ Abb. 4.28a und b)

Ausgangsstellung des Patienten:
Der Patient sitzt, der Arm ist seitlich in Abduktion und leichter Flexion z. B. auf einem Tisch abgelegt. Er kann durch eine Kissenlagerung unterstützt werden.

Durchführung:
Wiederholte kontralaterale Rotation des Rumpfes.

Ziele:
- Verbesserung der Außenrotationsfähigkeit des Schultergelenks
- Ventrale Dehnung der Kapselstrukturen.

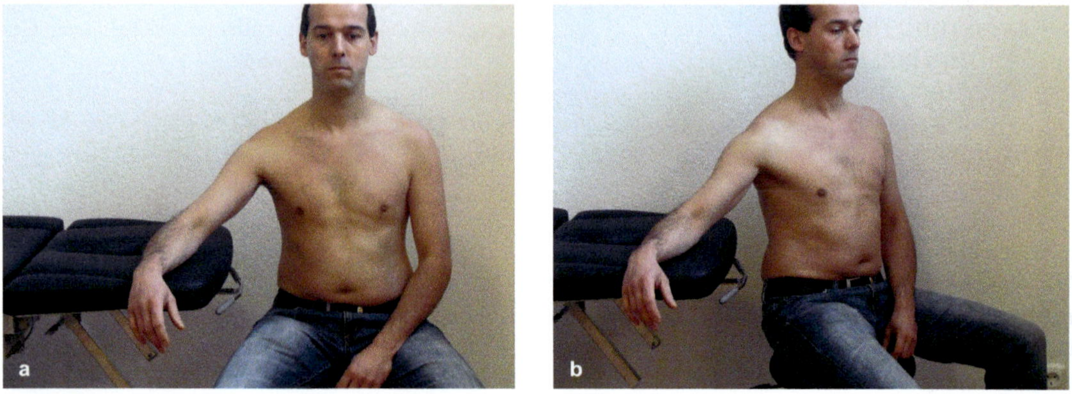

Abb. 4.28 Hausaufgabe zur Verbesserung der Außenrotation.
a) Ausgangsstellung
b) Endstellung

Intensive Kapsel- und Muskeldehnung oberhalb 90° Flexion

(> Abb. 4.29a und b)

Ausgangsstellung des Patienten:

Der Patient befindet sich in Rückenlage, der Arm ist etwas unterhalb der dem Patienten schmerzfrei möglichen passiven Flexion in Behandlungsstellung eingestellt.

Ausgangsstellung des Therapeuten:

Der Therapeut steht kaudal des betroffenen Armes.

Positionierung der Therapeutenhände:

Die patientennahe Hand fixiert den Schultergürtel durch Fixation der Skapula von kranial. Die patientenferne Hand ergreift von kranial kommend nach kaudal den Humerus.

Durchführung:

Die am Arm liegende Hand übt eine dreidimensionale Traktion im Sinne einer Flexion, Abduktion und Außenrotation unter Traktion aus (PNF-Muster).

Ziele:

- Kapseldehnung zur endgradigen Bewegungserweiterung
- Durch Betonung der Außenrotationskomponente kann die meist hemmende innenrotatorisch gegenhaltende Muskulatur gut mitbehandelt werden (kombinierbar mit Muskeltechniken wie der postisometrischen Relaxation).

4

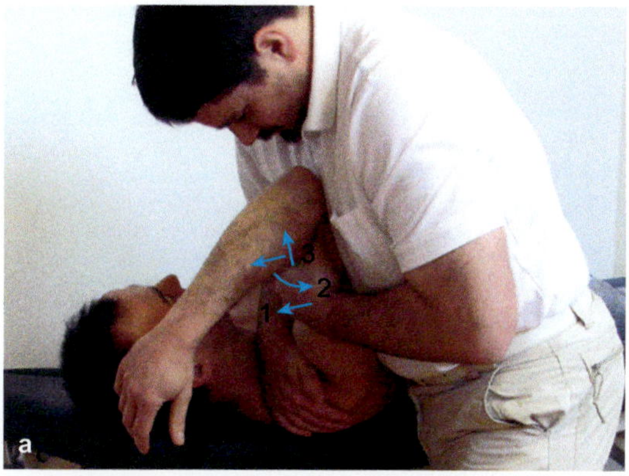

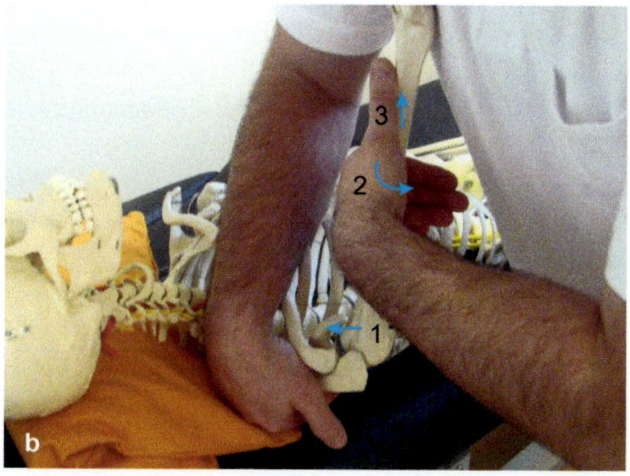

Abb. 4.29 Intensive Kapsel- und Muskeldehnung oberhalb 90° Flexion.
1 Flexion/Abduktion, 2 Außenrotation, 3 Traktion

Hausaufgabe zur Verbesserung der Flexion oberhalb 90°

Ausgangsstellung des Patienten:

Der Patient steht frontal in Schrittstellung etwa einen halben Meter vor einer glatten Fläche, z. B. an einer Wand oder einer Tür. Beide Arme werden mit 90° Flexion im Schulter- und Ellenbogengelenk mit dem gesamten Unterarm auf der Fläche abgelegt.

Durchführung:

Durch ein Absenken des gesamten Körpers über Kniebeugung (> Abb. 4.30) kommt es zu einer vermehrten Flexion im Schultergelenk.

Ziel:

Bahnung der Flexion über 90°.

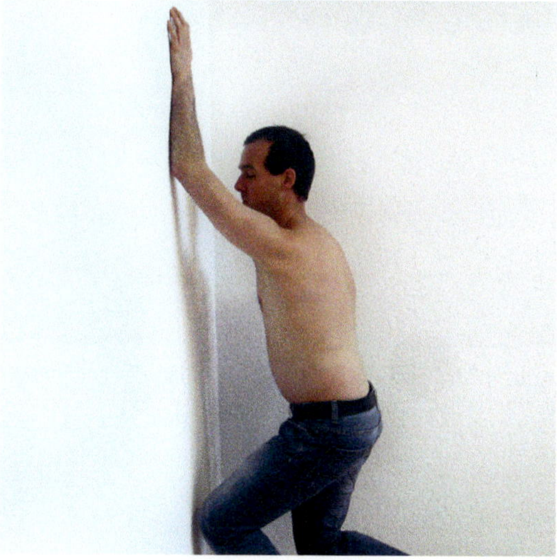

Abb. 4.30 Hausaufgabe zur Verbesserung der Flexion oberhalb 90°.

HINWEIS

Durch ein Führen des Armes in eine stärkere Außenrotation lässt sich mit dieser Übung auch die für eine endgradige Flexion des Schultergelenks notwendige Außenrotationskomponente sehr gut als Eigenübung trainieren.

Hausaufgabe zur Verbesserung der endgradigen Flexion/Außenrotation

Ausgangsstellung des Patienten:
Der Patient nimmt den Vierfüßlerstand ein. Die Arme sind in 90° Flexion aufgestellt. Die Langfinger zeigen noch kranial.
Durchführung:
Wiederholtes Zurückverlagern des Rumpfes bis zum Ablegens des Gesäßes auf den Fersen (➤ Abb. 4.31).
Ziele:
- Verbesserung der Flexions- und Außenrotationsfähigkeit des Schultergelenks
- Ventrale Dehnung der Kapselstrukturen.

HINWEIS

Diese Übung kann mit einer Schulterblattstabilisation kombiniert werden.
Die Außenrotationskomponente im Schultergelenk kann noch verstärkt werden, indem statt der Langfinger die Daumen nach kranial zeigen.

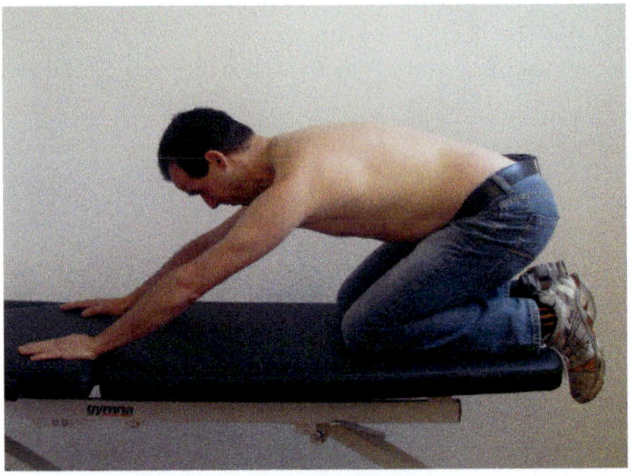

Abb. 4.31 Hausaufgabe zur Verbesserung der endgradigen Flexion/Außenrotation.

4.7.4 Behandlung des Sternoklavikulargelenks

IM ÜBERBLICK

Das Sternoklavikulargelenk

- Gelenktyp: anatomisch ein Sattelgelenk, funktionell ein Kugelgelenk
- Gelenkpartner: mediales Ende der Klavikula, Incisura clavicularis des Sternums
- Gelenkspaltverlauf: von kaudal-lateral nach kranial-medial
- Drei Bewegungsgrade (Freiheitsgrade):
  - Heben/Senken des Schultergürtels
  - Vor- und Rückführen des Schultergürtels
  - Rotationsbewegungen gemeinsam mit dem Akromioklavikulargelenk
- Besonderheiten: häufig ein faserknorpeliger Discus articularis, straffe Bandführung
- Verriegelte Stellung: Arm in maximaler Flexion

HINWEIS

Problematik des Sternoklavikulargelenks

Eine Überprüfung der Bewegungen des Sternoklavikulargelenks zeigt meist, dass sich das Gelenk artikulär unproblematisch darstellt.
Die Ursache für eine mögliche Hypomobilität oder ein fehlendes Kranialgleiten der Klavikula im Gelenk liegt meist im M. subclavius (➤ Kap. 4.6.1).

Verbesserung der Kranialbewegung der Klavikula

(➤ Abb. 4.32a und b)
Ausgangsstellung des Patienten:
Der Patient liegt in entspannter Rückenlage, der Arm ist gemäß der Ruhestellung des Gelenks auf einem Kissen in leichter Flexion und Abduktion gelagert.
Ausgangsstellung des Therapeuten:
Der Therapeut steht seitlich vom Patienten.

Positionierung der Therapeutenhände:
Daumen und Daumenballen einer Hand werden direkt an die Unterkante der Klavikula gelegt, die andere Hand wird auf den Handrücken gelegt.

Durchführung:
Die Klavikula wird gemäß der Konvex-Konkav-Regel mittels Schub nach kranial mobilisiert.
Ziel:
Verbesserung der Kranialisation der Klavikula zur Verbesserung der endgradigen Bewegungen.

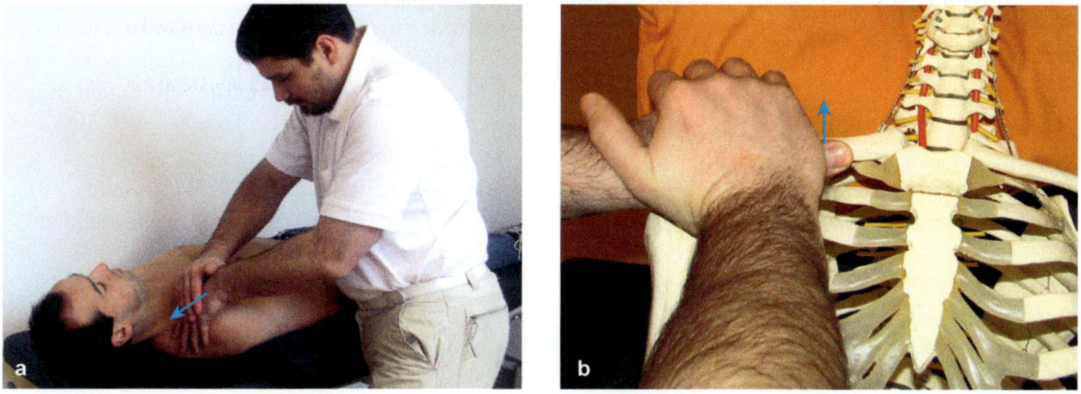

Abb. 4.32 Behandlung des Sternoklavikulargelenks zur Verbesserung der Kranialbewegung der Klavikula im Gelenk am Patienten (a), Grifftechnik am Modell (b).

Traktion des Sternoklavikulargelenks

(➤ Abb. 4.33a und b)
Ausgangsstellung des Patienten:
Der Patient liegt in entspannter Rückenlage, der Arm ist gemäß der Ruhestellung des Gelenks auf einem Kissen in leichter Flexion und Abduktion gelagert.
Ausgangsstellung des Therapeuten:
Der Therapeut steht seitlich vom Patienten.

Positionierung der Therapeutenhände:
Mit Daumen und Zeigefinger einer Hand wird die Klavikula fixiert. Die andere Hand fixiert das Sternum und der Zeigefinger liegt zum Monitoring auf dem Gelenkspalt.
Durchführung:
Es wird eine Traktion in Verlängerung der Klavikula durchgeführt.
Ziel:
Verbesserung der Bewegungen der Klavikula zum Erlangen endgradiger Bewegungen.

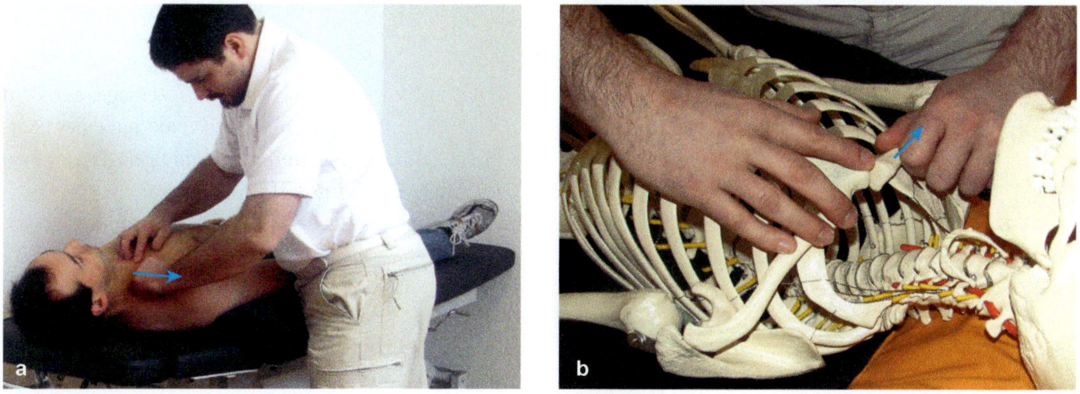

Abb. 4.33 Behandlung des Sternoklavikulargelenks mittels Traktion am Patienten (a), Grifftechnik am Modell (b).

4.7.5 Behandlung des Akromioklavikulargelenks

IM ÜBERBLICK

Das Akromioklavikulargelenk

- Gelenktyp: anatomisch ein planes Gelenk, funktionell ein Kugelgelenk
- Gelenkpartner: laterale Klavikula, Facies articularis des Akromions
- Gelenkspaltverlauf: von dorsal-lateral nach ventral-medial
- Drei Bewegungsgrade (Freiheitsgrade):
  - translatorische Bewegung nach ventral-dorsal
  - translatorische Bewegung nach kranial-kaudal
  - Rotation gemeinsam mit dem Sternoklavikulargelenk
- Besonderheiten: aufgrund der straffen Bänderführung sind nur geringe Bewegungsausschläge möglich
- Verriegelte Stellung: Arm in 90° Abduktion

HINWEIS

Problematik des Akromioklavikulargelenks

Meist ist am Akromioklavikulargelenk selbst keine gezielte Behandlung nötig, da das Gelenk, z. B. bei einer Behandlung des skapulothorakalen Rhythmus, immer indirekt mitbehandelt wird.
Es soll nochmals darauf hingewiesen werden, dass keine mobilisierenden Maßnahmen nach einer Akromioklavikulargelenkresektion durchgeführt werden sollten! Hier sind höchstens Minitraktionen zur Ergussresorption angezeigt.

Traktion des Akromioklavikulargelenks

(➤ Abb. 4.34a und b)

Ausgangsstellung des Patienten:
Der Patient sitzt.

Ausgangsstellung des Therapeuten:
Der Therapeut steht hinter dem Patienten.

Positionierung der Therapeutenhände:
Eine Hand greift von dorsal-lateral um das Akromion und den Humeruskopf herum, die andere Hand fasst gelenknah um die Klavikula.

Durchführung:

- Durch Auseinanderziehen beider Hände kommt es zu einer Traktion im Akromioklavikulargelenk.
- Eine andere Möglichkeit ist das Durchführen einer Traktion durch eigene, vom Patienten abwendende Rumpfrotation des Therapeuten.

Ziele:

- Entlastung des Akromioklavikulargelenks
- Intermittierend zur Ergussresorption und Schmerzlinderung.

HINWEIS

Diese Technik ist eine sehr gute Therapiemöglichkeit bei Patienten mit Akromioklavikulargelenkarthrose.
Unter einer Traktionseinstellung des Gelenks kann die rotatorische Komponente der Klavikula sehr gut mitbehandelt werden.

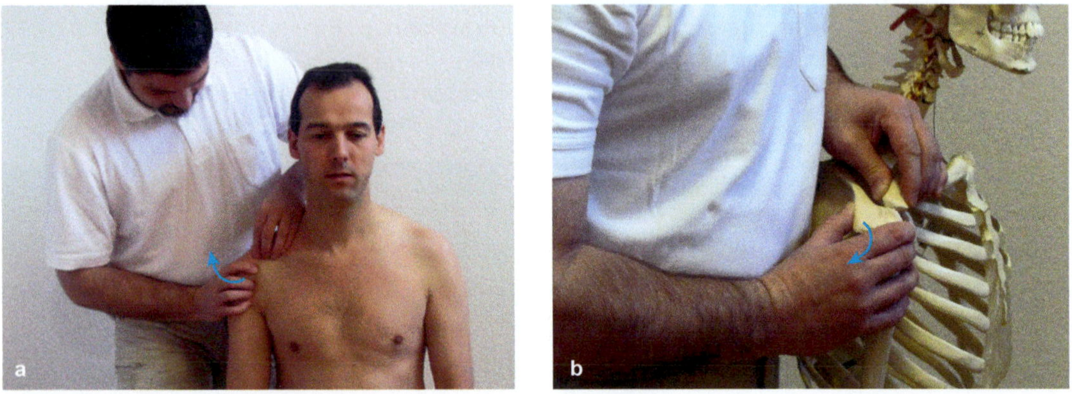

Abb. 4.34 Behandlung des Akromioklavikulargelenks durch Traktion mittels Rumpfrotation des Therapeuten am Patienten (a), Grifftechnik am Modell (b).

Mobilisation des Akromioklavikulargelenks

(> Abb. 4.35a und b)
Ausgangsstellung des Patienten:
Der Patient sitzt.
Ausgangsstellung des Therapeuten:
Der Therapeut steht hinter dem Patienten.
Positionierung der Therapeutenhände:
Eine Hand greift von dorsal-lateral um das Akromion und den Humeruskopf herum, die andere Hand fasst gelenknah um die Klavikula.

Durchführung:
- Mit der die Klavikula ergreifenden Hand wird ein Schub nach ventral-medial zur ventralen Mobilisation der Klavikula durchgeführt.
- Um eine Mobilisation nach dorsal durchzuführen, wird der Schub nach dorsal-lateral durchgeführt.

Ziel:
- Korrektur einer fehlpositionierten Klavikula
- Verbesserung der Mobilisation nach ventral oder dorsal
- Verbesserung der Bewegungen der Klavikula zum Erlangen endgradiger Bewegungen.

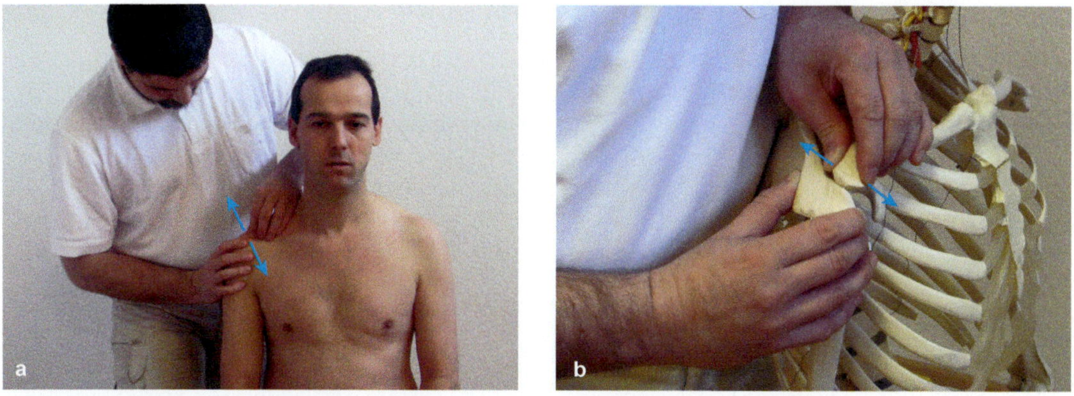

Abb. 4.35 Mobilisation des Akromioklavikulargelenks am Patienten (a), Grifftechnik am Modell (b).

4.7.6 Behandlung der Rotation der Klavikula

Mobilisation der Klavikula im Sinne der Innenrotation

(> Abb. 4.36a und b)
Ausgangsstellung des Patienten:
Der Patient befindet sich in entspannter Rückenlage, der Arm ist gemäß der Ruhestellung des Gelenks auf einem Kissen in leichter Flexion und Abduktion gelagert.
Ausgangsstellung des Therapeuten:
Der Therapeut steht seitlich vom Patienten.
Positionierung der Therapeutenhände:
Daumen und Daumenballen einer Hand werden direkt an die Unterkante der Klavikula gelegt. Die Langfinger umgreifen die Klavikula von dorsal. Die andere Hand wird auf den Handrücken gelegt
Durchführung:
Es wird um die Längsachse der Klavikula eine Innenrotation durchgeführt.
Ziele:
Verbesserung der Innenrotationsbewegung der Klavikula zum Erlangen endgradiger Extension, Adduktion und Innenrotation.

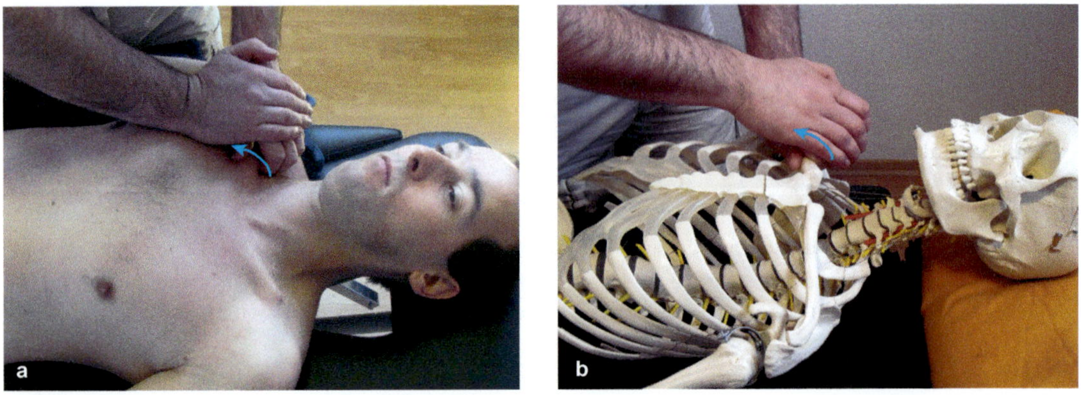

Abb. 4.36 Mobilisation der Klavikula im Sinne der Innenrotation am Patienten (a), Grifftechnik am Modell (b).

Mobilisation der Klavikula im Sinne der Außenrotation

(➤ Abb. 4.37a und b)

Ausgangsstellung des Patienten:
Patient liegt in entspannter Rückenlage, der Arm ist gemäß der Ruhestellung des Gelenks auf einem Kissen in leichter Flexion und Abduktion gelagert.

Ausgangsstellung des Therapeuten:
Der Therapeut steht seitlich vom Patienten.

Positionierung der Therapeutenhände:
Daumen und Daumenballen einer Hand werden direkt an die Unterkante der Klavikula gelegt. Die Langfinger umgreifen die Klavikula von dorsal. Die andere Hand wird auf den Handrücken gelegt.

Durchführung:
Es wird um die Längsachse der Klavikula eine Außenrotation durchgeführt.

Ziel:
Verbesserung der Außenrotationsbewegung der Klavikula zum Erlangen endgradiger Flexion, Abduktion und Außenrotation.

HINWEIS

Probleme bei der **endgradigen Außenrotation** des Schultergelenks können aufgrund einer fehlenden Außenrotationsmobilität der Klavikula im Sternoklavikular- und/oder Akromioklavikulargelenk oder durch eine fehlende kraniale Bewegung der Klavikula im Sternokostalgelenk entstehen.
Probleme bei der **endgradigen Innenrotation** des Schultergelenks können auf eine fehlende Innenrotationsmobilität der Klavikula im Sternoklavikular- und/oder Akromioklavikulargelenk oder auf eine fehlende kaudale Bewegung der Klavikula im Sternokostalgelenk zurückzuführen sein.

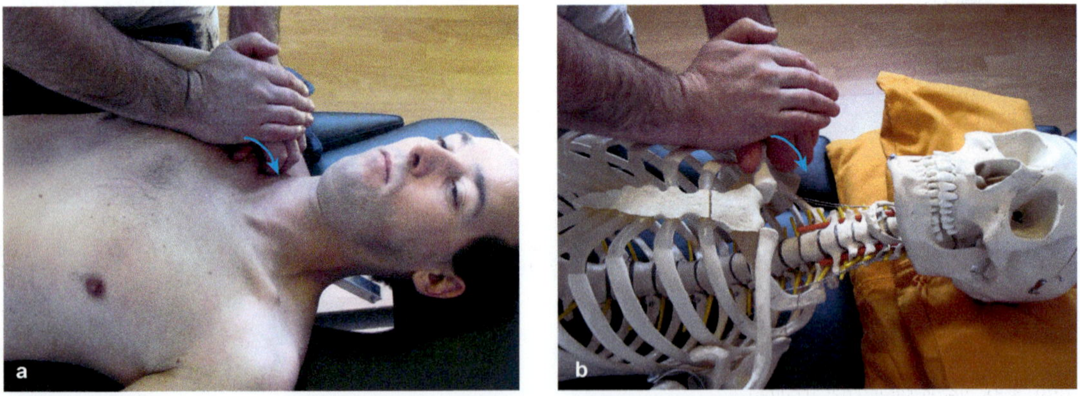

Abb. 4.37 Mobilisation der Klavikula im Sinne der Außenrotation am Patienten (a), Grifftechnik am Modell (b).

4.8 Behandlung der Skapula

4.8.1 Maßnahmen zu Erhalt und Verbesserung der Schulterblattmobilität

Notwendige Maßnahmen zur Verbesserung der Schulterblattmobilität:

- passives Durchbewegen des Schulterblatts
- Detonisierung der Schulterblattmuskeln mit Triggerpunkttechnik, Friktionen und sanfter Massage
- Abheben des Schulterblatts
- PNF-Skapula-Pattern im Sinne der Bewegungserweiterung.

Verbesserung der Schulterblattmobilität

(➤ Abb. 4.38a–f)

Ausgangsstellung des Patienten:

Der Patient befindet sich in Seitenlage, der betroffene Arm liegt oben. Zur Einhaltung der Ruhestellung des Gelenks liegt der Arm auf einem Kissen in Flexion und leichter Abduktion.

Ausgangsstellung des Therapeuten:

Der Therapeut steht von kranial schräg in Schrittstellung vor dem Patienten. Der Bauch des Therapeuten „schient" den Arm und die Schulter des Patienten.

Positionierung der Therapeutenhände:

Eine Hand greift den oberen, die andere Hand den unteren Skapularand.

Durchführung:

Folgende Bewegungen der Skapula auf dem Thorax können durchgeführt werden:

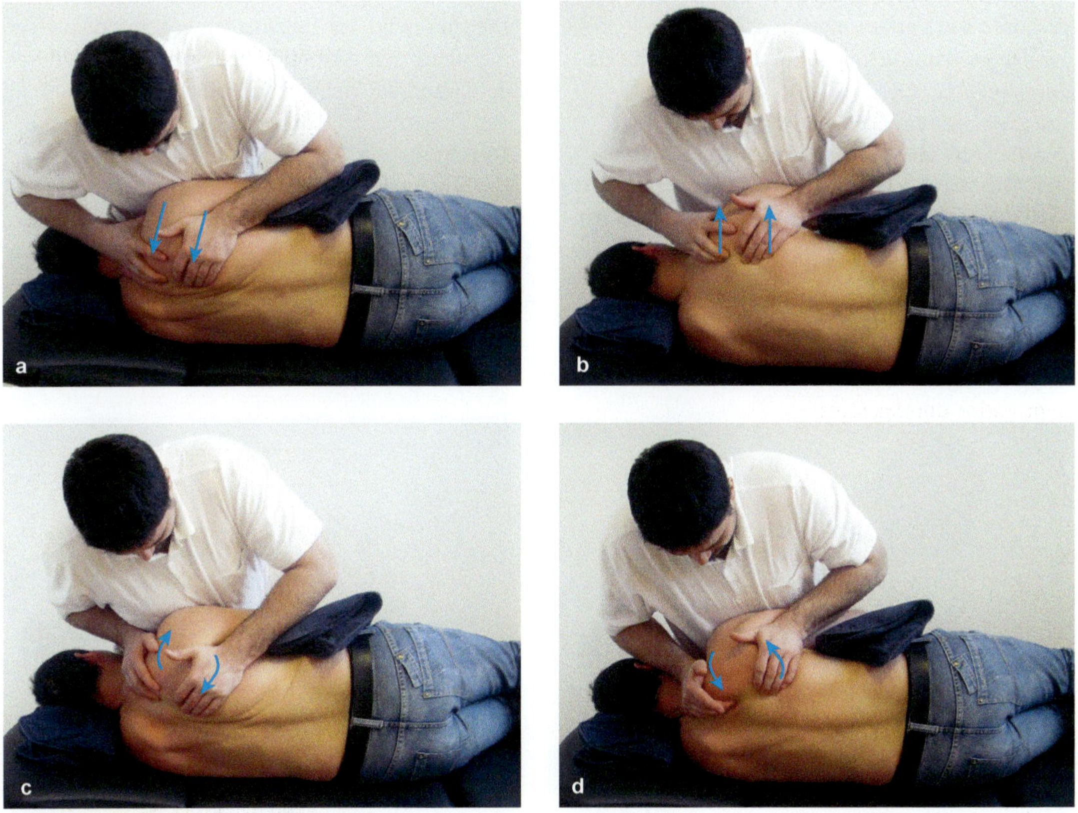

Abb. 4.38 Verbesserung der Schulterblattmobilität.
a) Adduktion, b) Abduktion, c) Innenrotation, d) Außenrotation

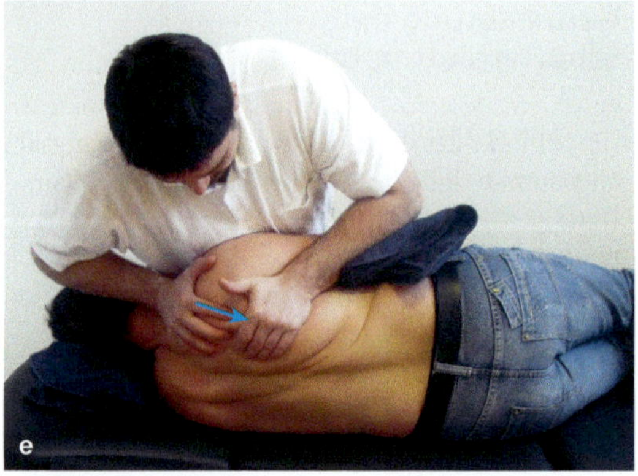

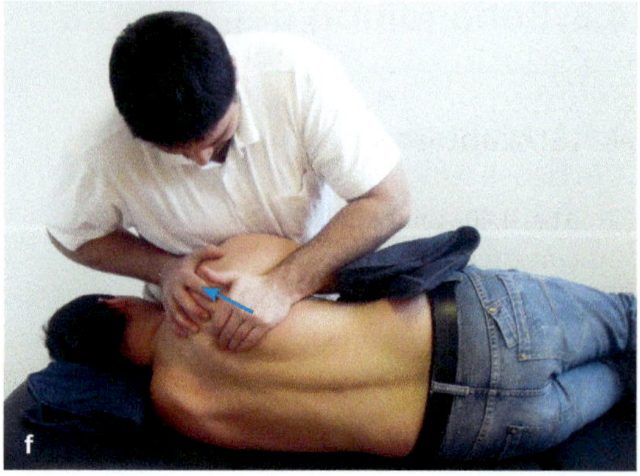

Abb. 4.38 Verbesserung der Schulterblattmobilität. *(Forts.)* e) Depression, f) Elevation

- Elevation und Depression (➤ Abb. 4.38e und f)
- Adduktion und Abduktion (➤ Abb. 4.38a und b)
- Innen- und Außenrotation (➤ Abb. 4.38c und d)
- Kombinationsbewegungen.

Ziele:

- Detonisierung der skapulaführenden Muskeln
- Lösen von Verklebungen
- Verbesserung des glenohumeralen Rhythmus.

Abheben des Schulterblatts zur Mobilisation des Gleitlagers zwischen Thoraxwand und M. serratus anterior

(➤ Abb. 4.39a und b)

Ausgangsstellung des Patienten:

Der Patient befindet sich in Seitenlage, der betroffene Arm liegt oben. Zur Einhaltung der Ruhestellung des Gelenks liegt der Arm auf einem Kissen in Flexion und leichter Abduktion.

Ausgangsstellung des Therapeuten:

Der Therapeut steht auf Höhe des Brustkorbes vor dem Patienten.

Positionierung der Therapeutenhände:

Die eine Hand des Therapeuten liegt mit dem Hypothenar auf dem Akromion und dem Korakoid, die andere Hand des Therapeuten schiebt sich langsam mit den Fingern unter den medialen Schulterblattrand.

Durchführung:

Der Therapeut hebt das Schulterblatt nach dorsalkranial ab.

Ziele:

- Ablösung und Längsdehnung des M. serratus anterior von der Thoraxwand
- Längsdehnung des M. pectoralis minor.

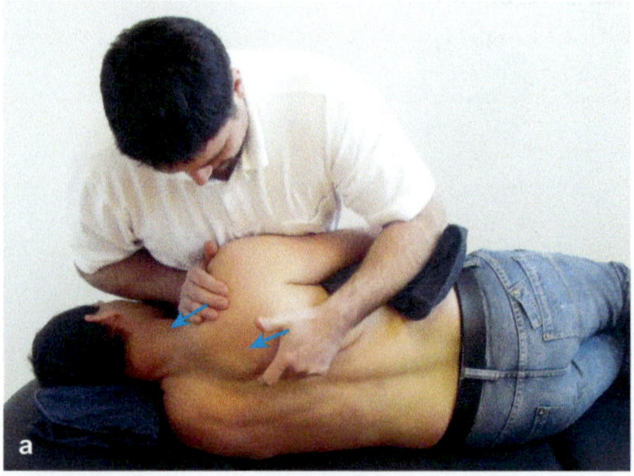

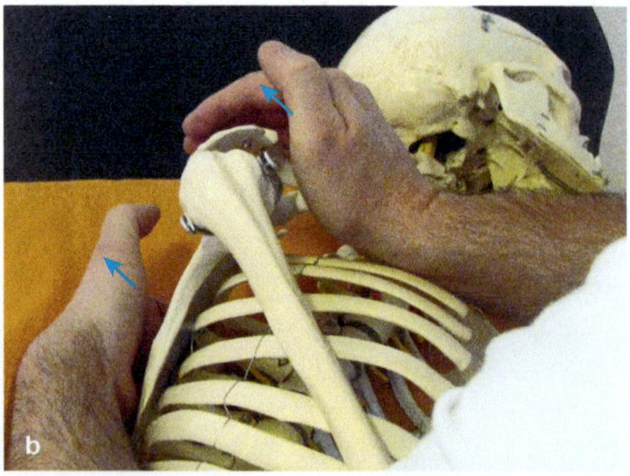

Abb. 4.39 Abheben des Schulterblatts zur Mobilisation des Gleitgewebes zwischen Thoraxwand und M. serratus anterior am Patienten (a), Grifftechnik am Modell (b).

Abheben des Schulterblattes zur Mobilisation des Gleitlagers zwischen M. serratus anterior und M. subscapularis

(➤ Abb. 4.40a und b)

Ausgangsstellung des Patienten:

Der Patient befindet sich in Seitenlage, der betroffene Arm liegt oben. Zur Einhaltung der Ruhestellung des Gelenks liegt der Arm auf einem Kissen in Flexion und leichter Abduktion.

Ausgangsstellung des Therapeuten:

Der Therapeut steht vor dem Patienten.

Positionierung der Therapeutenhände:

Die eine Hand des Therapeuten liegt mit dem Hypothenar auf dem Akromion und dem Korakoid, die andere Hand des Therapeuten schiebt sich langsam mit Daumen und Thenar unter den lateralen Skapularand.

Durchführung:

Der Therapeut hebt das Schulterblatt nach dorsal ab, oder genauer gesagt: er klappt es um den medialen Skapularand nach dorsal.

Ziel:

Ablösung des M. serratus anterior vom M. subscapularis.

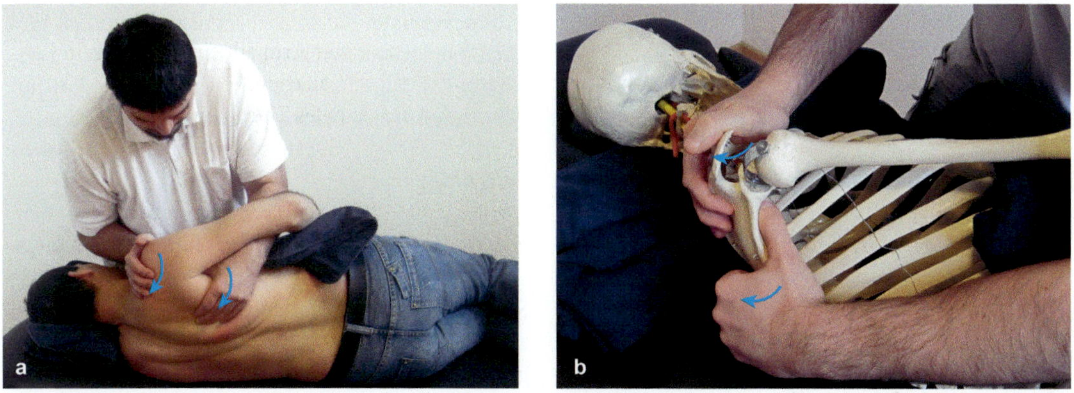

Abb. 4.40 Abheben des Schulterblatts zur Mobilisation des Gleitlagers zwischen M. serratus anterior und M. subscapularis am Patienten (a), Grifftechnik am Modell (b).

PNF-Skapula-Pattern im Sinne der Bewegungserweiterung

Die PNF-Methode ist eine gute Möglichkeit, um Bewegungen zu bahnen, zu kräftigen und den Bewegungsweg gezielt zu verbessern. Bei den Schulterblatt-Pattern werden alle Muskelschlingen, die das Schulterblatt führen, beansprucht. Diese Techniken können auch sinnvoll eingesetzt werden, um eine Verbesserung der Skapulastabilisierung auf dem Thorax zu erreichen. Mittels der taktilen Reize am Schulterblatt kann man den Patienten sehr gut sensibilisieren und die Bewegungsabfolge des Schulterblatts verdeutlichen.

Am Schulterblatt werden **vier Bewegungsmuster** durchgeführt:

- posteriore Elevation
- anteriore Depression
- posteriore Depression
- anteriore Elevation.

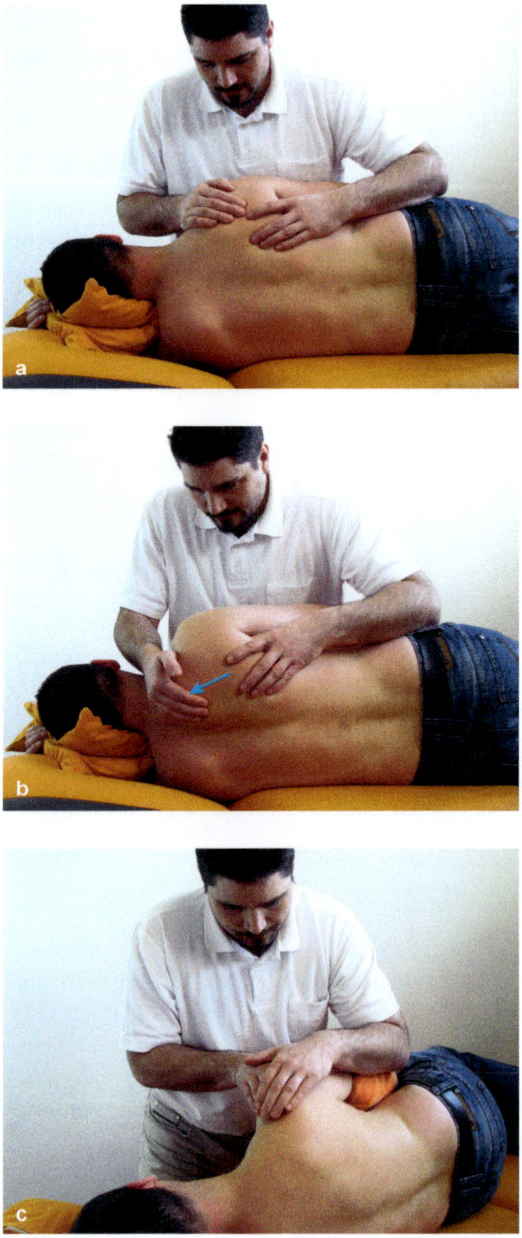

Abb. 4.41 Bahnung des Bewegungsmusters posteriore Elevation.
a) Ausgangsstellung
b) Endstellung
c) alternative Handhaltung

Posteriore Elevation

(➤ Abb. 4.41a–c)

Ausgangsstellung des Patienten:

Der Patient befindet sich in Seitenlage, der betroffene Arm liegt oben. Zur Einhaltung der Ruhestellung des Gelenks liegt der Arm auf einem Kissen in Flexion und leichter Abduktion.

Ausgangsstellung des Therapeuten:

Der Therapeut steht auf Höhe der Schulter von kaudal schräg vor dem Patienten.

Positionierung der Therapeutenhände:

Die eine Hand des Therapeuten liegt mit Hypothenar und Thenar auf der Skapula im Bereich der Fossa supraspinata, die andere Hand mit Daumen und Thenar am medialen Skapularand.

Alternative Handhaltung: Der Therapeut fixiert mit den Langfingern beider Hände den Akromionbereich.

Durchführung:

Der Patient soll das Schulterblatt nach hinten-oben, also in die posteriore Elevation, führen (die Anweisung an den Patienten kann z. B. lauten: „Bitte das Schulterblatt nach hinten-oben Richtung Nacken ziehen.“). Der Therapeut gibt während der Bewegung sanften Führungswiderstand vor allem mit der oberen Hand.

Ziel:

Bewegungsbahnung der Skapula in die posteriore Elevation.

Anteriore Depression

(➤ Abb. 4.42a–c)
Ausgangsstellung des Patienten:
Der Patient befindet sich in Seitenlage, der betroffene Arm liegt oben. Zur Einhaltung der Ruhestellung des Gelenks liegt der Arm auf einem Kissen in Flexion und leichter Abduktion.
Ausgangsstellung des Therapeuten:
Der Therapeut steht auf Höhe der Schulter von kaudal schräg vor dem Patienten.
Positionierung der Therapeutenhände:
Die eine Hand des Therapeuten liegt mit dem Hypothenar und Thenar auf der Skapula im Bereich des Korakoid/Akromion, die andere Hand mit Daumen und Thenar am lateralen Skapularand.
Alternative Handhaltung: Der Therapeut fixiert mit den Langfingern beider Hände das Schultergelenk und die Skapula.
Durchführung:
Der Patient soll das Schulterblatt nach vorne-unten, also in die anteriore Depression, führen (die Anweisung an den Patienten kann z. B. lauten: „Bitte das Schulterblatt nach vorne-unten Richtung Bauchnabel ziehen.“).
Der Therapeut gibt während der Bewegung sanften Führungswiderstand über die Hand am lateralen Schulterblattrand.
Ziel:
Bewegungsbahnung der Skapula in die anteriore Depression.

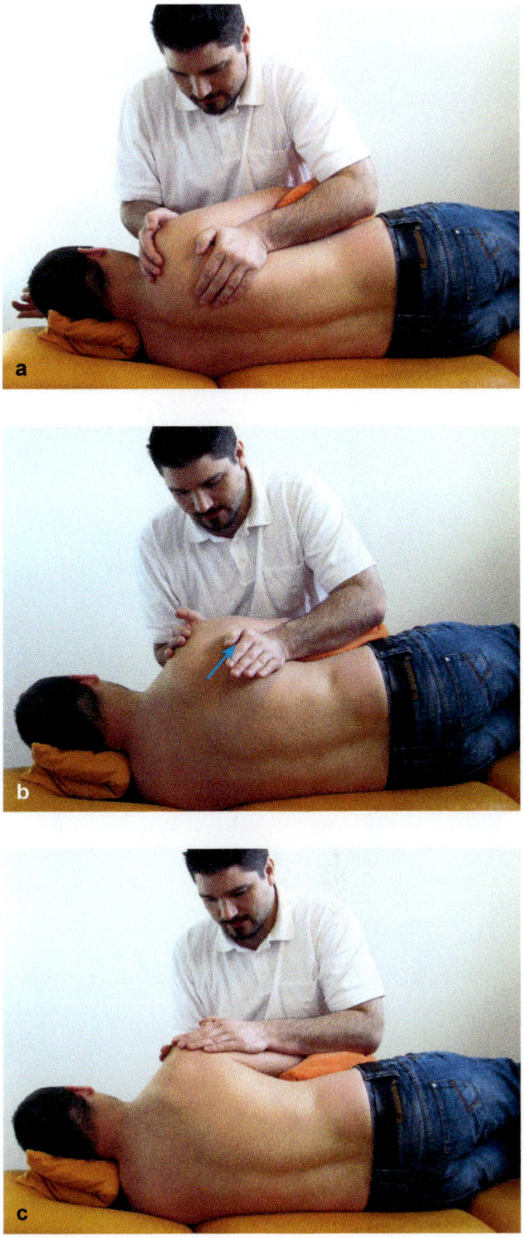

Abb. 4.42 Bahnung des Bewegungsmusters anteriore Depression.
a) Ausgangsstellung
b) Endstellung
c) alternative Handhaltung

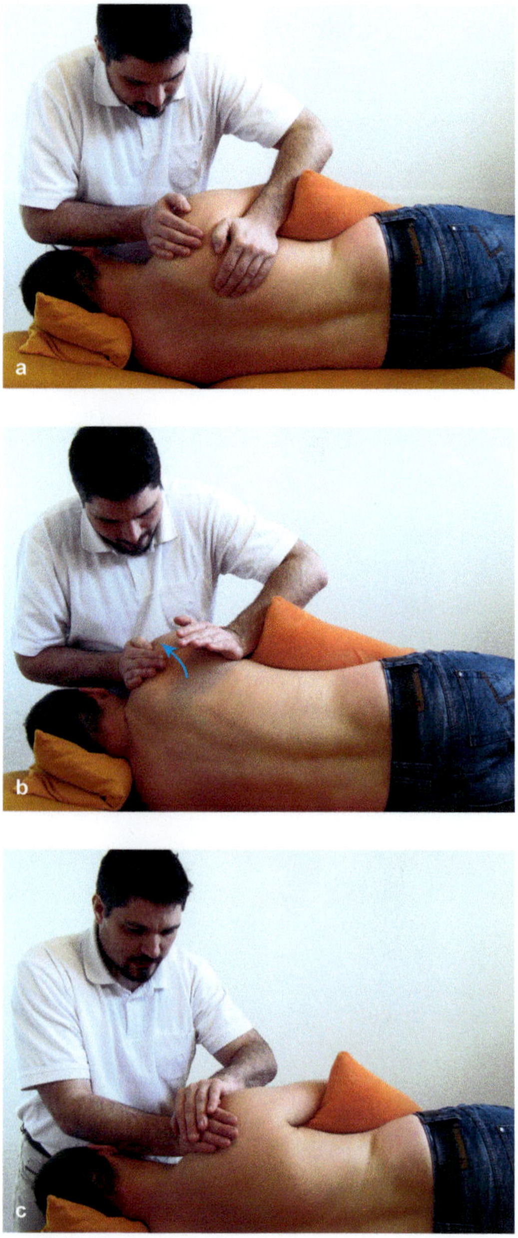

Abb. 4.43 Bahnung des Bewegungsmusters anteriore Elevation.
a) Ausgangsstellung
b) Endstellung
c) alternative Handhaltung

Anteriore Elevation

(➤ Abb. 4.43a–c)

Ausgangsstellung des Patienten:

Der Patient befindet sich in Seitenlage, der betroffene Arm liegt oben. Zur Einhaltung der Ruhestellung des Gelenks liegt der Arm auf einem Kissen in Flexion und leichter Abduktion.

Ausgangsstellung des Therapeuten:

Der Therapeut steht auf Höhe der Schulter von kranial schräg vor dem Patienten.

Positionierung der Therapeutenhände:

Die eine Hand des Therapeuten liegt mit dem Hypothenar und dem Thenar auf der Skapula im Bereich der Fossa supraspinata, die andere Hand mit Daumen und Thenar am lateralen Skapularand.

Alternative Handhaltung: Der Therapeut fixiert mit den Thenaren beider Hände den Akromionbereich.

Durchführung:

Der Patient soll das Schulterblatt nach vorne-oben, also in die anteriore Elevation, führen (die Anweisung an den Patienten kann z. B. lauten: „Bitte das Schulterblatt nach vorne-oben Richtung Nase ziehen.").

Der Therapeut gibt während der Bewegung sanften Führungswiderstand vor allem mit der oberen Hand.

Ziel:

Bewegungsbahnung der Skapula in die anteriore Elevation.

Posteriore Depression

(➤ Abb. 4.44a–c)

Ausgangsstellung des Patienten:

Der Patient befindet sich in Seitenlage, der betroffene Arm liegt oben. Zur Einhaltung der Ruhestellung des Gelenks liegt der Arm auf einem Kissen in Flexion und leichter Abduktion.

Ausgangsstellung des Therapeuten:

Der Therapeut steht auf Höhe der Schulter von kranial schräg vor dem Patienten.

Positionierung der Therapeutenhände:

Die eine Hand des Therapeuten liegt mit dem Hypothenar und dem Thenar auf der Skapula im Bereich der Fossa supraspinata, die andere Hand mit Langfingern und Thenar am medialen Skapularand.

Alternative Handhaltung: Der Therapeut fixiert mit den Langfingern beider Hände den Skapulabereich.

Durchführung:

Der Patient soll das Schulterblatt nach hinten-unten, also in die posteriore Depression, führen (die Anweisung an den Patienten kann z. B. lauten: „Bitte das Schulterblatt nach hinten-unten Richtung Wirbelsäule ziehen.").

Der Therapeut gibt während der Bewegung sanften Führungswiderstand vor allem mit der unteren Hand.

Ziel:

Bewegungsbahnung der Skapula in die posteriore Depression.

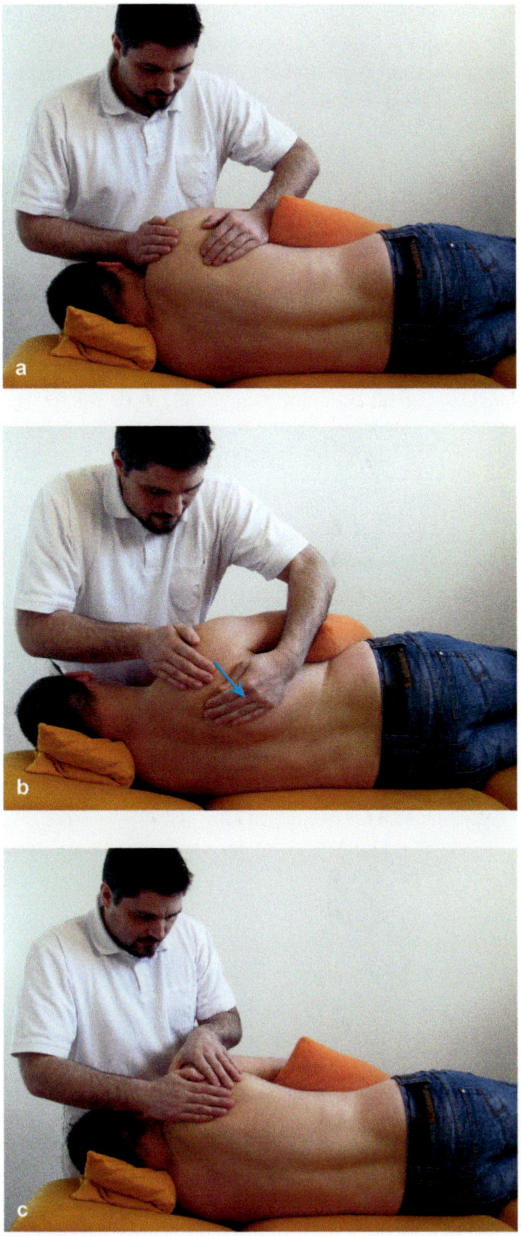

Abb. 4.44 Bahnung des Bewegungsmusters posteriore Depression.
a) Ausgangsstellung
b) Endstellung
c) alternative Handhaltung

MERKE

Sollte bei der Durchführung der Muster eine weiterlaufende Bewegung der Wirbelsäule stattfinden, so kann bei allen Skapula-Pattern die Hüfte des Patienten in 90° Hüftflexion eingestellt werden.

HINWEIS

Bei der Bewegungsbahnung wird vor allem mit sanften Führungswiderständen und verbalen Hilfen (Richtungsgabe) gearbeitet. Dieselben Bewegungsmuster für die Schulter, auch Pattern genannt, können zur Kräftigung und gezielten Verbesserung der Ablaufkoordination der die Skapula führenden Muskelschlingen eingesetzt werden. Zu diesem Zweck werden größere Widerstände gesetzt. Es können in diesem Zusammenhang auch noch weitere PNF-spezifische Techniken zum Einsatz kommen. Da eine entsprechende Darstellung den Rahmen dieses Buches sprengen würde, wird an dieser Stelle auf weiterführende Literatur verwiesen.

Das wichtigste Muster zu **Stabilisierung und Verbesserung des glenohumeralen Rhythmus** ist das Bewegungsmuster posteriore Depression. Bei diesem Muster werden vor allem die Mm. rhomboidei und die Pars ascendens des M. trapezius angesprochen, die eine Fixierung der Skapula ermöglichen. Hervorgerufen durch Ausweichmechanismen und die Schonhaltung kommt es in der Regel bei diesen Muskelgruppen zu Dysbalancen und letztendlich zur Atrophie. Sichtbarer Ausdruck dessen ist das Phänomen der Scapula alata.

4.8.2 Erarbeiten der Schulterblattstabilität

Notwendige Maßnahmen zur Erarbeitung der Schulterblattstabilität:

- rhythmische Stabilisation des Schulterblatts
- PNF: Skapula-Pattern, vor allem das Muster der posterioren Depression (keine weiterlaufende Bewegung zulassen, ggf. sollte die Hüfte in Flexion eingestellt werden) (➤ Kap. 4.8.1)
- als Hausaufgabe: Adduktion und Retraktion der Skapula
- alle Übungen mit Bewegungseinleitung über den Arm, der Schwierigkeitsgrad kann zunehmend angepasst werden (Propriozeptionstraining oder PNF-Muster für den Arm).

Schulterblattstabilität mittels statischer, rhythmischer Stabilisierung (frühe Phase)

(➤ Abb. 4.45a–d)

Ausgangsstellung des Patienten:
Der Patient ist in Seitenlage, der betroffene Arm liegt oben. Zur Einhaltung der Ruhestellung des Gelenks liegt der Arm auf einem Kissen in Flexion und leichter Abduktion.

Ausgangsstellung des Therapeuten:
Der Therapeut steht vor dem Patienten.

Positionierung der Therapeutenhände:
Die eine Hand des Therapeuten liegt am oberen Skapularand, die andere Hand am unteren Skapulawinkel.

Durchführung:
Schnelle wechselnde Widerstände am Schulterblatt, z. B. über die oberen und den unteren Schulterblattwinkel oder die seitlichen Schulterblattränder.

Ziele:

- Training der skapulaführenden Muskeln
- Auch im Sinne der Schulterblattstabilisation zu einem sehr frühen Zeitpunkt der Rehabilitation einsetzbar.

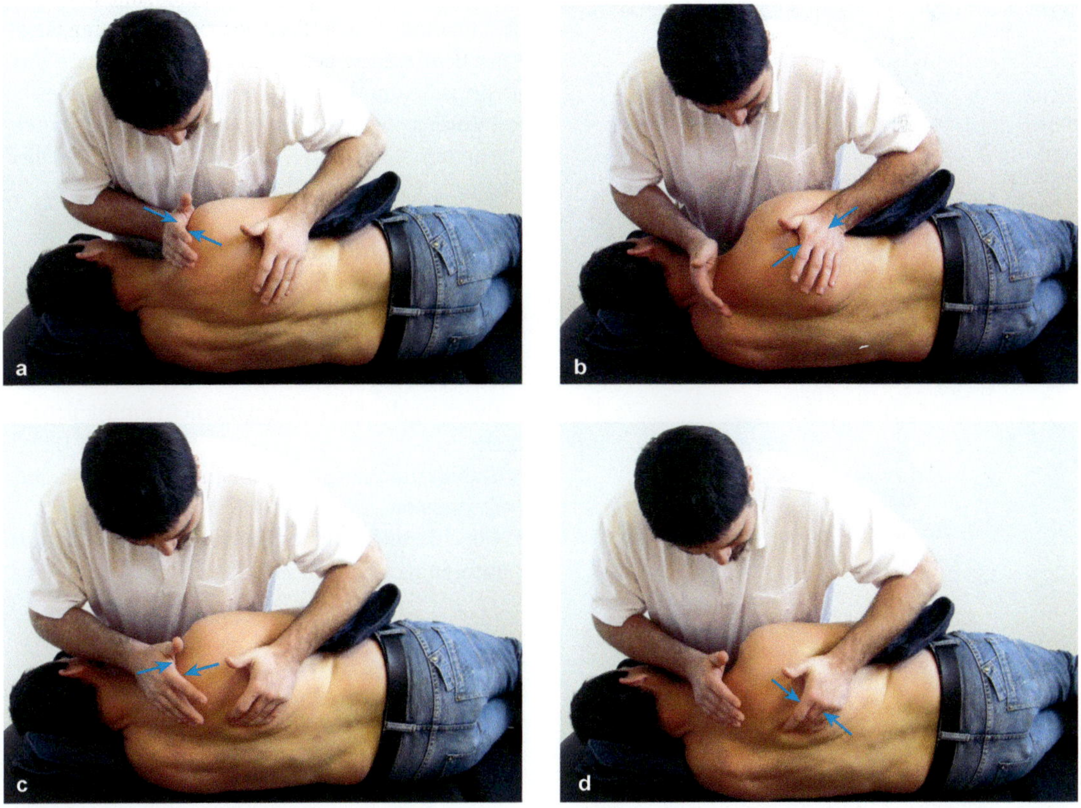

Abb. 4.45 Schulterblattstabilität mittels statisch gehaltener rhythmischer Stabilisierung (frühe Phase).
a) Widerstand am kranial-lateralen Pol
b) Widerstand am kaudal-lateralen Pol
c) Widerstand am kranial-medialen Pol
d) Widerstand am kaudal-medialen Pol

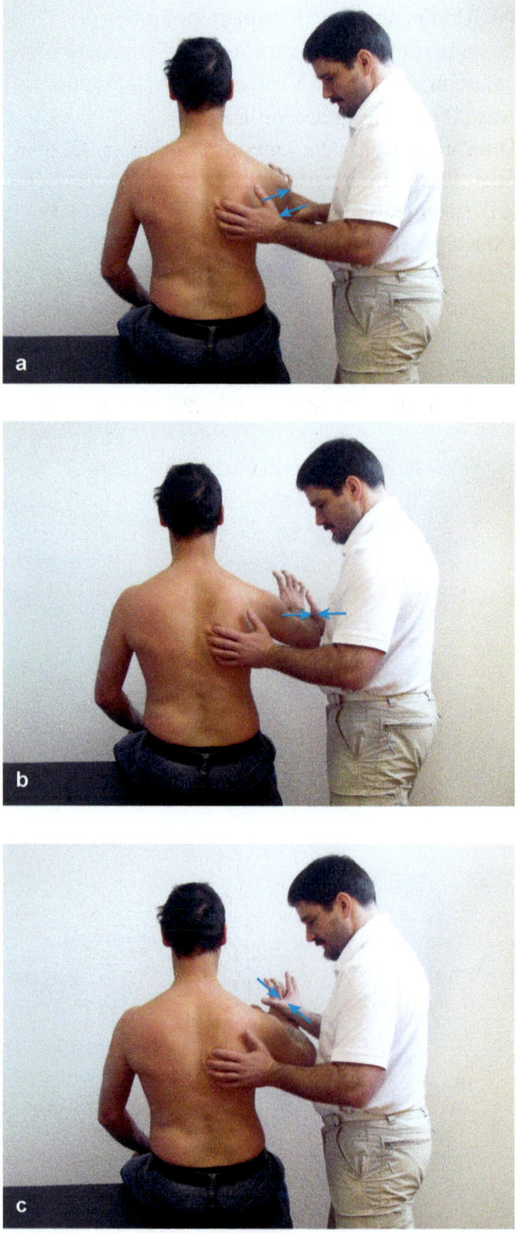

Abb. 4.46 Schulterblattstabilität mittels rhythmischer Stabilisierung (späte Phase).
a) Widerstandsgabe am Oberarm
b) Widerstandsgabe am Unterarm
c) Widerstandsgabe über Hand/Finger

Schulterblattstabilität mittels rhythmischer Stabilisierung (späte Phase)

(➤ Abb. 4.46a–c)

Ausgangsstellung des Patienten:
Der Patient sitzt, der Arm wird in leichter Flexion gehalten, die Hand ist ausgestreckt und die Finger sind gespreizt.

Ausgangsstellung des Therapeuten:
Der Therapeut steht seitlich vor dem Patienten.

Positionierung der Therapeutenhände:
Eine Hand liegt zur besseren Kontrolle der möglichen Ausweichbewegungen am medialen kaudalen Skapularand. Durch diese Positionierung der Hand kann dem Patienten ggf. die Skapulaadduktion und -depression durch Gabe von taktilen Reizen erleichtert werden.

Die andere Hand ist frei und gibt Widerstände über Oberarm, Unterarm, Hand und Finger.

Durchführung:
- schnelle wechselnde Widerstände am Oberarm, zur weiteren Erschwernis im Verlauf der Rehabilitation auch an der Hand und über die Finger
- Insbesondere mittels einer Rotationskomponente über die Finger kommt es zu einer sehr guten Aktivierung der Rotatorenmanschettenmuskulatur.

Ziele:
- Stabilisation des Schulterblatts in Adduktion und Depression
- Gleichzeitig kommt es zur Kokontraktion der Rotatorenmanschettenmuskulatur.

Mögliche Hausaufgaben zur Bahnung der Skapuladepression und -adduktion

Übung 1: Der Tunnel

Diese Übung kann direkt postoperativ angewandt werden.

Ausgangsstellung des Patienten:

Der Patient steht mit dem Rücken an der Wand, beide Schulterblätter berühren die Oberfläche.

Durchführung:

Der Patient soll die Schulterblätter nach dorsal-kaudal ziehen, sodass beide Schulterblätter zwei Berührungspunkte mit der Wand bilden. Es soll ein „Tunnel" zwischen den Schulterblättern und der abgehobenen Brustwirbelsäule entstehen.

Ziele:

- Training der Mm. rhomboidei
- Verhinderung einer Scapula alata.

Übung 2: Das Nudelholz

(➤ Abb. 4.47a und b)

Ausgangsstellung des Patienten:

Der Patient steht oder kniet z. B. vor einem Küchen- oder Wohnzimmertisch. Ein Nudelholz oder eine Rolle liegt vor ihm, diese ergreift er.

Durchführung:

- Der Patient schiebt mit der gesunden Seite die Rolle oder das Nudelholz vor, die betroffene Seite folgt passiv im erlaubten Bewegungsausmaß in die Flexion.
- Zum Skapulatraining erfolgt die Aufforderung, die Schulterblätter während der Bewegung möglichst lange nach dorsal-kaudal zu ziehen.

Ziele:

- Bahnung der Skapuladepression und -adduktion
- Verbesserung der passiven Flexion
- Bahnung und Training des glenohumeralen Rhythmus.

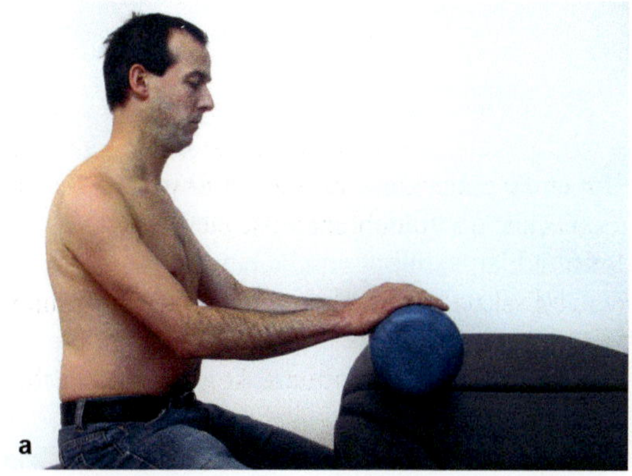

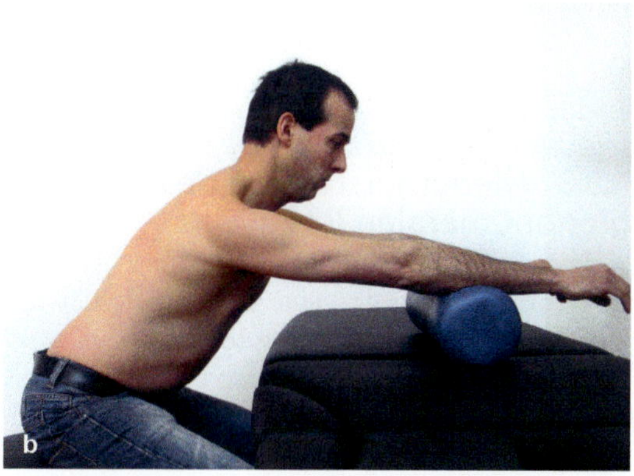

Abb. 4.47 Stabilisierung der Schulterblätter bei passiver Flexion.
a) Ausgangsstellung
b) Endstellung

Übung 3: Der Seilzug

(➤ Abb. 4.48)

Ausgangsstellung des Patienten:

Der Patient steht vor einem z. B. über eine Gardinenstange gezogenem Seil mit etwa einem halben Meter Abstand und ergreift dieses an den herabhängenden Enden.

Durchführung:

- Der Patient zieht mit dem gesunden Arm am Seilende, die betroffene Seite folgt assistiv/passiv im erlaubten Bewegungsausmaß in die Flexion.
- Zum Skapulatraining erfolgt der Auftrag an den Patienten, die Schulterblätter während der Bewegung möglichst lange nach dorsal-kaudal zu ziehen.

Ziele:

- Bahnung der Skapuladepression und -adduktion
- Verbesserung der Flexion
- Bahnung und Training des glenohumeralen Rhythmus.

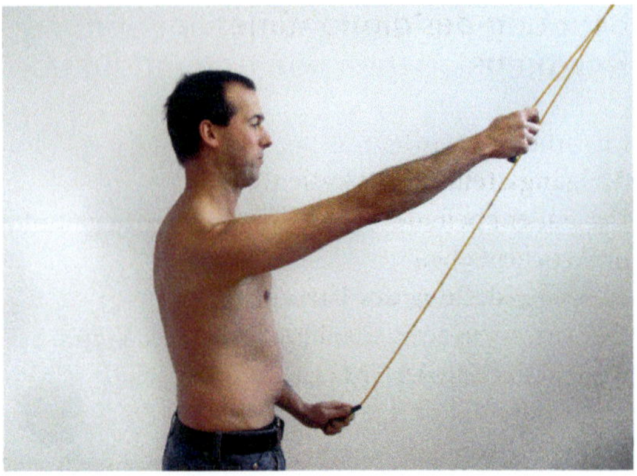

Abb. 4.48 Stabilisation der Schulterblätter bei assistiver Flexion.

4.8.3 Wiederherstellung des glenohumeralen Rhythmus

Zur Vorbereitung sollte eine Behandlung der den glenohumeralen Rhythmus einschränkenden Muskeln, vor allem der Innenrotatoren und Adduktoren, mittels Querdehnung, Querfriktionen und Muskelhartspannbehandlung erfolgen:

- M. subscapularis
- M. teres major

Um einen guten glenohumeralen Rhythmus bei Flexion und Abduktion zu erreichen, ist eine gute Schulterblattstabilisation und ein gute Koordination der die Skapula führenden Muskelschlingen notwendig (➤ Kap. 4.9). Daher sollte in diesem Zusammenhang die Stabilisation des Schulterblatts immer vorbereitend durchgeführt werden.

Bahnung des glenohumeralen Rhythmus

(➤ Abb. 4.49a–d)

Ausgangsstellung des Patienten:

Der Patient befindet sich in Seitenlage, der betroffene Arm liegt oben.

Ausgangsstellung des Therapeuten:

Der Therapeut steht schräg vor dem Patienten.

Positionierung der Therapeutenhände:

Eine Hand fixiert den unteren Schulterblattwinkel, die andere Hand greift den Arm.

Durchführung:

- Der Arm wird unter Beachtung der Gelenkebene bei fixierter Skapula zur Flexionserweiterung in Flexion und leichte Adduktion geführt.
- Der Arm wird in etwa 20–30° Flexion unter Beachtung der Gelenkebene bei fixierter Skapula zur Abduktionserweiterung in Abduktion geführt.

Es sollten die Flexion und Abduktion zwischen 60° und 120° jeweils isoliert passiv, assistiv und schließlich aktiv geübt werden.

Ziel:

Harmonisierung und Wiederherstellung des glenohumeralen Rhythmus.

4

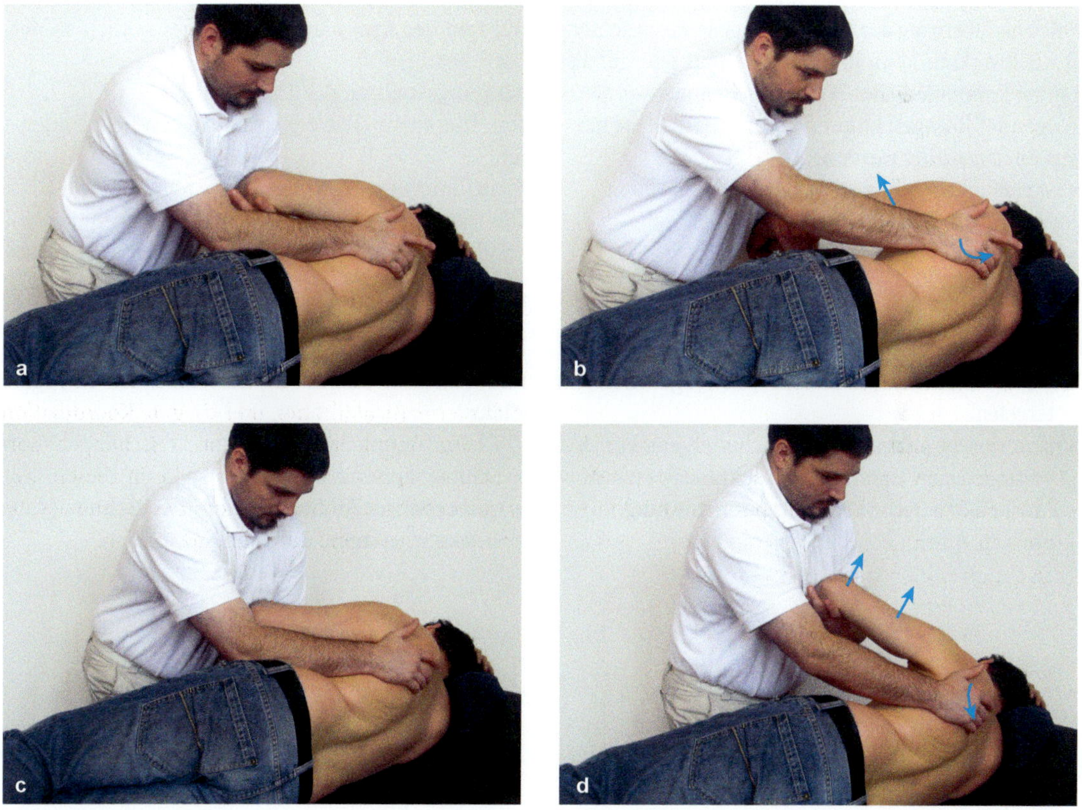

Abb. 4.49 Bahnung des glenohumeralen Rhythmus in Flexion (a: Ausgangsstellung, b: Endstellung) und in Abduktion (c: Ausgangsstellung, d: Endstellung).

4.9 Behandlung aus der Bauchlage heraus (Übergang zur Phase der Bewegungserweiterung)

Für viele Patienten ist die Bauchlage als Ausgangsstellung für Therapiemaßnahmen eine sehr entlastende Stellung, da die Schwerkraft wie eine sanfte, dauerhafte Traktion auf das Schultergelenk wirkt.
Sie eignet sich gut für Patienten, die schmerzfrei eine 90° Flexion in der Schulter erreichen, aber noch ängstlich in der eigenen Umsetzung des Bewegungsweges sind bzw. die an der Schwelle zur Erweiterung des Bewegungsweges stehen.
Eine Bewegungserweiterung über 90° fällt vielen Patienten als Übergang aus der Bauchlage heraus leichter. Die Schwerkraft kann in dieser Position sehr gut als sanfter kontinuierlicher Widerstand genutzt werden.
Folgende Übungen können aus der Bauchlage heraus durchgeführt werden:

- Weichteiltechniken an der schulterführenden Muskulatur
- Abheben des Schulterblatts in Bauchlage
- axiale Traktion des Schultergelenks
- dreidimensionale Traktion des Schultergelenks
- Training der Skapulastabilisation
- Flexions- oder Abduktionserweiterung im Schultergelenk
- Propriozeptionstraining des Schultergelenks mit verschiedenen Unterlagen in der geschlossenen Muskelkette (siehe Propriozeptionstraining, ➤ Kap. 4.11)
- Training der endgradigen Flexion/Abduktion/Außenrotation mit Widerstand durch die Schwerkraft
- Training der endgradigen Flexion/Abduktion/Außenrotation mit Widerstand durch z. B. ein Theraband, eine Hantel, einen Seilzug und Ähnliches.

Weichteiltechniken an der schulterführenden Muskulatur in Bauchlage

(➤ Abb. 4.50a–j)
Ausgangsstellung des Patienten:
Patient befindet sich in Bauchlage, die Schulter ist frei und der Arm hängt schmerzfrei seitlich an der Bank herab.
Ausgangsstellung des Therapeuten:
Der Therapeut sitzt oder steht neben dem Patienten.
Positionierung der Therapeutenhände:
Die Hände des Therapeuten liegen auf dem zu behandelnden Muskel, eventuell fixiert eine Hand des Therapeuten die Skapula.
Durchführung:
Der Muskel wird mittels Querdehnungen, Längs- und Querfriktionen behandelt.
Ziele:

- Detonisierung der Muskulatur
- Schmerzlinderung
- vorbereitende Maßnahme vor Erweiterung des Bewegungsweges.

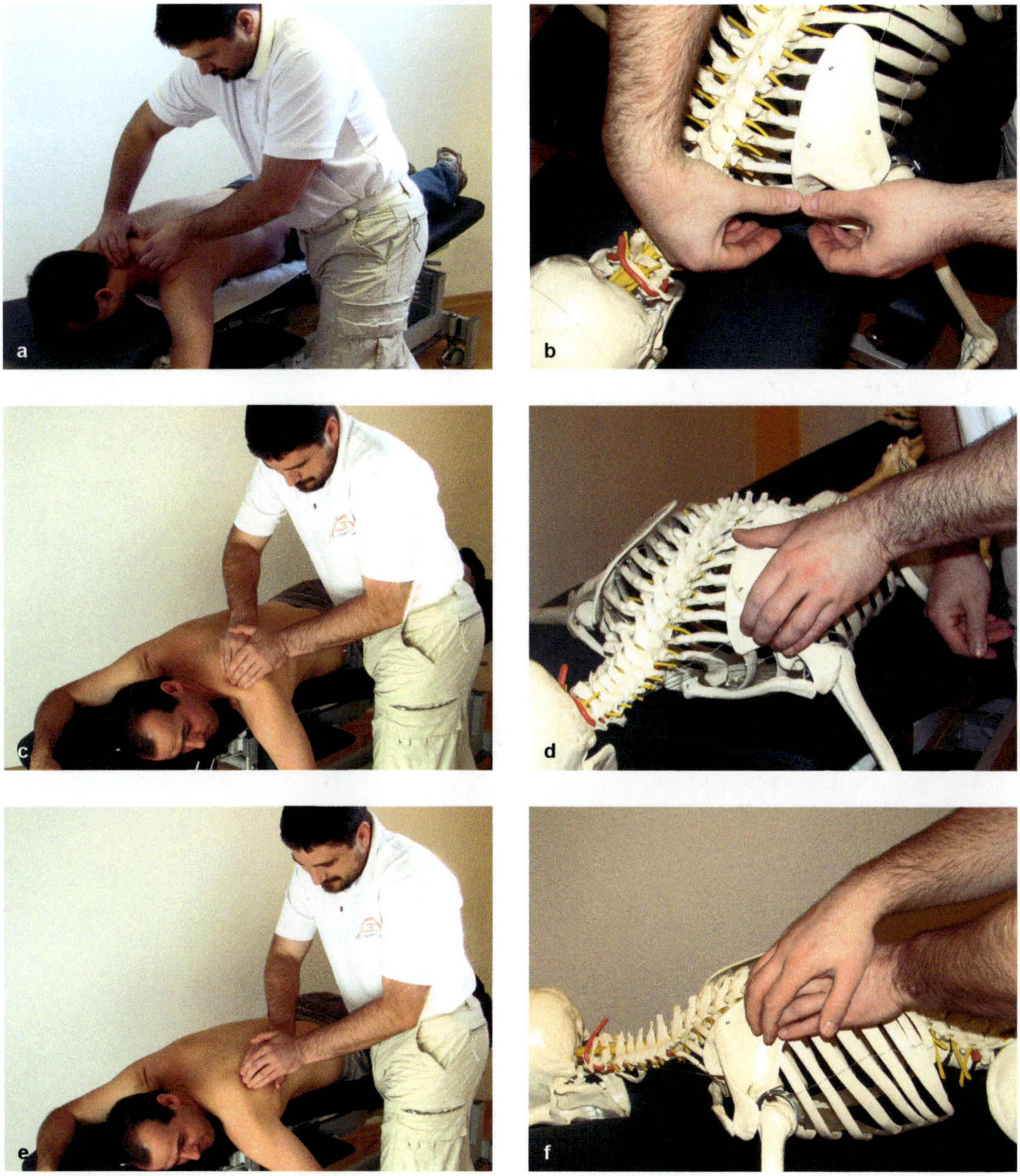

Abb. 4.50 Weichteiltechniken an der schulterführenden Muskulatur in Bauchlage.
a und b) Behandlung des M. trapezius.
c und d) Behandlung des M. supraspinatus.
e und f) Behandlung des M. infraspinatus.

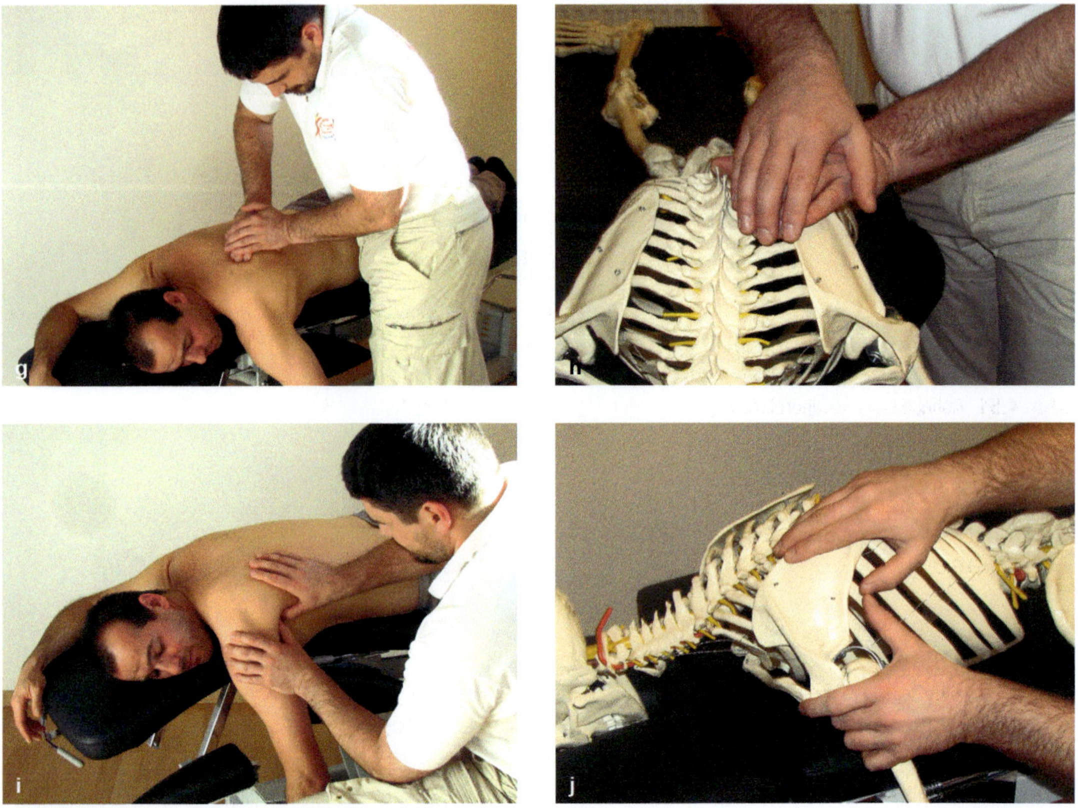

Abb. 4.50 Weichteiltechniken an der schulterführenden Muskulatur in Bauchlage.
g und h) Behandlung des M. rhomboideus.
i und j) Behandlung des M. teres major.

Abheben des Schulterblatts in Bauchlage

(➤ Abb. 4.51a und b)

Ausgangsstellung des Patienten:
Der Patient befindet sich in Bauchlage, die Schulter ist frei und der Arm hängt schmerzfrei seitlich an der Bank herab.

Ausgangsstellung des Therapeuten:
Der Therapeut steht neben dem Patienten.

Positionierung der Therapeutenhände:
Eine Hand greift um den Trapezmuskel nach ventral und fixiert von ventral das Korakoid und Akromion, die andere Hand versucht sich langsam unter den unteren Schulterblattwinkel zu schieben.

Durchführung:
Mit sanften rhythmischen Bewegungen der am Akromion liegenden Hand nach kaudal wird das Schulterblatt ganz langsam über die am unteren Skapulawinkel liegende Hand geschoben. Wenn die Hand unter dem Schulterblatt liegt, wird das Schulterblatt mit beiden Händen nach dorsal abgehoben.

Ziele:
- Detonisierung der skapulaführenden Muskulatur
- Ablösen des M. serratus anterior von der Thoraxwand
- Verbesserung des glenohumeralen Rhythmus.

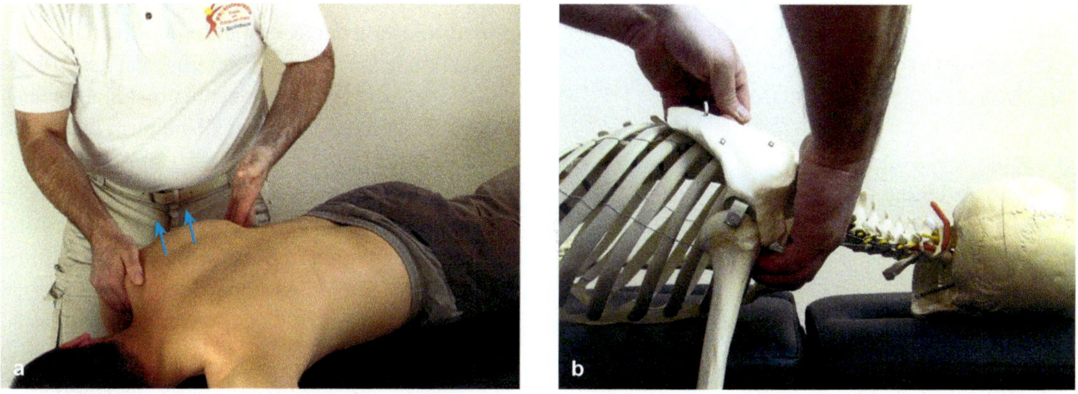

Abb. 4.51 Abheben des Schulterblatts in Bauchlage am Patienten (a), Grifftechnik am Modell (b).

Traktion des Schultergelenks in Bauchlage

(➤ Abb. 4.52a und b)

Ausgangsstellung des Patienten:
Der Patient befindet sich in Bauchlage, die Schulter ist frei und der Arm hängt schmerzfrei seitlich an der Bank herab.

Ausgangsstellung des Therapeuten:
Der Therapeut sitzt oder steht neben dem Patienten.

Positionierung der Therapeutenhände:
Eine Hand fixiert die Skapula, die andere umgreift von medial den Humeruskopf.

Durchführung:
Es wird eine axiale Traktion in Verlängerung der Humerusachse durchgeführt.

Ziele:

- Zentrierung des Humeruskopfes
- manuelle Repositionierung in der Gelenkpfanne
- Entlastung des subakromialen Raums bei Engpassphänomenen jeglicher Art
- Entlastung einer entzündlich veränderten Bursa
- intermittierend kann dieser Griff auch zur Ergussresorption eingesetzt werden
- muskelrelaxierend
- schmerzlindernd.

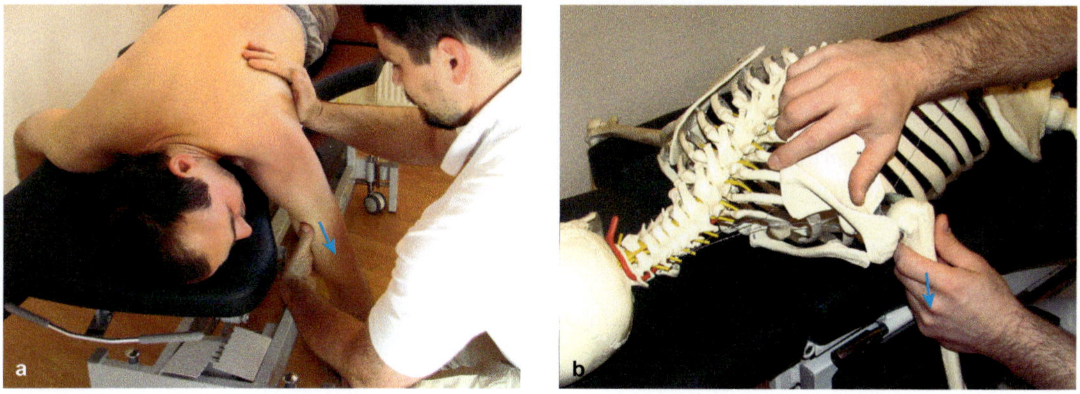

Abb. 4.52 Traktion des Schultergelenks in Bauchlage (a), Grifftechnik am Modell (b).

Dreidimensionale Mobilisation des Schultergelenks zur Flexionsverbesserung in Bauchlage

(➤ Abb. 4.53a und b)

Ausgangsstellung des Patienten:

Der Patient befindet sich in Bauchlage, die Schulter ist frei und der Arm hängt schmerzfrei seitlich an der Bank herab.

Ausgangsstellung des Therapeuten:

Der Therapeut sitzt schräg kranial neben dem Patienten.

Positionierung der Therapeutenhände:

Beide Hände fixieren den Humeruskopf, der Arm des Patienten wird vom Therapeuten zwischen seinem Brustkorb und seinem eigenen Unterarm fixiert.

Durchführung:

Der Therapeut mobilisiert zunächst das Kaudalgleiten des Humeruskopfes. Im Anschluss wird eine Einstellung in Außenrotation durchgeführt. Ist der Humeruskopf in diesen Mobilisationsrichtungen eingestellt, erfolgt eine Traktion entlang der Humerusachse.

Ziele:

- Verbesserung und Erweiterung der Flexion und Außenrotation
- Kapseldehnung.

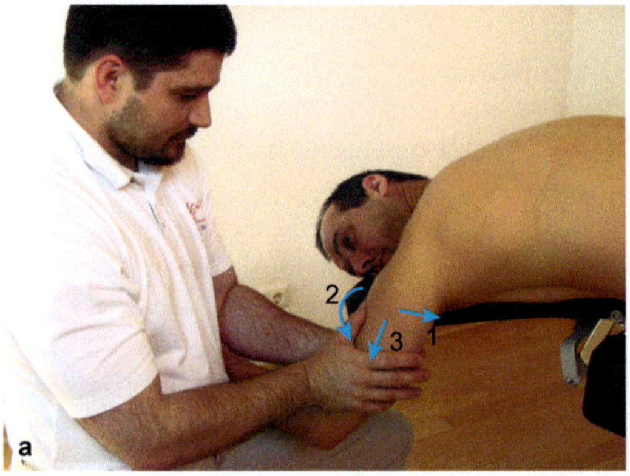

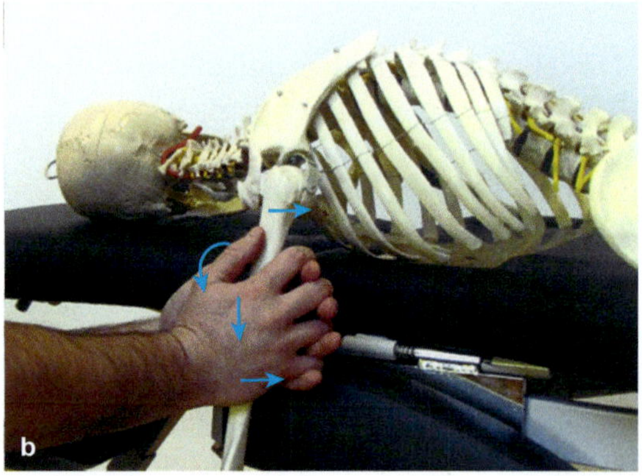

Abb. 4.53 Dreidimensionale Mobilisation des Schultergelenks zur Flexionsverbesserung in Bauchlage am Patienten (a), Grifftechnik am Modell (b).
1 Kaudalgleiten
2 Einstellung in Außenrotation
3 Traktion

Bahnung und Training der Skapulastabilisation in Bauchlage

(➤ Abb. 4.54a und b)

Ausgangsstellung des Patienten:

Der Patient befindet sich in Bauchlage, die Schulter ist frei und der Arm hängt schmerzfrei seitlich an der Bank herab.

Ausgangsstellung des Therapeuten:

Der Therapeut sitzt oder steht neben dem Patienten.

Positionierung der Therapeutenhände:

Eine Hand fixiert den medialen Rand der Skapula, die andere Hand sichert von medial den Humeruskopf und die Schulter.

Durchführung:

Der Patient soll gegen die am medialen Skapularand liegenden Finger eine gezielte Bewegung der Skapula nach medial-kaudal durchführen.

Ziele:

- Training der die Skapula führenden Muskeln, vor allem der Mm. rhomboidei, auch im Sinne der Schulterblattstabilisation zu einem sehr frühen Zeitpunkt durchführbar
- Verhinderung einer Scapula alata.

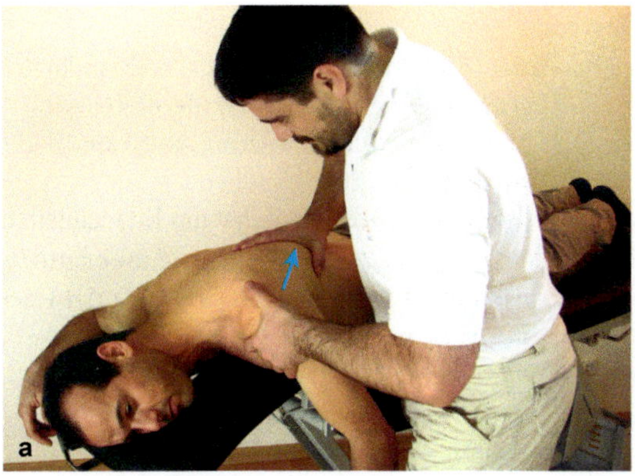

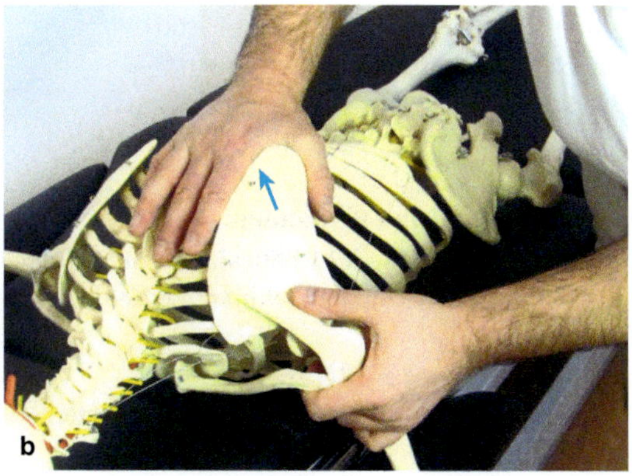

Abb. 4.54 Bahnung und Training der Skapulastabilisation in Bauchlage am Patienten (a), Grifftechnik am Modell (b).

Flexions- oder Abduktionserweiterung (über 90°) im Schultergelenk in Bauchlage

(➤ Abb. 4.55a und b)

Ausgangsstellung des Patienten:

Der Patient befindet sich in Bauchlage, die Schulter ist frei und der Arm hängt schmerzfrei seitlich an der Bank herab.

Ausgangsstellung des Therapeuten:

Der Therapeut sitzt oder steht schräg vor dem Patienten.

Positionierung der Therapeutenhände:

Eine Hand fixiert den medialen Rand der Skapula, die andere Hand greift von medial den Humerus und sichert bzw. führt die Bewegung.

Durchführung:

- Der Patient soll über die am medialen Skapularand liegenden Finger, mittels taktiler Reize gebahnt, eine gezielte Bewegung der Skapula nach medial-kaudal durchführen.
- Nachdem die Skapula aktiv vom Patienten stabilisiert worden ist, soll er mit dem Arm eine isolierte Bewegung im Sinne der Flexion oder Abduktion durchführen.

Ziele:

- Bewegungserweiterung bei stabilisierter Skapula
- Kräftigung der schulterführenden Muskulatur mittels Schwerkraft.

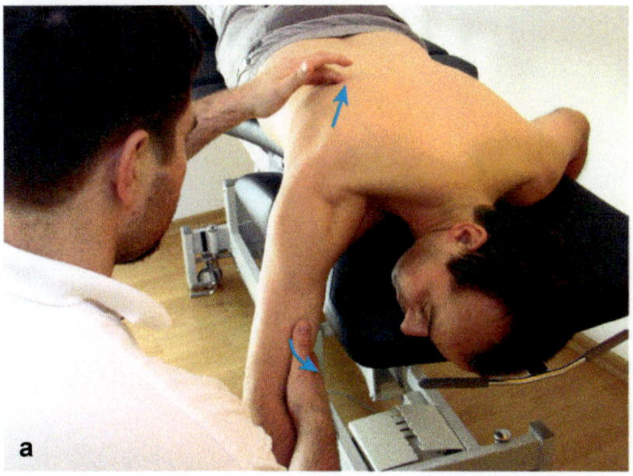

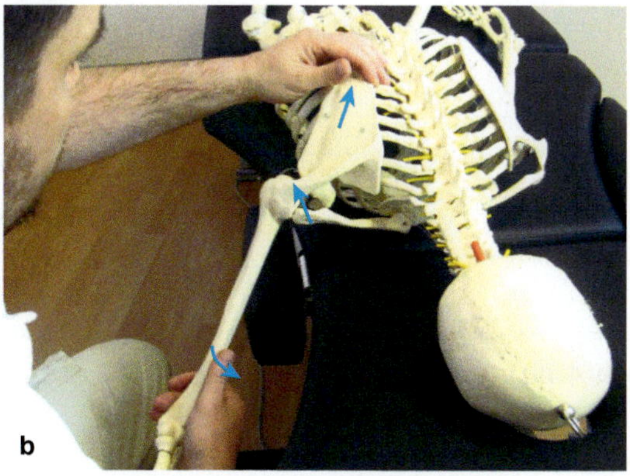

Abb. 4.55 Flexions- oder Abduktionserweiterung (über 90°) im Schultergelenk in Bauchlage am Patienten (a), Grifftechnik am Modell (b).

Training der endgradigen Flexion/ Abduktion/Außenrotation mit Widerstand durch die Schwerkraft

(➤ Abb. 4.56a–e)

Ausgangsstellung des Patienten:

Der Patient befindet sich in Bauchlage, die Schulter ist frei und der Arm hängt schmerzfrei seitlich an der Bank herab.

Ausgangsstellung des Therapeuten:

Der Therapeut sitzt oder steht neben dem Patienten.

Positionierung der Therapeutenhände:

Eine Hand fixiert den medialen Rand der Skapula, die andere Hand greift die Langfinger des Patienten medial und sichert bzw. führt die durchzuführende Bewegung.

Durchführung:

- Der Patient soll über die am medialen Skapularand liegenden Finger mittels taktiler Reize gebahnt und eine gezielte Bewegung der Skapula nach medial-kaudal durchgeführt werden.
- Nachdem die Skapula aktiv vom Patienten stabilisiert worden ist, soll er mit dem Arm eine endgradige, dreidimensionale Bewegung im Sinne der Flexion, Abduktion und Außenrotation durchführen.

Ziele:

- endgradige Bewegungserweiterung bei stabilisierter Skapula
- Kräftigung der schulterführenden Muskulatur mittels Schwerkraft oder gegen leichten therapeutischen Widerstand.

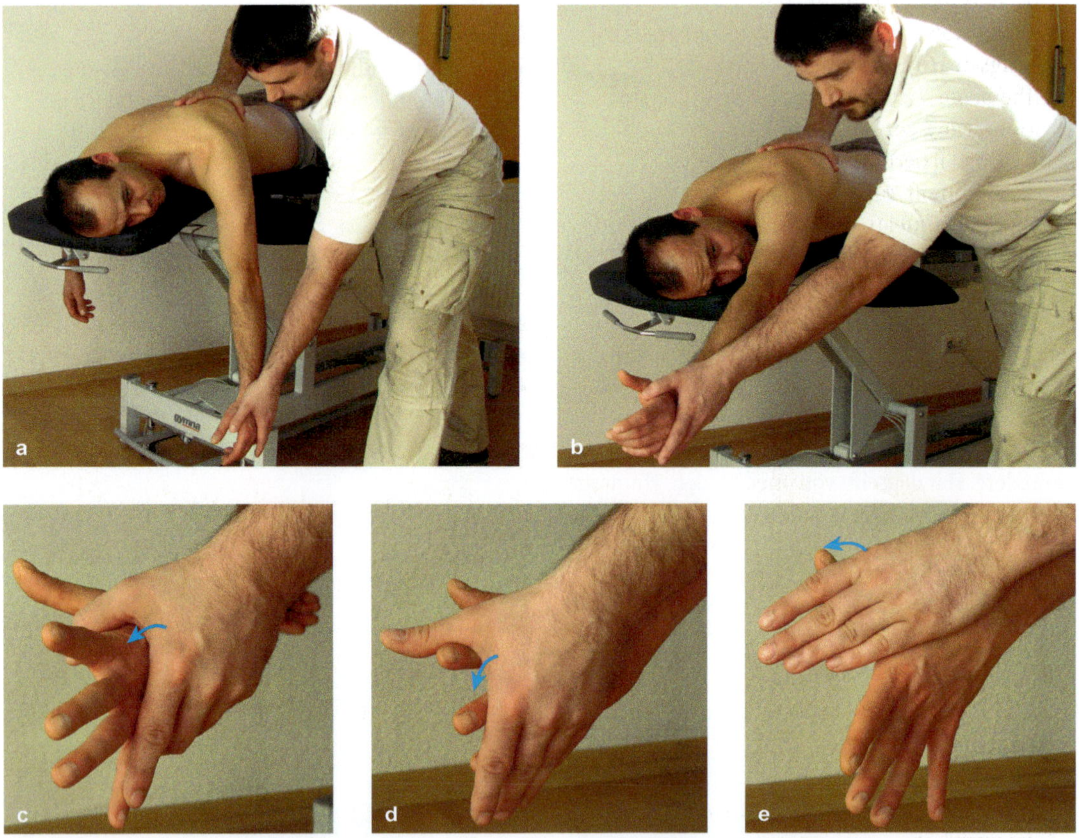

Abb. 4.56 Training der endgradigen Flexion, Abduktion und Außenrotation mit Widerstand durch die Schwerkraft.
a) Ausgangsstellung
b) Endstellung
c) Distale Widerstandsgabe über den Handrücken
d) Distale Widerstandsgabe über die Langfinger
e) Distale Widerstandsgabe über den Daumen

HINWEIS

Durch Widerstandsgabe des Therapeuten über den Handrücken (➤ Abb. 4.56c), an den Fingern (➤ Abb. 4.56d) oder später über den Daumen (➤ Abb. 4.56e) des Patienten im Sinne der Innenrotation wird die Durchführung der gewünschten Außenrotationskomponente erschwert.

Training der endgradigen Flexion/Abduktion/Außenrotation mit Widerstand durch z. B. Theraband®, Hantel, Seilzug u. Ä.

(➤ Abb. 4.57a–c)

Ausgangsstellung des Patienten:

Der Patient befindet sich in Bauchlage, die Schulter ist frei und der Arm hängt schmerzfrei seitlich an der Bank herab.

Ausgangsstellung des Therapeuten:

Der Therapeut sitzt oder steht neben dem Patienten.

Positionierung der Therapeutenhände:

- Eine Hand fixiert den medialen Rand der Skapula.
- Patient ergreift mit dem Arm ein Theraband®, eine leichte Hantel (0,5–1 kg) oder einen Seilzug mit leichter Gewichtseinstellung.

Durchführung:

- Wenn nötig, wird dem Patienten mittels taktiler Reize über die am medialen Skapularand liegenden Finger eine gezielte Bewegung der Skapula nach medial-kaudal gebahnt.
- Nachdem die Skapula aktiv vom Patienten stabilisiert worden ist, soll er mit dem Arm eine endgradige Bewegung gegen Widerstand im Sinne der Flexion, Abduktion und Außenrotation durchführen.

Ziele:

- endgradige Bewegungserweiterung bei stabilisierter Skapula
- Kräftigung der schulterführenden Muskulatur mittels Schwerkraft mit zusätzlichen Widerständen.

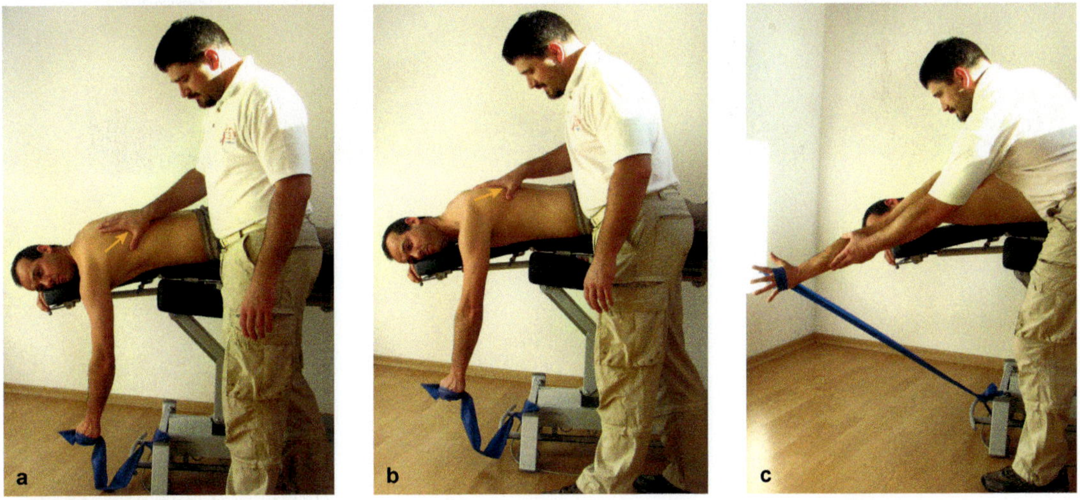

Abb. 4.57 Training der endgradigen Flexion/Abduktion/Außenrotation mit Widerstand durch z. B. Theraband®.
a) Ausgangsstellung
b) Stabilisierung der Skapula
c) Endstellung

4.10 Spezielle Übungen zur Erarbeitung der aktiven endgradigen Flexion

Vorbereitende beziehungsweise notwendig durchzuführende Maßnahmen, damit eine Verbesserung der endgradigen Flexion/Abduktion/Außenrotation erreichbar ist, sind:

- Kapseldehnung
- Muskelbehandlung der innenrotatorisch am Schultergelenk wirksamen Muskeln
- Stellungsverbesserung der Skapula durch Dehnung (M. pectoralis minor) und Bahnung (M. rhomboidei, M. trapezius, Pars ascendens und transversa) der Muskulatur
- harmonischer glenohumeraler Rhythmus
- freie passive Mobilität in den Gelenken des Schultergürtels
- Probleme der ersten Rippe können ein einschränkender Faktor sein
- ggf. Behandlung des zervikothorakalen oder lumbothorakalen Übergangs
- Kombination von PNF/MT im oberen Bereich
- spielerisches Erarbeiten des gesamten Bewegungsausmaßes und Auflösen der Fokussierung auf die Schulter.

Mögliche Maßnahmen zur Bahnung/Verbesserung und Kräftigung der aktiven Außenrotation:

- Aktivierung der Außenrotatoren im geschlossenen System mit sanften Rotationswiderständen
- Aktivierung der Außenrotatoren mittels PNF im unteren und mittleren Abschnitt
- Aktivierung der Außenrotatoren im offenen System mit sanften Rotationswiderständen
- Aktivierung der Außenrotatoren mittels PNF im oberen Abschnitt mit Betonung der Außenrotation
- Training der schulterführenden Muskulatur durch die gesamte Bewegungsbahn mit PNF bei langem Hebel:
  - Muster Flexion/Abduktion/Außenrotation
  - Muster Extension/Adduktion/Innenrotation
  - Muster Flexion/Adduktion/Außenrotation
  - Muster Extension/Abduktion/Innenrotation
- isolierte Kräftigung in 60° mit Hantel, Seilzug oder Theraband®
- im Behandlungsverlauf zeitgerechte Eigenübungen
- spielerisches Arbeiten, z. B. verschiedene Wurfformen mit Ball.

Aktivierung der Außenrotation im geschlossenen System mit sanften Rotationswiderständen

(➤ Abb. 4.58a–c)

Ausgangsstellung des Patienten:

Der Patient sitzt auf der Behandlungsliege, den betroffenen Arm locker am Körper herabhängend, die Hand ist auf der Bank aufgestellt, ggf. Kissenunterlagerung. Der Arm sollte im Ellenbogen annähernd gestreckt sein.

Ausgangsstellung des Therapeuten:

Der Therapeut steht vor dem Patienten.

Positionierung der Therapeutenhände:

Eine Hand des Therapeuten umfasst den Oberarmkopf zum verbesserten Monitoring, die andere Hand liegt an Oberarm, Unterarm oder Fingern an.

Je proximaler die Widerstandsgabe erfolgt, desto leichter ist die Übung.

Durchführung:

Der Therapeut gibt über seine an Oberarm, Unterarm oder Fingern anliegende Hand zunächst langsam, später schneller wechselnde Rotationswiderstände.

Ziele:

- Aktivierung der Rotatorenmanschette
- gezieltes Ansprechen von Muskeln mit Minusqualitäten
- Verbesserung der aktiven Humeruskopfzentrierung.

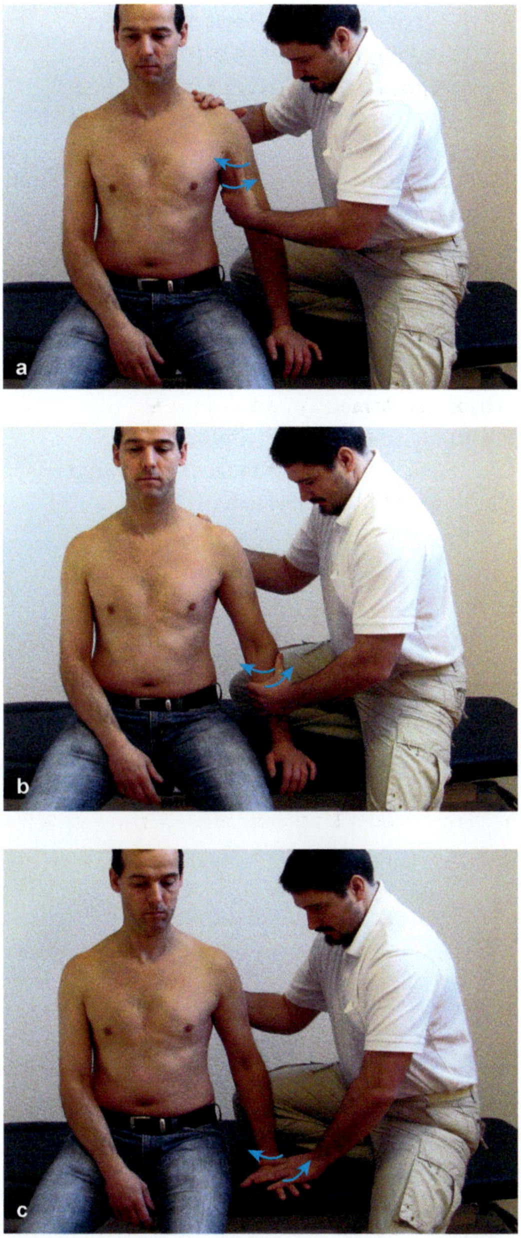

Abb. 4.58 Aktivierung der Außenrotatoren im geschlossenen System über Widerstandsgabe.
a) am Oberarm
b) am Unterarm
c) an der Hand

Aktivierung der Außenrotatoren mittels PNF (Flexion/Abduktion/Außenrotationsmuster) im unteren und mittleren Abschnitt mit kurzem Hebel

(➤ Abb. 4.59a und b)

Ausgangsstellung des Patienten:
Der Patient befindet sich in entspannter Rückenlage, Ellenbogen gebeugt, Hand liegt auf dem Brustkorb.

Ausgangsstellung des Therapeuten:
Der Therapeut steht kopfwärts in etwa auf Höhe des betroffenen Armes.

Positionierung der Therapeutenhände:
Eine Hand liegt am Ellenbogen, die andere Hand gibt Widerstand am Oberarm.

Je proximaler die Widerstandsgabe erfolgt, desto leichter ist die Übung

Durchführung:
- Der Patient führt eine Bewegung des Armes im Sinne der Flexion, Abduktion und Außenrotation bis etwa 120° Flexion durch.
- Der Therapeut gibt während der Bewegungsausführung dosierten Widerstand

Ziele:
- Aktivierung der Rotatorenmanschette
- gezieltes Ansprechen von Muskeln mit Minusqualitäten
- Verbesserung der aktiven Humeruskopfzentrierung
- allgemeine Bahnung und Kräftigung der schulterumgebenden Muskulatur.

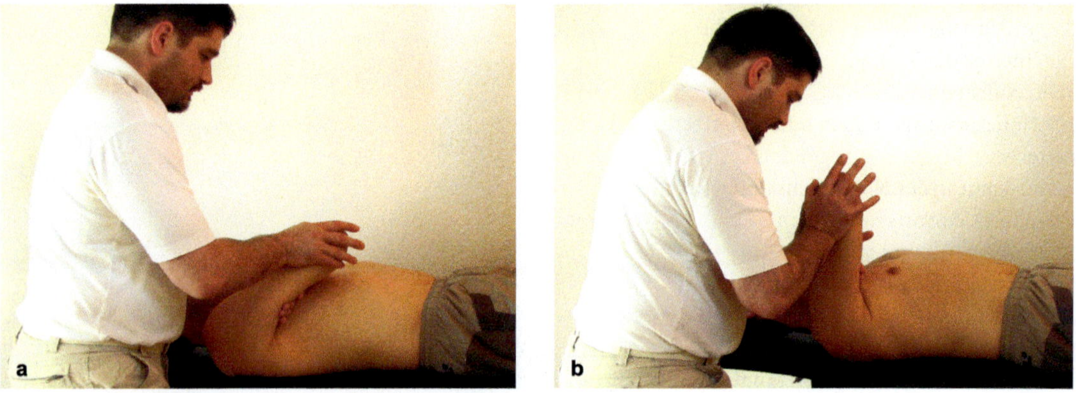

Abb. 4.59 Aktivierung der Außenrotatoren mit PNF bei kurzem Hebel.
a) Ausgangsstellung
b) Endstellung

Aktivierung der Außenrotation im offenen System mit sanften Rotationswiderständen

(➤ Abb. 4.60a–c)

Ausgangsstellung des Patienten:
Der Patient sitzt auf der Behandlungsliege, der betroffene Arm wird vom Patienten in leichter Flexion oder Abduktion gehalten.

Ausgangsstellung des Therapeuten:
Der Therapeut steht seitlich zum Patienten.

Positionierung der Therapeutenhände:
Eine Hand des Therapeuten umfasst den Oberarmkopf zum verbesserten Monitoring, die andere Hand liegt an Oberarm, Unterarm oder Fingern an. Je proximaler die Widerstände erfolgen, desto leichter ist die Übung.

Durchführung:
Der Therapeut gibt über seine an Oberarm, Unterarm oder Finger anliegende Hand zunächst langsame, später schneller wechselnde Rotationswiderstände.

Ziele:
- Aktivierung der Rotatorenmanschette
- gezieltes Ansprechen von Muskeln mit Minusqualitäten
- Verbesserung der aktiven Humeruskopfzentrierung.

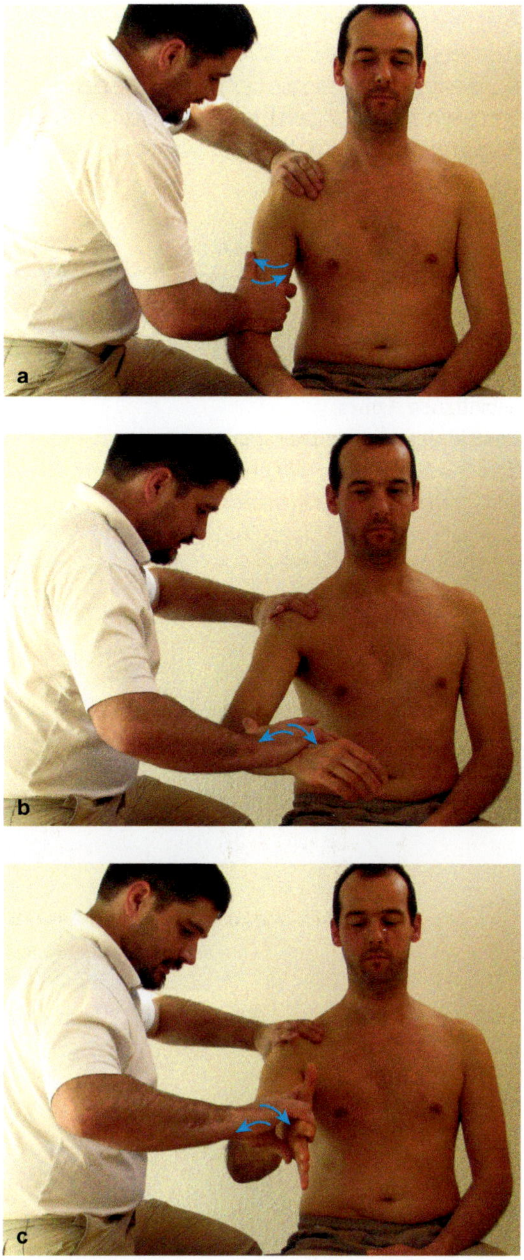

Abb. 4.60 Aktivierung der Außenrotatoren im offenen System über Widerstandsgabe.
a) am Oberarm
b) am Unterarm
c) an der Hand

4

Aktivierung der Außenrotatoren mittels PNF (Flexion/Abduktion/ Außenrotationsmuster) im oberen Bereich mit kurzem Hebel und Betonung der Außenrotation

(➤ Abb. 4.61a und b)

Ausgangsstellung des Patienten:
Der Patient befindet sich in entspannter Rückenlage, Ellenbogen gebeugt, Hand liegt auf dem Brustkorb.

Ausgangsstellung des Therapeuten:
Der Therapeut steht kopfwärts in etwa auf Höhe des betroffenen Armes.

Positionierung der Therapeutenhände:
Eine Hand liegt am Ellenbogen, die andere Hand gibt Widerstand am Oberarm.
Je proximaler die Widerstandsgabe, desto leichter die Übung.

Durchführung:
Der Patient führt eine Bewegung des Armes im Sinne der Flexion, Abduktion und Außenrotation mit Betonung des oberen Bereichs (ab 120°) durch die gesamte Bewegungsbahn durch. Hierbei können PNF-Techniken, z. B. wiederholte Kontraktionen u. Ä., mit besonderer Betonung der Außenrotationskomponente eingesetzt werden.

Ziele:
- Aktivierung der Rotatorenmanschette
- gezieltes Ansprechen von Muskeln mit Minusqualitäten
- Verbesserung der aktiven Humeruskopfzentrierung
- allgemeine Bahnung und Kräftigung der aktiven schulterumgebenden Muskulatur
- Angstabbau.

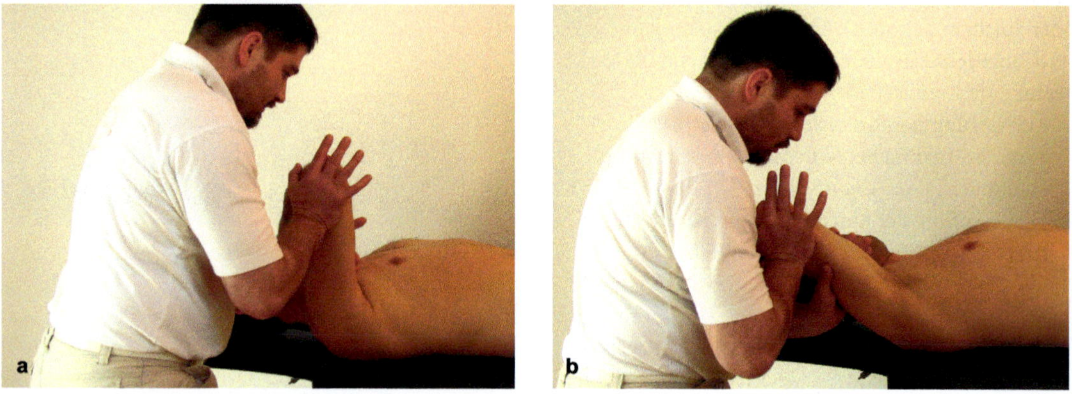

Abb. 4.61 Aktivierung der Außenrotatoren mit PNF bei kurzem Hebel.
a) Ausgangsstellung
b) Endstellung

Training der schulterführenden Muskulatur durch die gesamte Bewegungsbahn mit PNF bei langem Hebel

Flexion / Abduktion / Außenrotationsmuster

(➤ Abb. 4.62a–c)

Ausgangsstellung des Patienten:

Der Patient befindet sich in entspannter Rückenlage, der Arm liegt in Extension, Adduktion und Innenrotation, der Ellenbogen ist gestreckt.

Ausgangsstellung des Therapeuten:

Der Therapeut steht seitlich in etwa auf Höhe des betroffenen Armes.

Positionierung der Therapeutenhände:

Eine Hand liegt am Oberarm, die andere Hand liegt über dem Handrücken und gibt Widerstand an der Hand.

Durchführung:

- Der Patient führt durch die gesamte Bewegungsbahn des Armes eine Bewegung im Sinne der Flexion, Abduktion und Außenrotation mit Betonung des oberen Bereichs (ab 120°) durch. Hierbei können PNF-Techniken, z. B. wiederholte Kontraktionen u. Ä., zur Betonung der Außenrotationskomponente eingesetzt werden.
- Durch Angleichung des gegebenen Widerstandes kann der Therapeut den Schwierigkeitsgrad den Möglichkeiten des Patienten anpassen. Je proximaler die Widerstandsgabe erfolgt, desto leichter ist die Übung.

Ziele:

- Aktivierung der Rotatorenmanschette
- gezieltes Ansprechen von Muskeln mit Minusqualitäten
- Verbesserung der aktiven Humeruskopfzentrierung
- allgemeine Bahnung und Kräftigung der aktiven schulterumgebenden Muskulatur
- Angstabbau und Vertrauensaufbau.

HINWEIS

Dieses Pattern ist das Schulterpattern der Wahl, da es alle für ein gutes Funktionieren der Schulter wichtigen Bewegungskomponenten einschließt.

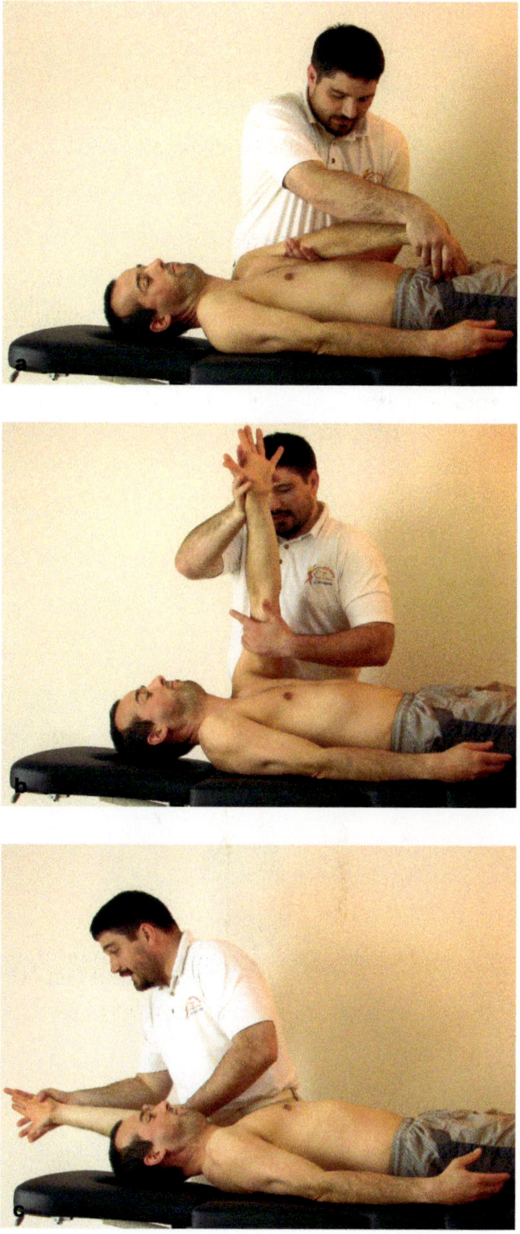

Abb. 4.62 PNF mit langem Hebel: Flexion, Abduktion und Außenrotationsmuster.
a) Ausgangsstellung
b) Mittelstellung
c) Endstellung

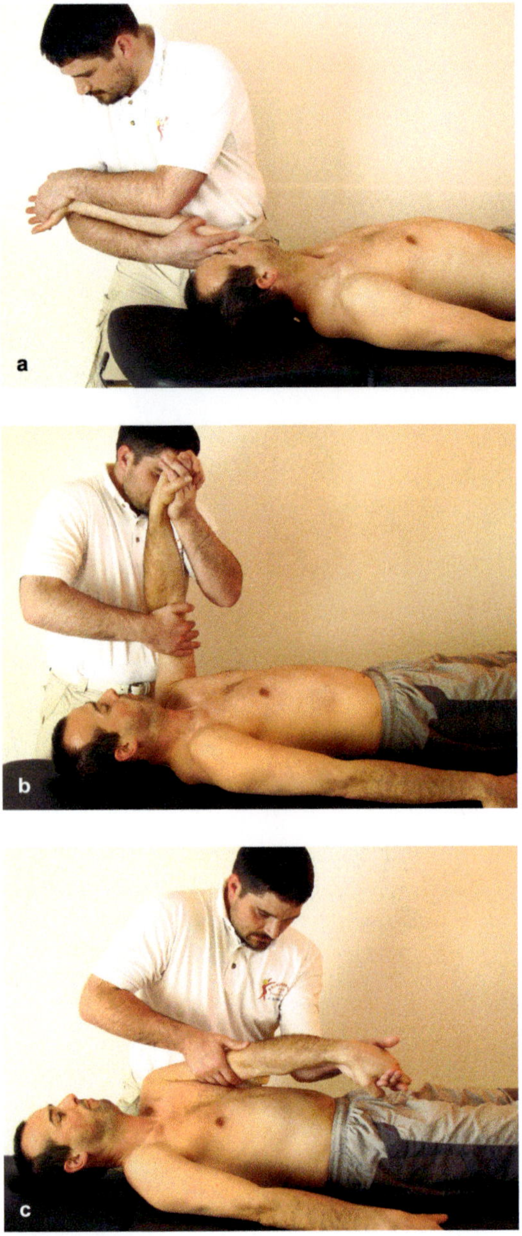

Abb. 4.63 PNF mit langem Hebel: Extension, Adduktion und Innenrotationsmuster.
a) Ausgangsstellung
b) Mittelstellung
c) Endstellung

Extension / Adduktion / Innenrotationsmuster

(➤ Abb. 4.63a–c)

Ausgangsstellung des Patienten:
Der Patient befindet sich in entspannter Rückenlage, der Arm liegt in Flexion, Abduktion und Außenrotation, der Ellenbogen ist gestreckt.

Ausgangsstellung des Therapeuten:
Der Therapeut steht seitlich in etwa auf Höhe der betroffenen Schulter.

Positionierung der Therapeutenhände:
Eine Hand liegt am Oberarm, die andere Hand gibt über die Handinnenfläche Widerstand an der Hand.

Durchführung:
- Der Patient führt durch die gesamte Bewegungsbahn des Armes eine Bewegung im Sinne der Extension, Adduktion und Innenrotation durch.
- Durch Angleichung des gegebenen Widerstandes kann der Therapeut den Schwierigkeitsgrad den Möglichkeiten des Patienten anpassen. Je proximaler die Widerstandsgabe erfolgt, desto leichter ist die Übung.

Ziele:
- Aktivierung der Rotatorenmanschette
- gezieltes Ansprechen von Muskeln mit Minusqualitäten
- Verbesserung der aktiven Humeruskopfzentrierung
- allgemeine Bahnung und Kräftigung der aktiven schulterumgebenden Muskulatur
- Angstabbau und Vertrauensaufbau.

HINWEIS

Dieses Pattern ist eigentlich nur eine Ergänzung zu dem vorherigen Schulterpattern und sollte nicht zu forciert trainiert werden, da es alle für eine gut funktionierende Schulter bewegungslimitierenden Komponenten (Adduktion/Innenrotation des Humerus) anspricht, bahnt und letztendlich auch kräftigt. Da diese Muskelgruppen allerdings eher zu detonisieren denn zu tonisieren sind, wirkt es im Sinne einer Erweiterung des Bewegungsweges eher kontraproduktiv.

Flexion / Adduktion / Außenrotationsmuster

(➤ Abb. 4.64a–c)

Ausgangsstellung des Patienten:
Der Patient befindet sich in entspannter Rückenlage, der Arm liegt in Extension, Abduktion und Innenrotation, der Ellenbogen ist gestreckt.

Ausgangsstellung des Therapeuten:
Der Therapeut steht seitlich in etwa auf Höhe der betroffenen Schulter.

Positionierung der Therapeutenhände:
Eine Hand liegt am Oberarm, die andere Hand gibt über die Handinnenfläche Widerstand an der Hand.

Durchführung:
- Der Patient führt durch die gesamte Bewegungsbahn des Armes eine Bewegung im Sinne der Flexion, Adduktion und Außenrotation durch. Hierbei können PNF-Techniken, z. B. wiederholte Kontraktionen u. Ä., zur Betonung der Außenrotationskomponente eingesetzt werden.
- Durch Angleichung des gegebenen Widerstandes kann der Therapeut den Schwierigkeitsgrad den Möglichkeiten des Patienten anpassen. Je proximaler die Widerstandsgabe erfolgt, desto leichter ist die Übung.

Ziel:
- Aktivierung der Rotatorenmanschette
- gezieltes Ansprechen von Muskeln mit Minusqualitäten
- Verbesserung der aktiven Humeruskopfzentrierung
- allgemeine Bahnung und Kräftigung der aktiven schulterumgebenden Muskulatur
- Angstabbau und Vertrauensaufbau.

HINWEIS
Dieses Pattern kann sehr gut genutzt werden, um noch bestehende Minusqualitäten beim Durchführen von Alltagsbewegungen zu verbessern, z. B. Haare kämmen, föhnen, Essen usw.

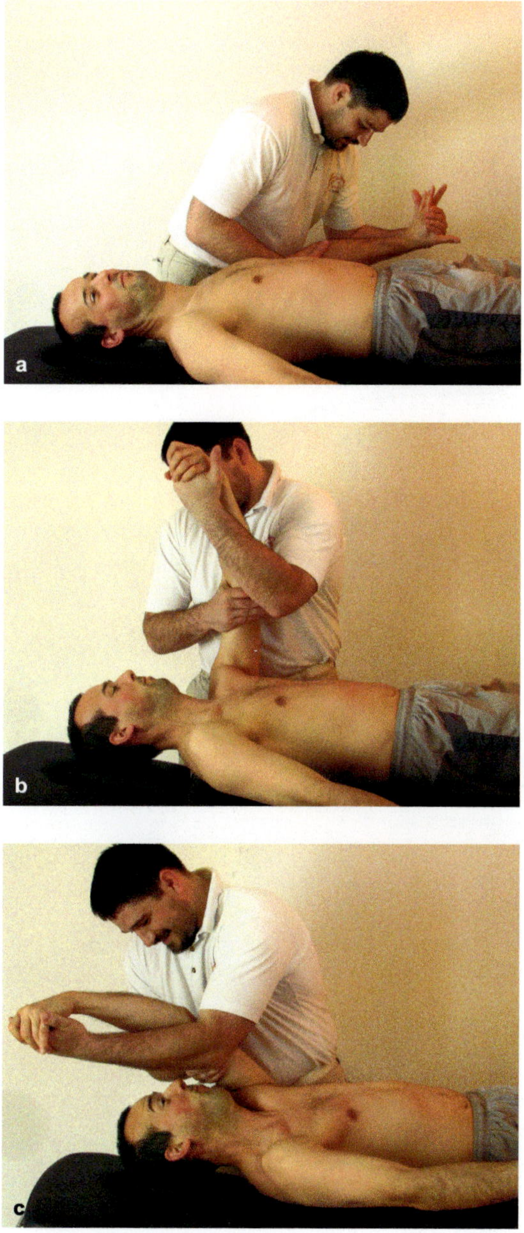

Abb. 4.64 PNF mit langem Hebel: Flexion, Adduktion und Außenrotationsmuster.
a) Ausgangsstellung
b) Mittelstellung
c) Endstellung

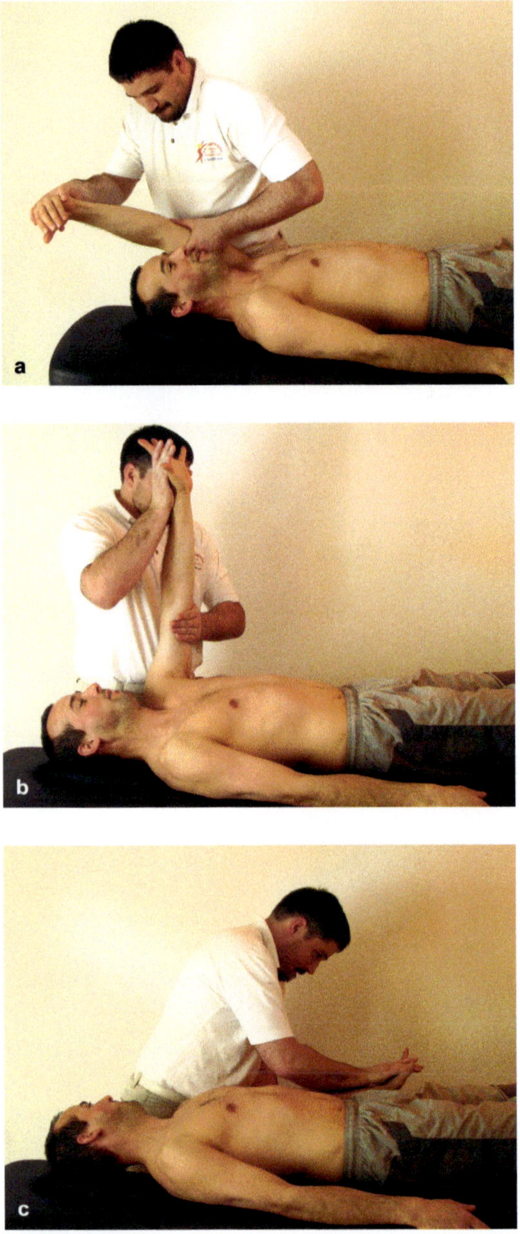

Abb. 4.65 PNF mit langem Hebel: Extension, Abduktion und Innenrotationsmuster.
a) Ausgangsstellung
b) Mittelstellung
c) Endstellung

Extension / Abduktion / Innenrotationsmuster

(➤ Abb. 4.65a–c)

Ausgangsstellung des Patienten:
Der Patient befindet sich in entspannter Rückenlage, der Arm liegt in Flexion, Adduktion und Außenrotation, der Ellenbogen ist gestreckt.

Ausgangsstellung des Therapeuten:
Der Therapeut steht seitlich in etwa auf Höhe der betroffenen Schulter.

Positionierung der Therapeutenhände:
Eine Hand liegt am Oberarm, die andere Hand gibt über den Handrücken Widerstand an der Hand.

Durchführung:
- Der Patient führt durch die gesamte Bewegungsbahn des Armes eine Bewegung im Sinne der Extension, Abduktion und Innenrotation durch.
- Durch Angleichung des gegebenen Widerstandes kann der Therapeut den Schwierigkeitsgrad den Möglichkeiten des Patienten anpassen. Je proximaler die Widerstandsgabe erfolgt, desto leichter ist die Übung.

Ziele:
- Aktivierung der Rotatorenmanschette
- gezieltes Ansprechen von Muskeln mit Minusqualitäten
- Verbesserung der aktiven Humeruskopfzentrierung
- allgemeine Bahnung und Kräftigung der aktiven schulterumgebenden Muskulatur
- Angstabbau und Vertrauensaufbau.

HINWEIS

Dieses Pattern ist eigentlich nur eine Ergänzung zum vorherigen Schulterpattern und sollte nicht zu forciert trainiert werden, da es alle für eine gut funktionierende Schulter bewegungslimitierenden Komponenten (Extension/Innenrotation des Humerus) anspricht, bahnt und letztendlich auch kräftigt. Da diese Muskelgruppen allerdings eher zu detonisieren denn zu tonisieren sind, wirkt es im Sinne einer Erweiterung des Bewegungsweges eher kontraproduktiv.

Isoliertes Training der Außenrotatoren mit Hantel, Seilzug, Theraband®

(➢ Abb. 4.66a und b)

Ausgangsstellung des Patienten:

Der Patient steht hüftbreit mit leicht nach außen geöffneten Beinen bei gleichzeitigem Anspannen der Adduktoren, die Knie sind gebeugt, das Becken aufrecht, die Wirbelsäule gerade, Arme in 60° Abduktion und 10–20° Flexion eingestellt. Die Schulterblätter werden in Adduktion und Depression stabilisiert.

Durchführung:

- Der Patient führt unter Beibehaltung der Schulterstellung den Arm in die maximale Außenrotation.
- Als Widerstand kann eine leichte Hantel, ein Seilzug mit geringem Gewicht oder ein Theraband® genutzt werden.

Ziele:

- Kräftigung der Außenrotatoren
- Harmonisierung des Muskelgleichgewichts der Rotatorenmanschette.

HINWEIS

Diese Übung ist sehr intensiv, da sie nur die im Verhältnis zu anderen Muskelgruppen doch recht schwachen Außenrotatoren der Schulter anspricht. Daher sollte sie mit Bedacht und vor allem in Maßen eingesetzt werden.

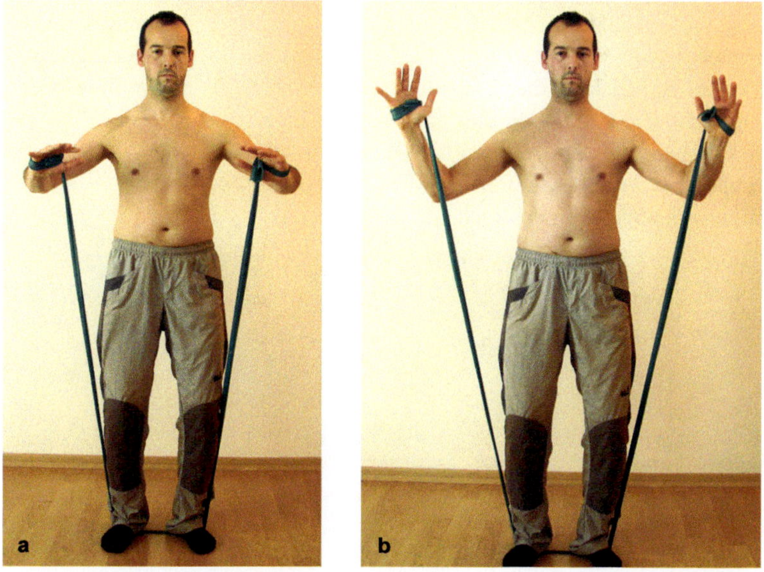

Abb. 4.66 Isoliertes Training der Außenrotatoren.
a) Ausgangsstellung
b) Endstellung

Auf den Behandlungszeitpunkt abgestimmte Eigenübungen

Zur Unterstützung der Therapiemaßnahmen des Therapeuten und um den Therapieerfolg auszubauen und zu festigen, sollte der Patient zu Hause selbstständig Eigenübungen durchführen. Diese sollten allerdings dem Zeitpunkt der Rehabilitation angemessen sein. Es ist z. B. mit Sicherheit nicht angemessen, einen Patienten mit Rotatorenmanschettenrekonstruktion zwei Wochen postoperativ zu einem Hausaufgabenprogramm mit Theraband® oder Hantel anzuleiten. Übungen mit Widerständen an freien Hebeln sollten erst nach Freigabe der Belastung für die operativ versorgte Struktur erfolgen. Übungen ohne größere Widerstände im Sinne der Bahnung sind aber durchaus schon sehr viel früher möglich.

Es ist darauf zu achten, dass Patienten das Eigentraining nicht übertreiben, da dies auch gegenteiligen Effekt haben kann. Die Außenrotatoren als Muskelgruppe sind wie im anatomischen Teil bereits erwähnt verhältnismäßig schwach.

Bahnung der Außenrotation ohne Widerstand

(➤ Abb. 4.67a und b)

Ausgangsstellung des Patienten:

Der Patient steht oder sitzt. Er kann sich zur besseren Eigenkontrolle beispielsweise an einer Wand anlehnen. Der Oberarm liegt dem Oberkörper an. Der Ellenbogen ist 90° flektiert. Die Schulterblätter werden in Adduktion und Depression aktiv stabilisiert.

Durchführung:

Patient führt mit beiden Armen eine Außenrotation durch. Durch die beidseitige Durchführung der Bewegung wird eine Ausweichbewegung verhindert.

Ziele:

- Bahnung der Außenrotation
- Aktivierung von M. infraspinatus und M. teres minor ohne Widerstand.

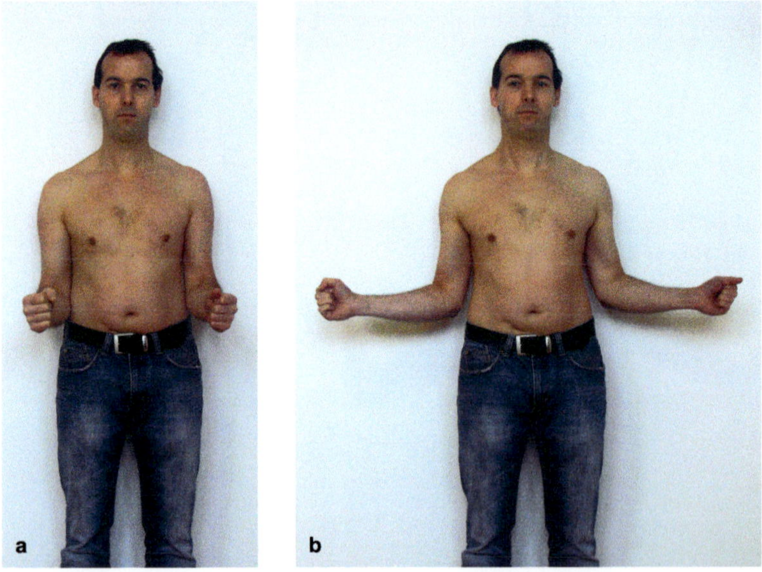

Abb. 4.67 Bahnung der Außenrotation ohne Widerstand.

Bahnung der Außenrotation mit der Schwerkraft als Widerstand

(➤ Abb. 4.68a und b)

Ausgangsstellung des Patienten:

Der Patient liegt auf der nicht betroffenen Seite. Die betroffene Schulter liegt oben. Der Oberarm liegt dem Oberkörper an. Der Ellenbogen ist 90° flektiert und liegt mit der Hand auf dem Bauch. Die Schulterblätter werden in Adduktion und Depression aktiv stabilisiert.

Durchführung:

- Der Patient führt um die Längsachse des Humerus eine Außenrotation durch.
- Durch die Durchführung dieser Übung mit konsequent angelegtem Oberarm wird eine Ausweichbewegung verhindert.

Ziel:

- Bahnung der Außenrotation
- Aktivierung von M. infraspinatus und M. teres minor gegen den Widerstand der Schwerkraft.

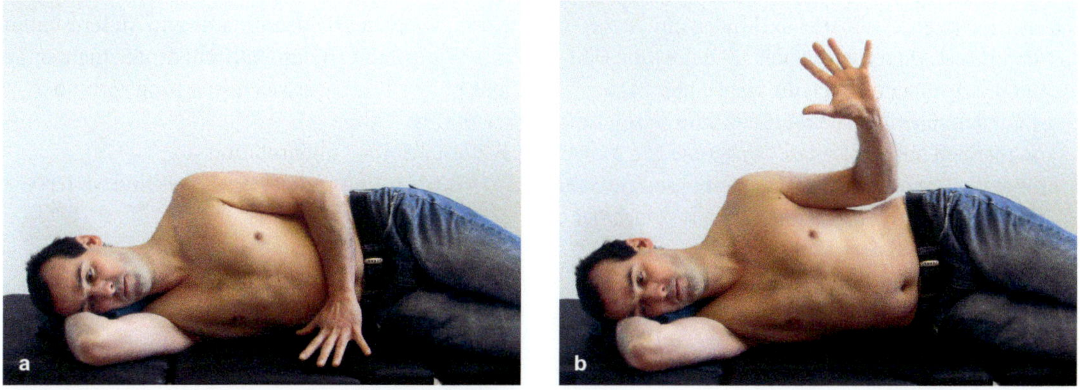

Abb. 4.68 Bahnung der Außenrotation gegen die Schwerkraft.

4

Kräftigung der Außenrotation gegen zusätzlichen Widerstand

(> Abb. 4.69a und b)

Ausgangsstellung des Patienten:

Der Patient steht oder sitzt. Er kann sich zur besseren Eigenkontrolle beispielsweise an einer Wand anlehnen. Der Oberarm liegt dem Oberkörper an. Der Ellenbogen ist 90° flektiert. Die Schulterblätter werden in Adduktion und Depression aktiv stabilisiert.

Durchführung:

- Der Patient hält mit seinen Händen ein Theraband® fest. Dieses wird von außen über die Daumen-Zeigefinger-Gabel, die Handinnenfläche und dann über die Handaußenfläche gelegt, um schließlich nochmals über das bereits von außen über die Daumen-Zeigefinger-Gabel gelegte Band geführt zu werden. Hierdurch fixiert es sich bei der Übung praktisch von selbst.
- Der Patient führt mit dem betroffenen Arm gegen den Widerstand des Therabandes® eine Außenrotation im Schultergelenk durch. Zusätzlich kann der Patient während der Bewegungsdurchführung die Finger spreizen und hat über den Zug des Bandes in die Pronation des Unterarmes einen besseren Reiz für die Aktivierung der Außenrotation an der Schulter.
- Eine andere Variante stellt die Durchführung mit beiden Armen dar. Durch die beidseitige Durchführung wird eine Ausweichbewegung verhindert.

Ziel:

Kräftigung von M. infraspinatus und M. teres minor mit Widerstand in der Nullstellung des Schultergelenks.

HINWEIS

Vor allem am Anfang sollten Patienten mit dem roten Theraband® beginnen, um sich langsam gemäß den Theraband®-Farben zu steigern.

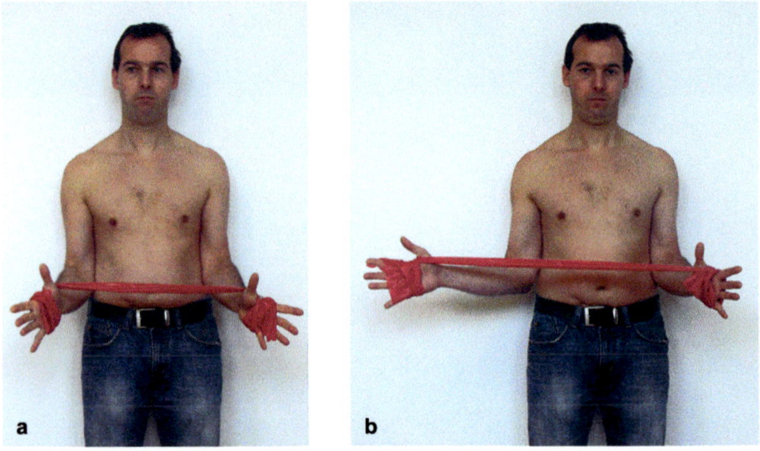

Abb. 4.69 Kräftigung der Außenrotation gegen den Widerstand eines Therabandes®.

Kräftigung der Außenrotation in 90° Flexion gegen Widerstand

(➤ Abb. 4.70a und b)

Ausgangsstellung des Patienten:

Der Patient steht, liegt oder sitzt. Er kann sich zur besseren Eigenkontrolle beispielsweise an der Wand anlehnen. Der Oberarm ist 90° im Schultergelenk flektiert und innenrotiert. Ebenso ist der Ellenbogen 90° flektiert. Die Schulterblätter werden in Adduktion und Depression aktiv stabilisiert.

Durchführung:

- Der Patient hält mit seinen Händen ein Theraband® fest. Das Theraband® wird von außen über die Daumen-Zeigefinger-Gabel, die Handinnenfläche und dann über die Handaußenfläche gelegt, um schließlich nochmals über das bereits von außen über die Daumen-Zeigefinger-Gabel gelegte Band geführt zu werden. Hierdurch fixiert es sich praktisch selbst.
- Der Patient führt mit dem betroffenen Arm gegen den Widerstand des Therabandes® eine Außenrotation im Schultergelenk durch. Zusätzlich kann der Patient während der Bewegungsdurchführung die Finger spreizen und hat über den Zug des Bandes in die Pronation des Unterarmes einen besseren Reiz für die Aktivierung der Außenrotation an der Schulter.
- Eine andere Variante stellt die Durchführung mit beiden Armen dar. Durch die beidseitige Durchführung wird eine Ausweichbewegung verhindert.

Ziel:

Kräftigung von M. infraspinatus und M. teres minor mit Widerstand in Flexionsstellung des Schultergelenks.

HINWEIS

Vor allem am Anfang sollten Patienten mit dem roten Theraband® beginnen, um sich langsam gemäß den Theraband®-Farben zu steigern.

Diese Übung sollte später auch in anderen Positionen des Schultergelenks durchgeführt werden, z. B. in 90° Abduktion oder 60° Abduktion und 20° Flexion.

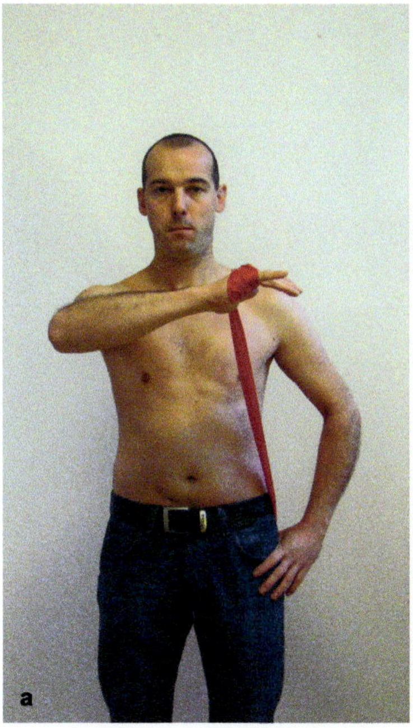

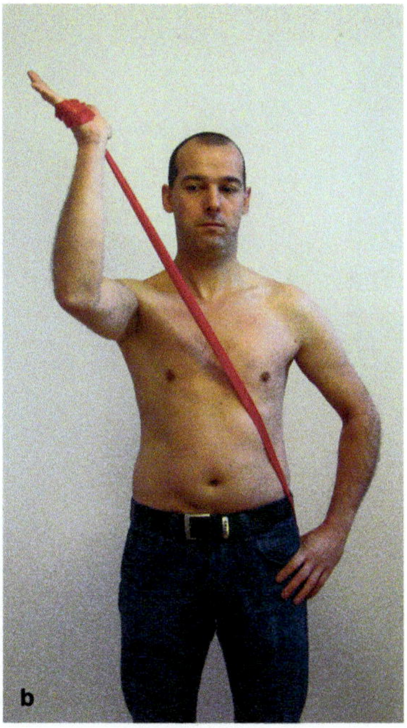

Abb. 4.70 Kräftigung der Außenrotation in 90° Flexion gegen den Widerstand eines Therabandes®.

4

Kräftigung des gesamten Musters Flexion/Abduktion/Außenrotation gegen Widerstand

(➤ Abb. 4.71a und b)

Ausgangsstellung des Patienten:

Der Patient steht, liegt oder sitzt. Er kann sich zur besseren Eigenkontrolle beispielsweise an einer Wand anlehnen. Der Arm liegt in Adduktion, Extension und Innenrotation auf dem Bauch, der Ellenbogen ist extendiert. Die Schulterblätter werden in Adduktion und Depression aktiv stabilisiert.

Durchführung:

- Der Patient hält mit seinen Händen ein Theraband® fest. Das Theraband® wird von außen über die Daumen-Zeigefinger-Gabel, die Handinnenfläche und dann über die Handaußenfläche gelegt, um schließlich nochmals über das bereits von außen über die Daumen-Zeigefinger-Gabel gelegte Band geführt zu werden. Hierdurch fixiert es sich praktisch selbst.
- Der Patient führt mit dem betroffenen Arm eine Bewegung des Schultergelenks im Sinne der Flexion, Abduktion und Außenrotation mit extendiertem Ellenbogen gegen den Widerstand des Therabandes® durch.
- Zusätzlich kann der Patient während der Bewegungsdurchführung die Finger spreizen und hat über den Zug des Bandes in die Pronation des Unterarmes einen besseren Reiz für die Aktivierung der Außenrotation an der Schulter.

Ziel:

Kräftigung von M. infraspinatus und M. teres major sowie anderer Schultermuskeln wie des M. deltoideus mit Widerstand durch die gesamte Bewegungsbahn des Schultergelenks hindurch.

HINWEIS

Vor allem am Anfang sollten Patienten mit dem roten Theraband® beginnen, um sich langsam gemäß den Theraband®-Farben zu steigern.

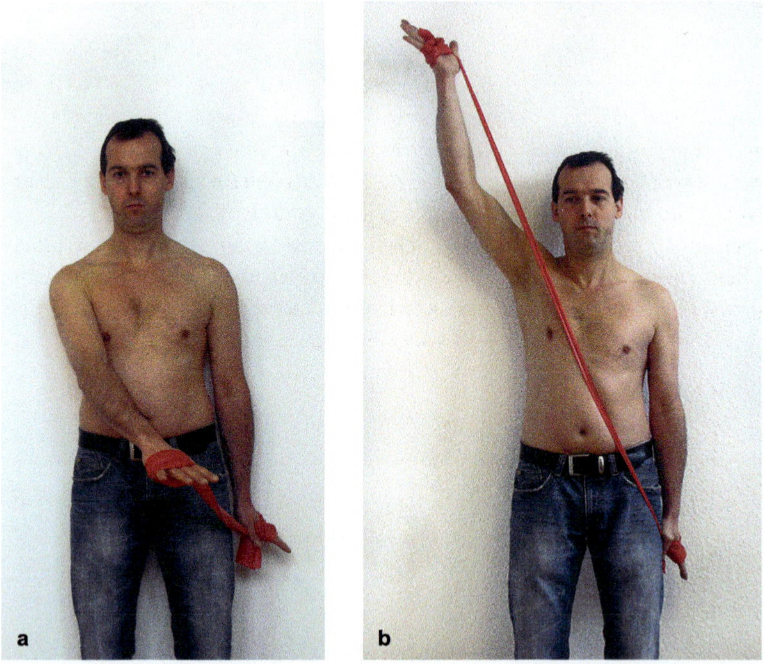

Abb. 4.71 Kräftigung des Musters Flexion, Abduktion und Außenrotation.

4.11 Propriozeptionstraining der Schulter

Propriozeptoren sind Mechanorezeptoren, die die Wahrnehmung und die Kontrolle der aktuellen Lage des Körpers im Raum ermöglichen. Sie befinden sich vor allem in Muskel- und Sehnenspindeln sowie in Gelenkrezeptoren. Im weiteren Sinne gehören auch die Rezeptoren des Vestibularapparats dazu. Jeder Patient, der eine Verletzung der oberen Extremität erlitten hat, sollte nach erreichter Vollbelastbarkeit der verletzten Struktur ein intensives Training zur Verbesserung der körpereigenen Propriozeption und somit der Stellreflexe durchlaufen. Bei diesem Training treten häufig interessante Aspekte zu tage, die man vorher während der Therapie nicht vermutet hätte.

Beispielsweise ist für einen Volleyballer nach einer Rotatorenmanschettenverletzung ein bewegungsfreies Schultergelenk nur ein Schritt auf dem Weg zu seiner alten Belastungsfähigkeit. Hier die Behandlung nur auf die manualtherapeutische Mobilisation der Schulter zu beschränken, wäre schlicht ein Behandlungsfehler. Denn ohne eine ausreichende Propriozeption des Schultergelenks wird sich der Sportler eventuell bei einem seiner ersten Schmetterschläge wieder einen Schaden zuziehen. Aus diesem Grunde wird im Leistungssport viel Wert auf das Training der Propriozeption gelegt.

Der Therapeut versucht mit dem Propriozeptionstraining Einfluss auf die Fähigkeit des Patienten zu nehmen, plötzliche Belastungsspitzen besser zu kompensieren bzw. für das Gelenk zu neutralisieren. Im selben Zug wird die Fähigkeit, das betroffene Gelenk in jeder Körperlage zu stabilisieren, zwangsläufig verbessert. Dies geschieht nach dem einfachen Prinzip: „Easy way first". Gleichzeitig kann das Propriozeptionstraining Ängste abbauen. Der Patient erkennt, dass sein vormals verletztes Gelenk wieder stabil und belastbar ist.

Wesentliches Element des Trainings ist ein den Möglichkeiten des Patienten **angepasster Schwierigkeitsgrad** der Übungen, da das Propriozeptionstraining immer eine Gratwanderung zwischen erarbeiteter Stabilität und provozierter Instabilität des Gelenks ist.

Ein entscheidender Punkt bei diesem Training ist die gewählte Unterlage, auf der der Arm stabilisiert werden muss. Es wird mit einer **stabilen** Unterlage begonnen, welche im Verlauf und je nach Möglichkeit des Patienten durch eine **zunehmend instabilere** Unterlage ersetzt wird. Hierfür kommen Airex® Pad, Pezziball®, Posturomed®, Trampolin, Kippbrett und abschließend der Kippkreisel in Frage.

Vom Patienten wird bei diesen Übungen im fortgeschrittenen Stadium **Lidschluss** verlangt. Durch den vom Patienten geforderten Lidschluss nimmt der Therapeut dem Patienten die Möglichkeit, sich mithilfe der Augen achsengerecht im Raum auszurichten und die Schultermuskulatur vorzubahnen. Aus diesem Grunde werden viele Patienten bei dieser Aufgabenstellung im höchsten Maße instabil. Bei der Wahl der Unterlage ist deshalb für diese Maßnahmen eher zur Zurückhaltung zu raten. Gesteigert werden kann die Schwierigkeit durch eine instabilere Unterlage immer wieder, wenn allerdings ein ängstlicher Patient von einer Übung schmerzhaft überfordert wurde, bedarf es meist großer Überzeugungskraft durch den Therapeuten zur Wiederholung der Übung.

Verzichtet werden sollte auf die Übungen mit Lidschluss nie, denn sie sind eigentlich der Kern des Propriozeptionstrainings. Bei diesen Übungen soll der Körper lernen, ohne Einbeziehung der Umwelt durch das Sehorgan das Gelenk bei plötzlichen unerwarteten Bewegungen zu stabilisieren.

Prinzipiell sollte das Training immer in verschiedenen Flexionsstellungen des Schultergelenks durchgeführt werden, um ständig neue zu verarbeitende Reize zu setzen. Das Training sollte zunächst in geschlossener Muskelkette stattfinden, bevor in offener Muskelkette geübt wird, da diese Übungsform muskulär sehr viel belastender ist.

Dem Ideenreichtum des Therapeuten sind gerade beim Propriozeptionstraining keine Grenzen gesetzt. Folgende Übungen können zur Schulung der Propriozeption und zum Angstabbau genutzt werden:

- Übungen im Sitz mit Belastung des Armes in geschlossener Kette
- Übungen in Bauchlage in 90° Flexion in geschlossener Kette auf unterschiedlichen Unterlagen
- Übungen im Stand mit verschiedenen Flexionsstellungen der Schulter in geschlossener Kette auf verschiedenen Unterlagen

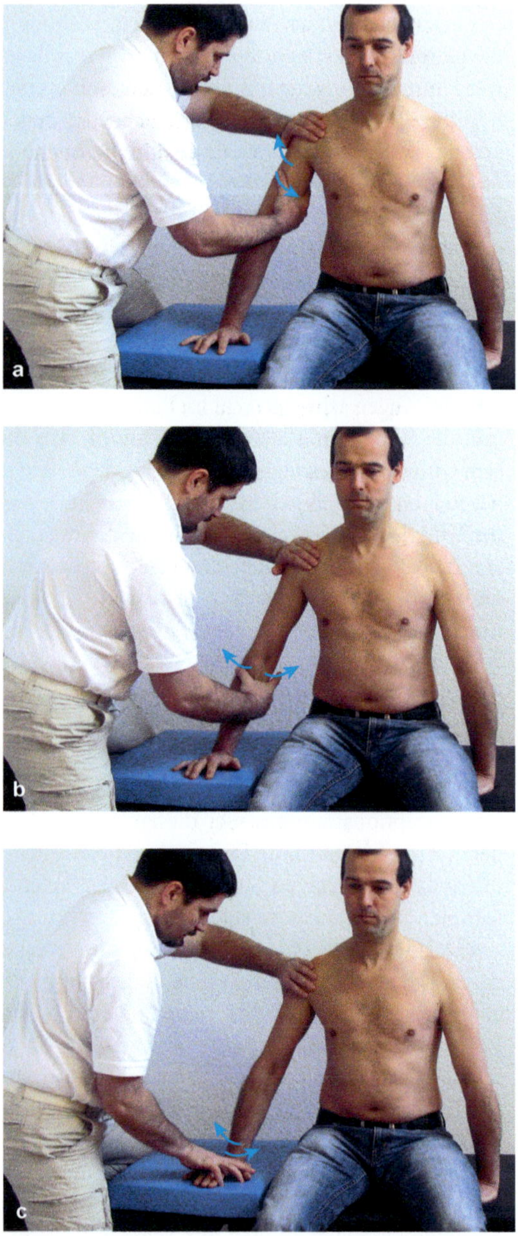

Abb. 4.72 Übungen in geschlossener Kette mit instabiler Unterlage.

- Übungen im Sitz oder Stand mit Stab in offener Muskelkette
- Übungen im Sitz oder Stand mit Ball (Medizinball) in offener Muskelkette
- Übungen im Sitz oder Stand mit Bioswing®, Posturomed® in offener Muskelkette.

Übungen im Sitz mit Belastung des Armes in geschlossener Kette

(➤ Abb. 4.72a–c)

Ausgangsstellung des Patienten:

Der Patient sitzt auf der Behandlungsliege, der betroffene Arm hängt locker am Körper herab, die Hand ist auf der Bank aufgestellt, ggf. erfolgt eine Kissenunterlagerung, denn der Ellenbogen sollte annähernd gestreckt sein.

Ausgangsstellung des Therapeuten:

Der Therapeut steht seitlich vor dem Patienten.

Positionierung der Therapeutenhände:

Eine Hand des Therapeuten umfasst den Oberarmkopf zum verbesserten Monitoring, die andere Hand liegt an Oberarm, Unterarm oder Fingern an. Je proximaler die Widerstandsgabe erfolgt, desto leichter ist die Übung

Durchführung:

- Der Patient belastet den Arm durch Gewichtsverlagerung.
- In der Folge kann der Therapeut über seine am Oberarm, Unterarm oder Finger anliegende Hand zunächst langsame, später schneller wechselnde Rotationswiderstände geben.

Ziele:

- Aktivierung der Rotatorenmanschette
- gezieltes Ansprechen von Muskeln mit Minusqualitäten
- Verbesserung der aktiven Humeruskopfzentrierung
- Propriozeptionstraining.

Weitere **Erschwerung** der Übung:

- Die Übung soll auf unterschiedlichen Untergründen durchgeführt werden, z. B. auf einem Airex®-Kissen, einem Kreisel o. Ä.
- Der Patient soll die Übung mit geschlossenen Augen durchführen.

Übungen in Bauchlage mit 90° Flexion in geschlossener Kette auf unterschiedlichen Unterlagen

(> Abb. 4.73a und b)

Ausgangsstellung des Patienten:

Der Patient befindet sich in Bauchlage, die Schulter ist frei und der Arm hängt schmerzfrei seitlich an der Bank in 90° Flexion herab. Die Hand steht auf z. B. einem Airex®-Kissen, einem Softball, einem Medizinball o. Ä.

Ausgangsstellung des Therapeuten:

Der Therapeut sitzt oder steht neben dem Patienten.

Positionierung der Therapeutenhände:

Eine Hand gibt einen taktilen Reiz am medialen Rand der Skapula, die andere Hand ist zur Gabe von Widerständen frei.

Durchführung:

- Der Patient soll eine gezielte Bewegung der Skapula nach medial-kaudal durchführen und diese stabilisieren. Diese Bewegung kann mittels taktilen Reizes über die am medialen Skapularand liegenden Finger gebahnt werden.
- Im Anschluss versucht der Therapeut, mit seiner freien Hand die Unterlage wegzuziehen, zu drehen o. Ä. Der Patient soll die Position seines Armes „verteidigen“.

Ziele:

- Training der die Skapula führenden Muskeln, v. a. der Mm. rhomboidei und des M. trapezius, Pars transversa und Pars ascendens
- auch im Sinne der Schulterblattstabilisation zu einem sehr frühen Zeitpunkt möglich
- Verhinderung einer Scapula alata
- Propriozeptionstraining v. a. für die Rotatorenmanschettenmuskulatur.

Weitere **Erschwerung** der Übung:

- Die Übung soll auf unterschiedlichen Untergründen durchgeführt werden, z. B. auf einem Airex®-Kissen, einem Kreisel o. Ä.
- Der Patient soll die Übung mit geschlossenen Augen durchführen.

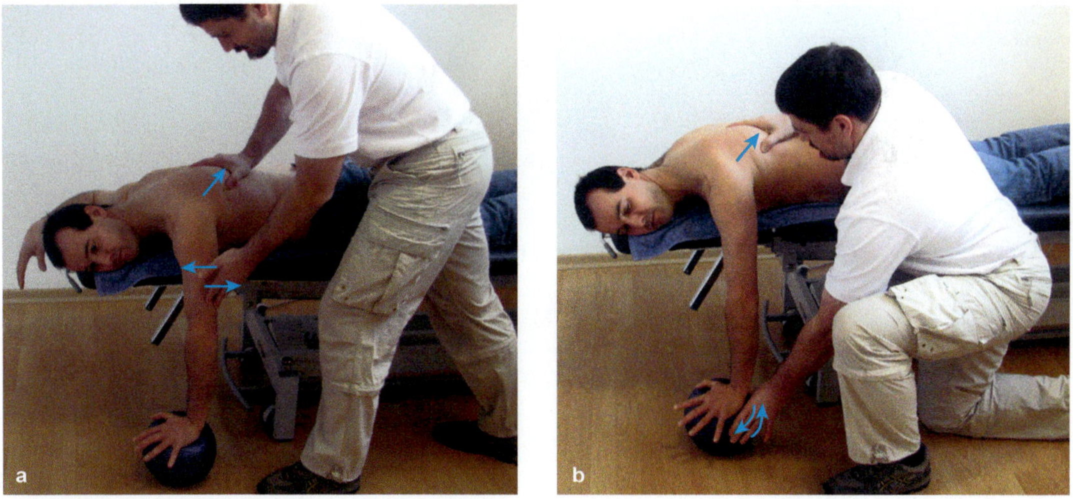

Abb. 4.73 Übungen in Bauchlage in geschlossener Kette
a) mit Widerstandsgabe am Oberarm
b) mit Widerstandsgabe über einen Ball.

4

Übungen im Stand mit verschiedenen Flexionsstellungen der Schulter in geschlossener Kette auf verschiedenen Unterlagen

(➤ Abb. 4.74a und b)

Ausgangsstellung des Patienten:

Der Patient steht etwa einen Meter von einer Wand entfernt. Die Hand liegt in dem gewünschten Flexionsgrad auf z. B. einem Airex®-Kissen, einem Softball, Medizinball, Pezziball® oder ähnlichen Unterlagen.

Ausgangsstellung des Therapeuten:

Der Therapeut steht neben dem Patienten.

Positionierung der Therapeutenhände:

Eine Hand gibt einen taktilen Reiz am medialen Rand der Skapula, die andere Hand ist zur Gabe von Widerständen frei.

Durchführung:

- Mittels taktilen Reizes über die am medialen Skapularand liegenden Finger soll der Patient eine gezielte Bewegung der Skapula nach medial-kaudal durchführen und diese stabilisieren.
- Im Anschluss versucht der Therapeut mit seiner freien Hand, die Unterlage wegzuziehen, zu drehen o. Ä. Der Patient soll die Position seines Armes „verteidigen".

Ziele:

- Training der die Skapula führenden Muskeln, vor allem der Mm. rhomboidei und des M. trapezius, Pars transversa und Pars ascendens
- auch im Sinne der Schulterblattstabilisation zu einem sehr frühen Zeitpunkt
- Verhinderung einer Scapula alata
- Erschwerung der vorherigen Übung v. a. durch den längeren Hebelweg durch den Arm
- Propriozeptionstraining vor allem für die Rotatorenmanschettenmuskulatur.

Weitere **Erschwerung** der Übung:

- Die Übung soll auf unterschiedlichen Untergründen durchgeführt werden, z. B. auf einem Airex®-Kissen, einem Kreisel, einem Pezziball® o. Ä.
- Der Patient soll die Übung mit geschlossenen Augen durchführen.

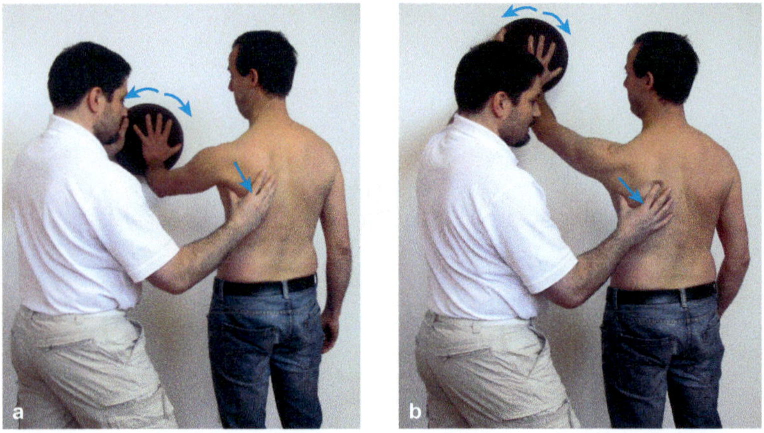

Abb. 4.74 Übungen mit Ball in verschiedenen Flexionsstellungen.

Übungen im Sitz/Stand mit Stab in offener Muskelkette

(➤ Abb. 4.75a und b)

Ausgangsstellung des Patienten:

Der Patient steht oder sitzt, mit dem betroffenen Arm hält er einen Stab vor sich.

Ausgangsstellung des Therapeuten:

Therapeut steht vor dem Patienten, ebenfalls mit Stab.

Positionierung der Therapeutenhände:

Therapeut hält den Stab.

Durchführung:

- Der Patient soll eine gezielte Bewegung der Skapula nach medial-kaudal durchführen und diese stabilisieren.
- Im Anschluss schlägt der Therapeut mit seinem Stab gegen den Stab des Patienten. Die Aufgabe des Patienten besteht darin, dass er die Position seines Stabes halten soll.

Ziel:

- Training der die Skapula führenden Muskeln, vor allem der Mm. rhomboidei und des M. trapezius, Pars transversa und Pars ascendens
- Verhinderung einer Scapula alata
- Propriozeptionstraining vor allem für die Rotatorenmanschettenmuskulatur.

Weitere **Erschwerung** der Übung:

- Je weiter entfernt von der Haltehand des Patienten der Therapeut den Stab des Patienten trifft, desto schwieriger fällt dem Patienten die Stabilisierung seines Stabes.
- Der Patient soll die Übung mit geschlossenen Augen durchführen.

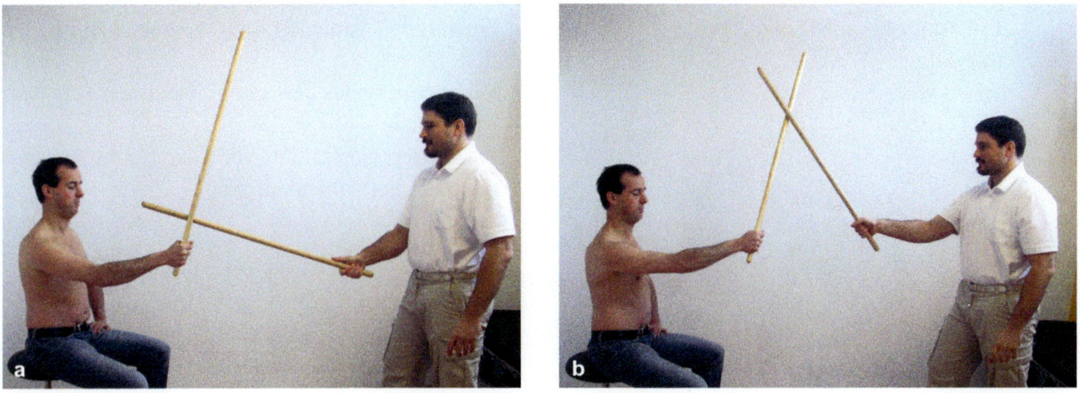

Abb. 4.75 Übungen mit Stab.
a) mit kurzem Hebel
b) mit langem Hebel

Übungen im Sitz/Stand mit Ball (Medizinball) in offener Muskelkette

(➤ Abb. 4.76a–h)

Ausgangsstellung des Patienten:

Der Patient sitzt.

Ausgangsstellung des Therapeuten:

Der Therapeut steht vor dem Patienten.

Positionierung der Therapeutenhände:

Der Therapeut hält einen Ball, z. B. einen Medizinball.

Durchführung:

Der Therapeut wirft dem Patienten den Ball zu. Dieser soll ihn fangen und in verschiedenen Varianten zurückwerfen.

- Ball beidarmig von der Brust stoßen (➤ Abb. 4.76a, b)
- Ball beidarmig nach oben stoßen (➤ Abb. 4.76c, d)
- Kugelstoßen einarmig mit Ball (➤ Abb. 4.76e, f)
- Einwurf beidarmig mit Ball (➤ Abb. 4.76g, h).

Ziele:

- Verbesserung des Bewegungsablaufs der Schulter
- Angstabbau
- Propriozeptionstraining vor allem für die Rotatorenmanschettenmuskulatur.

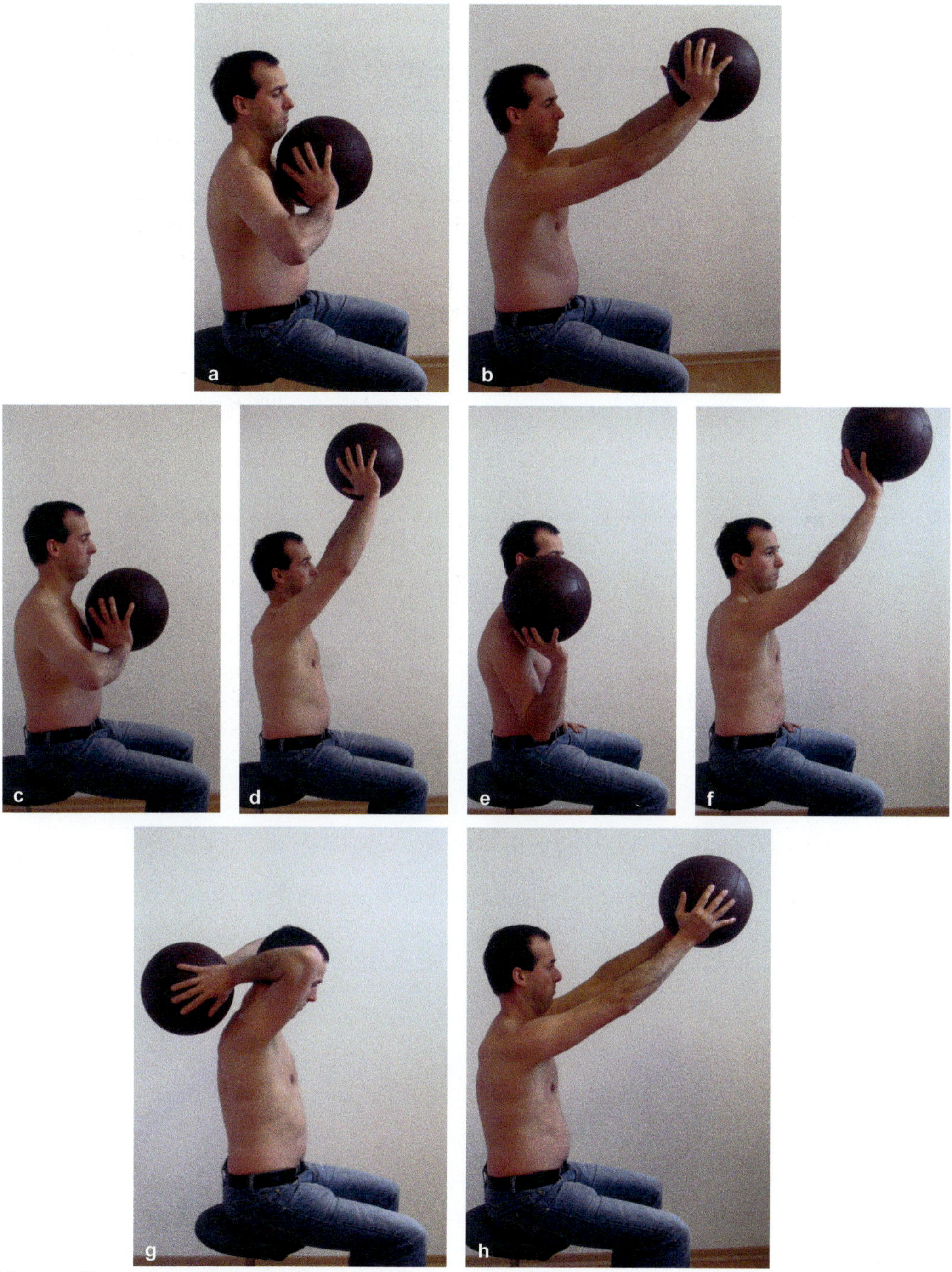

Abb. 4.76 Übungen mit Ball in verschiedenen Varianten.
a und b) Ball beidarmig von der Brust stoßen
c und d) Ball beidarmig nach oben stoßen
e und f) Kugelstoßen einarmig mit Ball
g und h) Einwurf beidarmig mit Ball

Übungen im Sitz/Stand mit Bioswing®, Bodyblade® in offener Muskelkette

(➤ Abb. 4.77a–c)

Ausgangsstellung des Patienten:

Der Patient befindet sich im Sitz oder im Stand und hält ein Bioswing® oder Bodyblade® mit dem betroffenen Arm.

Ausgangsstellung des Therapeuten:

Der Therapeut steht vor dem Patienten.

Durchführung:

Der Patient setzt das Gerät in Schwingung. Während dem Schwingen soll er die Schulter und die Skapula stabilisieren und kontrolliert halten.

Ziele:

- Verbesserung des Bewegungsablaufs der Schulter
- Angstabbau
- Propriozeptionstraining vor allem für die Rotatorenmanschettenmuskulatur.

Erschwernis:

Durchführung der Übung in verschiedenen Flexions- und Abduktionsstellungen.

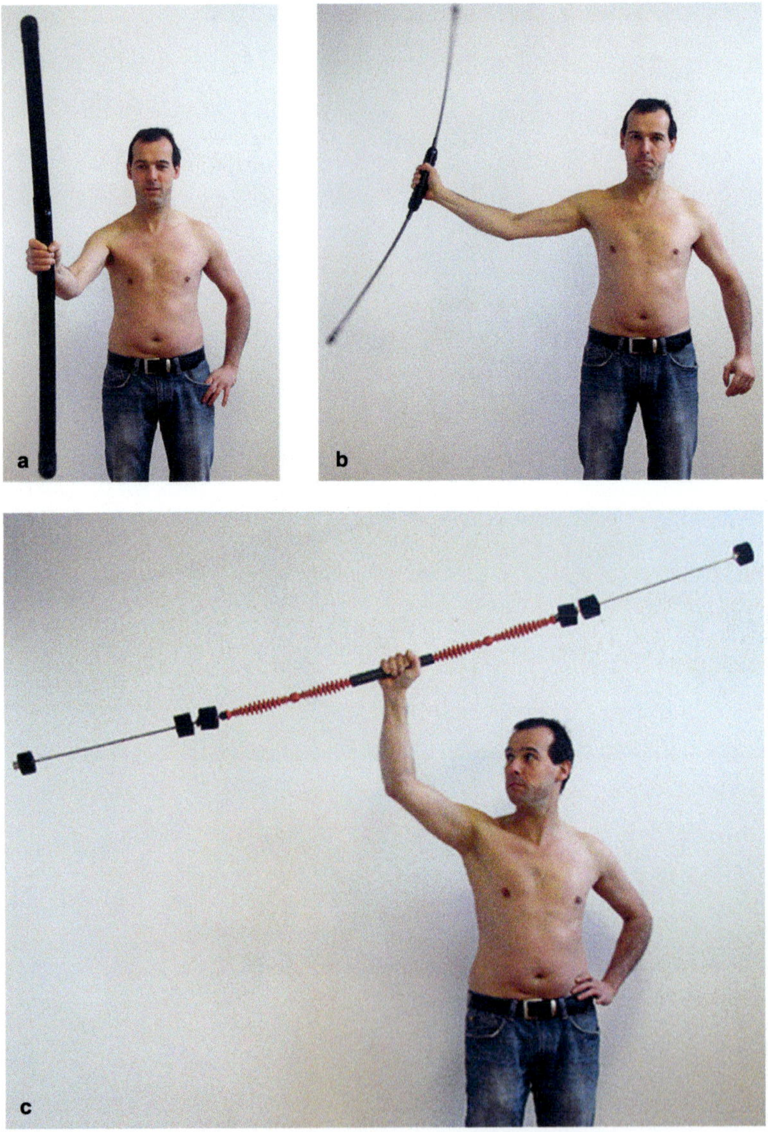

Abb. 4.77 Übungen mit Bodyblade® (a) und Bioswing® in verschiedenen Gelenkpositionen (b und c).

4.12 Behandlung von HWS, zervikothorakalem Übergang, BWS, erster Rippe und Mm. scaleni anterior und medius

Unspezifische Traktion der Halswirbelsäule

(➤ Abb. 4.78a–d)

Ausgangsstellung des Patienten:
Der Patient liegt auf der Behandlungsliege, der Arm ist schmerzfrei gelagert.

Ausgangsstellung des Therapeuten:
Der Therapeut sitzt am Kopfende.

Positionierung der Therapeutenhände:

- Eine Hand des Therapeuten stützt den mittleren bis oberen Bereich der Halswirbelsäule von dorsal, die andere Hand liegt am Kinn des Patienten (➤ Abb. 4.78a, b).
- Griffvariante: Beide Hände liegen im Bereich der oberen Halswirbelsäule und des Okziputs (➤ Abb. 4.78c, d)

Durchführung:
Es wird eine axiale Traktion über die gesamte Halswirbelsäule durchgeführt.

Ziele:

- Schmerzlinderung
- muskuläre Detonisierung
- Entlastung der neuralen Strukturen
- Verbesserung einer Hypomobilität.

HINWEIS

Je nach Stärke der angesetzten Traktion kann mit dieser Technik bis zum Becken behandelt werden. Daher ist es am Anfang zu Übungszwecken sinnvoll, mit jemandem zu üben, der ein Feedback über die erreichte Traktionsstelle geben kann. Es ist erstaunlich, wie wenig Traktion man ansetzten muss, um nur eine Traktion an der Halswirbelsäule durchzuführen.

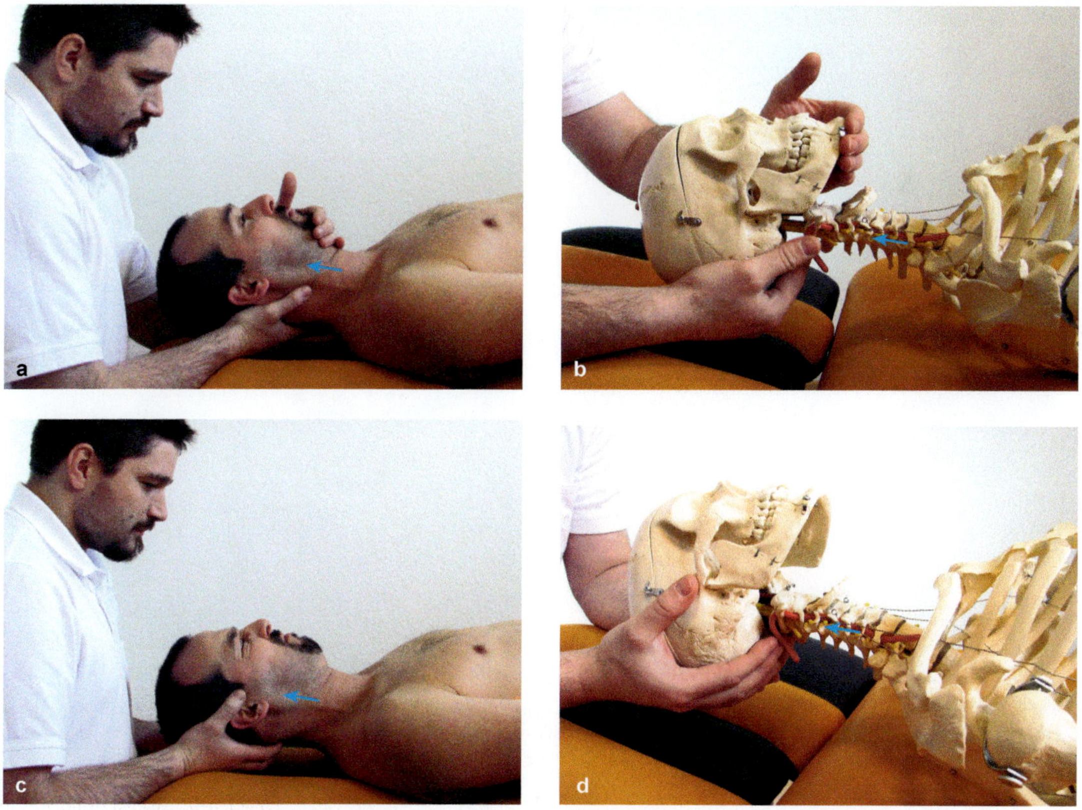

Abb. 4.78 Unspezifische Traktion der Halswirbelsäule (a und b), alternative Handhaltung (c und d).

Spezifische Traktion der Halswirbelsäule

(➤ Abb. 4.79a–d)

Ausgangsstellung des Patienten:
Der Patient liegt auf der Behandlungsliege, der Arm ist schmerzfrei gelagert.

Ausgangsstellung des Therapeuten:
Der Therapeut sitzt am Kopfende.

Positionierung der Therapeutenhände:

- Eine Hand des Therapeuten fixiert mittels Fingernasengriff den oberen Dornfortsatz des Halswirbels, die andere Hand fixiert den Dornfortsatz des unteren Halswirbels im Fingernasengriff (➤ Abb. 4.79a, b, ➤ Abb. 4.80).
- Eine Griffvariante: Beide Zeigefinger liegen an den Dornfortsätzen auf (➤ Abb. 4.79c, d).

Durchführung:
Es wird eine spezifische Traktion im einzelnen Segment durchgeführt.

Ziele:

- Schmerzlinderung
- lokale muskuläre Detonisierung
- gezielte Entlastung der neuralen Strukturen in Segmenthöhe
- Verbesserung einer lokalen Hypomobilität.

HINWEIS

Der Fingernasengriff (➤ Abb. 4.80) ist eine gute Grifftechnik um die Dornfortsätze zu fixieren. Er wird gebildet, indem die Hand supiniert wird und die Finger zwei bis fünf eine maximale Flexion durchführen. Der Dornfortsatz liegt zwischen Zeigefinger und Daumen und wird durch die Adduktion des Daumens fixiert.

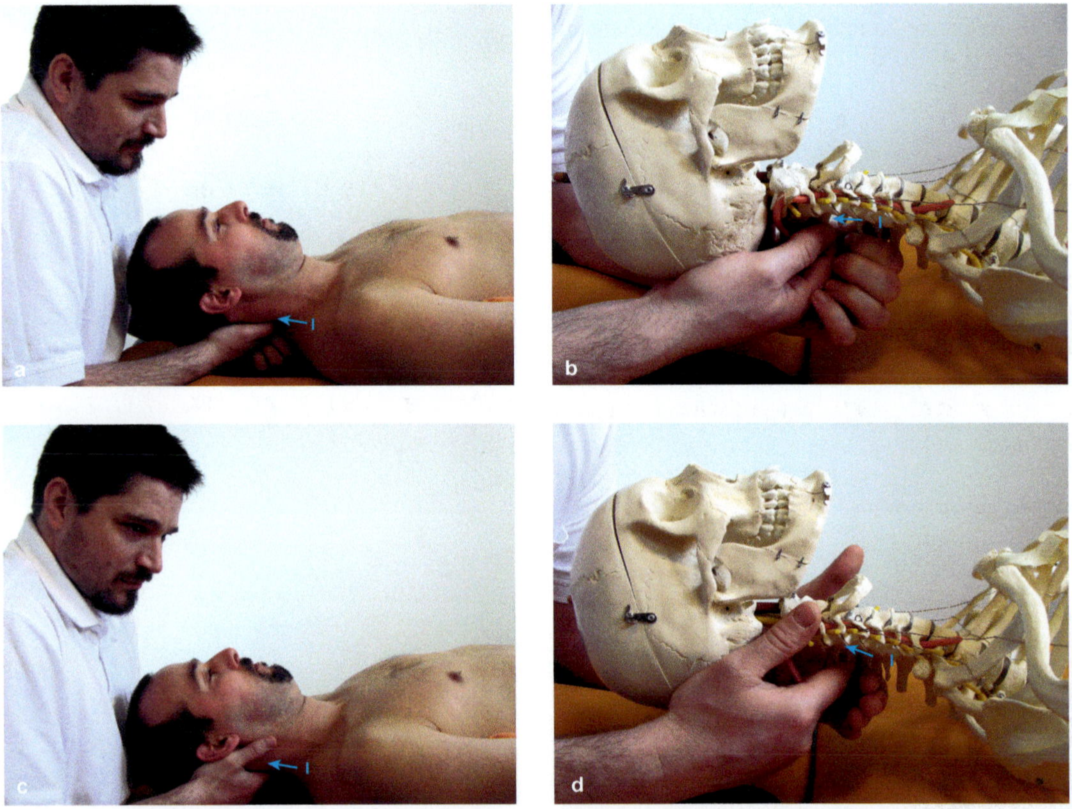

Abb. 4.79 Spezifische Traktion der Halswirbelsäule (a und b), alternative Handhaltung (c und d); die vertikale Linie markiert die Fixationspunkte.

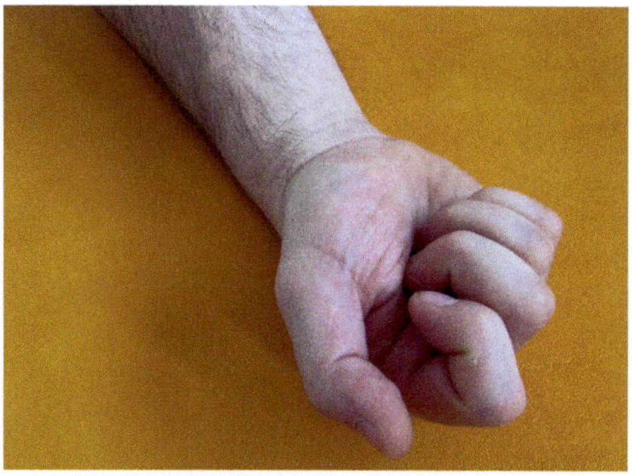

Abb. 4.80 Der Fingernasengriff: Grifftechnik und Handhaltung zur Fixation eines Dornfortsatzes.

Mobilisation des zervikothorakalen Übergangs in Extension

(➤ Abb. 4.81a und b)

Ausgangsstellung des Patienten:

Der Patient liegt auf der Behandlungsliege, der Arm ist schmerzfrei gelagert.

Ausgangsstellung des Therapeuten:

Der Therapeut sitzt am Kopfende.

Positionierung der Therapeutenhände:

Eine Hand des Therapeuten stabilisiert den oberen Halswirbelsäulen- und okzipitalen Bereich, die andere Hand fixiert einen Wirbel des zervikothorakalen Übergangs mittels Fingernasengriff am Dornfortsatz.

Durchführung:

Die den Dornfortsatz fixierende Hand wird nach ventral geschoben, im Verhältnis zu den umgebenden Wirbeln kommt es zu einer Extensionsbewegung des Wirbels.

Ziele:

- gezielte Mobilisation des zervikothorakalen Übergangs in die Extension
- Schmerzlinderung
- gezielte Entlastung der neuralen Strukturen in Segmenthöhe
- Verbesserung einer Hypomobilität.

HINWEIS

Da sich eine Belastungssituation im Sinne einer Hyperkyphosierung des zervikothorakalen Übergangs nicht nur auf ein Segment bezieht, empfiehlt es sich immer, mehrere Segmente zu mobilisieren bzw. aus der Fehlstellung heraus zu korrigieren.

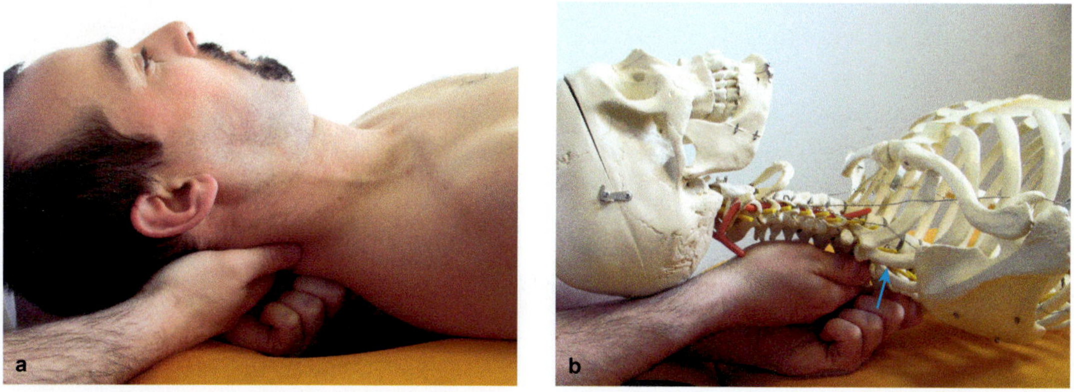

Abb. 4.81 Mobilisation des zervikothorakalen Übergangs in Extension.

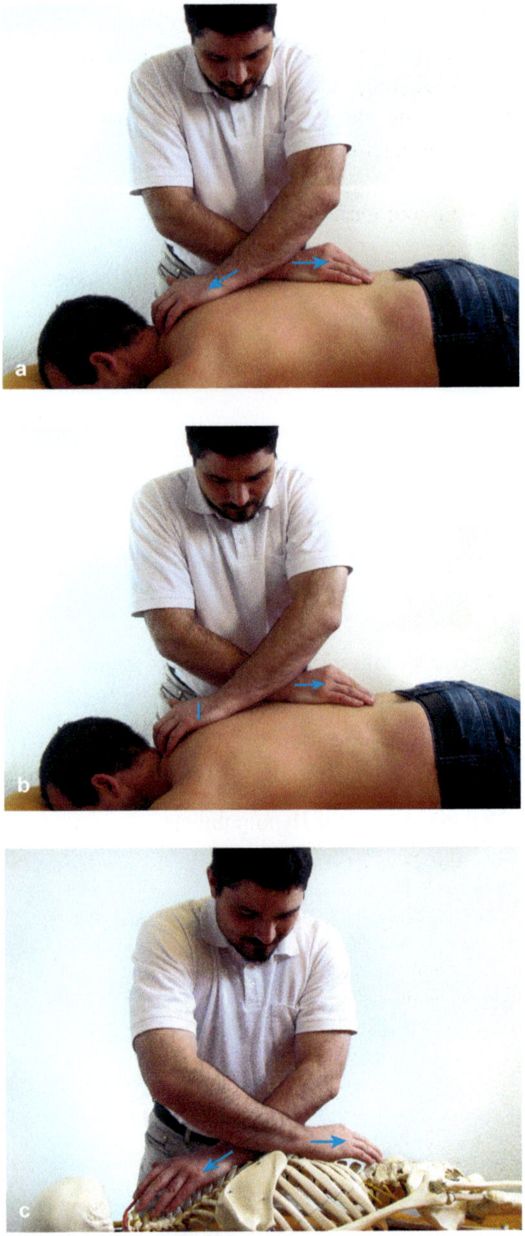

Abb. 4.82 Axiale Traktion der Brustwirbelsäule über mehrere Segmente: Variante 1 (a) und 2 (b), Positionierung der Therapeutenhände am Modell (c); der vertikale Strich markiert die fixierende Hand.

Unspezifische Traktion der Brustwirbelsäule ab Th4

(➤ Abb. 4.82a–c)

Ausgangsstellung des Patienten:

Der Patient befindet sich in Bauchlage.

Ausgangsstellung des Therapeuten:

Der Therapeut steht neben dem Patienten.

Positionierung der Therapeutenhände:

Der Therapeut überkreuzt beide Hände, Eine Hand liegt auf dem vierten Brustwirbel und fixiert dessen Dornfortsatz, die andere Hand liegt auf dem Dornfortsatz des zwölften Brustwirbels.

Durchführung:

Es gibt zwei Möglichkeiten zur Durchführung einer axialen Traktion:

- Variante eins: Beide Hände werden auseinandergeschoben, es erfolgt eine axiale Traktion nach kranial und kaudal (➤ Abb. 4.82a).
- Variante zwei: Die auf dem unteren Wirbel liegende Hand übt eine Traktion nach kaudal aus (➤ Abb. 4.82b).

Ziele:

- Schmerzlinderung
- muskuläre Detonisierung
- Entlastung der neuralen Strukturen
- Verbesserung einer Hypomobilität.

HINWEIS

Selbstverständlich muss die unspezifische Traktion nicht zwingend über sieben bis acht Segmente durchgeführt werden. Sie kann auch nur über drei bis vier Segmente durchgeführt werden.

Es sei noch angemerkt, dass die meisten Patienten die zweite Variante der Traktionsdurchführung bevorzugen, da viele Patienten zusätzlichen Schub in den zervikothorakalen Bereich als sehr unangenehm empfinden.

Spezifische Traktion der Brustwirbelsäule ab Th4

(➤ Abb. 4.83a–d)

Ausgangsstellung des Patienten:

Der Patient befindet sich in Bauchlage.

Ausgangsstellung des Therapeuten:

Der Therapeut steht neben dem Patienten.

Positionierung der Therapeutenhände:

Eine Hand des Therapeuten fixiert mittels Fingernasengriff den Dornfortsatz des oberen Brustwirbels, die andere Hand fixiert ebenfalls mittels Fingernasengriff den Dornfortsatz des unteren Brustwirbels (➤ Abb. 4.83a und b).

Griffvariante: Beide ulnaren Handkanten liegen an den Dornfortsätzen auf (➤ Abb. 4.83c und d).

Durchführung:

Es wird eine spezifische Traktion im einzelnen Segment durchgeführt.

Ziele:

- Schmerzlinderung
- lokale muskuläre Detonisierung
- gezielte Entlastung der neuralen Strukturen in Segmenthöhe
- Verbesserung einer lokalen Hypomobilität.

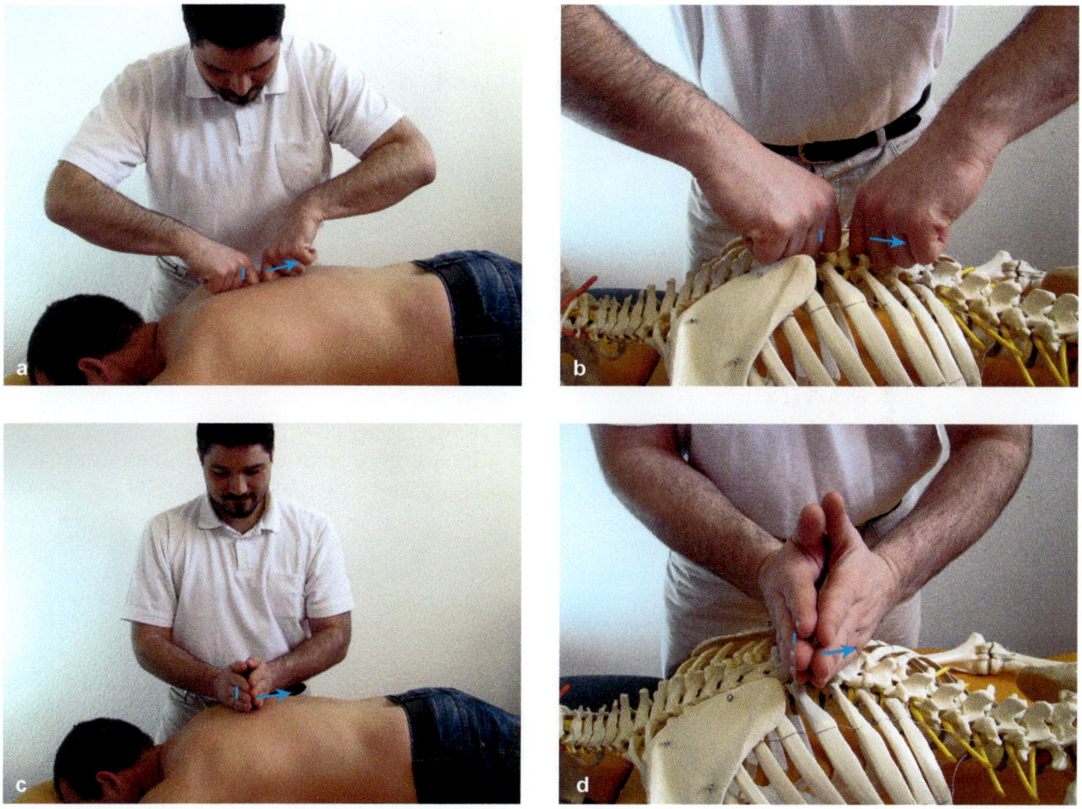

Abb. 4.83 Spezifische Traktion der Brustwirbelsäule: Variante 1 (a und b), und Variante 2 (c und d); der vertikale Strich markiert die fixierende Hand.

Spezifische Mobilisation der Brustwirbelsäule in Extension ab Th4

(➢ Abb. 4.84a und b)

Ausgangsstellung des Patienten:
Der Patient befindet sich in Bauchlage.

Ausgangsstellung des Therapeuten:
Der Therapeut steht neben dem Patienten.

Positionierung der Therapeutenhände:
Der Zeige- und Mittelfinger liegt auf den Facettengelenken, die andere Hand stützt mit der ulnaren Handkante die Finger. Der Therapeut gibt einen Mobilisationsschub nach ventral-kranial.

Durchführung:
Es wird eine spezifische Mobilisation im einzelnen Segmente in Extension durchgeführt.

Ziel:

- Schmerzlinderung
- Verbesserung einer lokalen Hypomobilität
- Mobilisation einer Hyperkyphose.

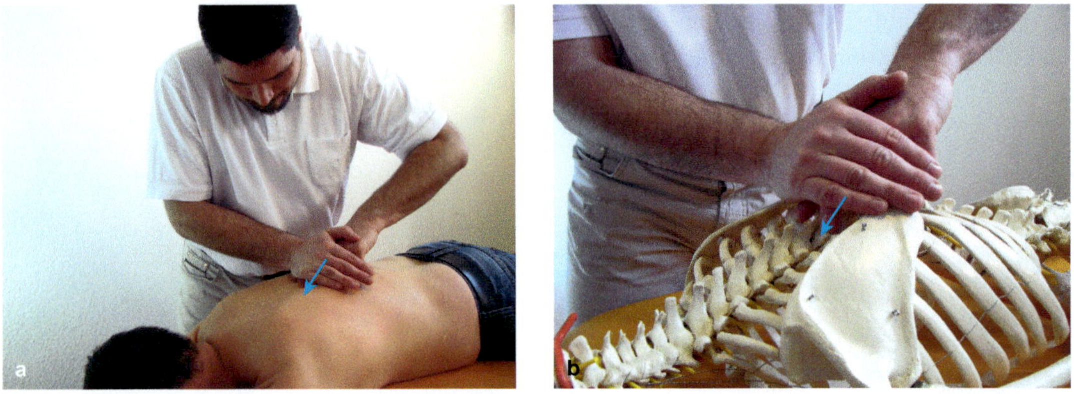

Abb. 4.84 Spezifische Mobilisation der Brustwirbelsäule in Extension.

Mobilisation der ersten Rippe

(➤ Abb. 4.85 a und b)

Ausgangsstellung des Patienten:

Der Patient befindet sich in Rückenlage, der Arm ist schmerzfrei gelagert.

Ausgangsstellung des Therapeuten:

Der Therapeut sitzt am Kopfende.

Positionierung der Therapeutenhände:

Eine Hand des Therapeuten stabilisiert die mittlere Halswirbelsäule, die andere Hand liegt im Pistolengriff (➤ Abb. 4.86) von dorsal an der ersten Rippe. Hierzu muss die Pars descendens des M. trapezius etwas nach dorsal geschoben werden.

Durchführung:

Die an der Rippe liegende Hand führt einen Mobilisationsschub nach ventral-kaudal durch.

Ziel:

- Mobilisation der ersten Rippe
- Ggf. kann mit dieser Technik auch noch die zweite Rippe mobilisiert werden.

HINWEIS

Der Pistolengriff wird gebildet wie der Fingernasengriff, nur mit dem Unterschied, dass der Zeigefinger im Grundgelenk nicht flektiert wird (➤ Abb. 4.86).

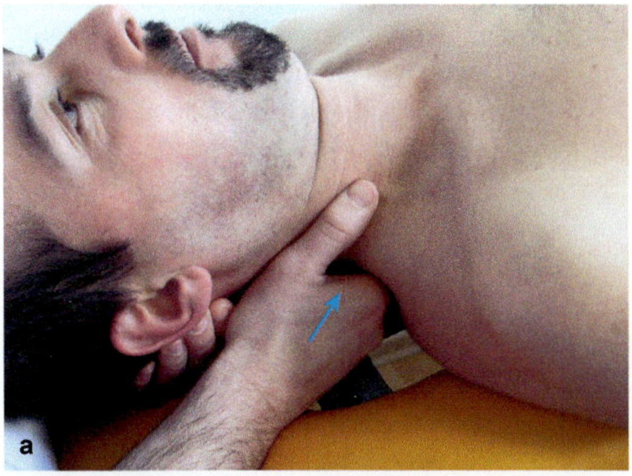

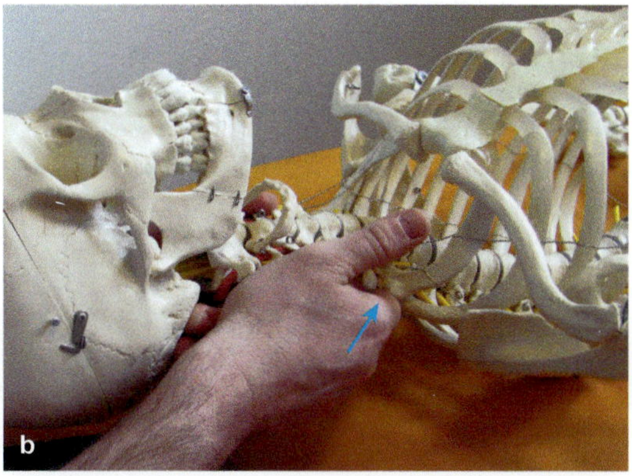

Abb. 4.85 Mobilisation der ersten Rippe.

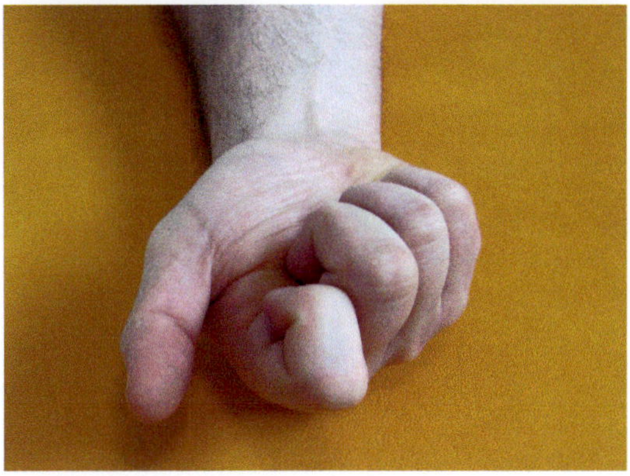

Abb. 4.86 Grifftechnik des Pistolengriffs.

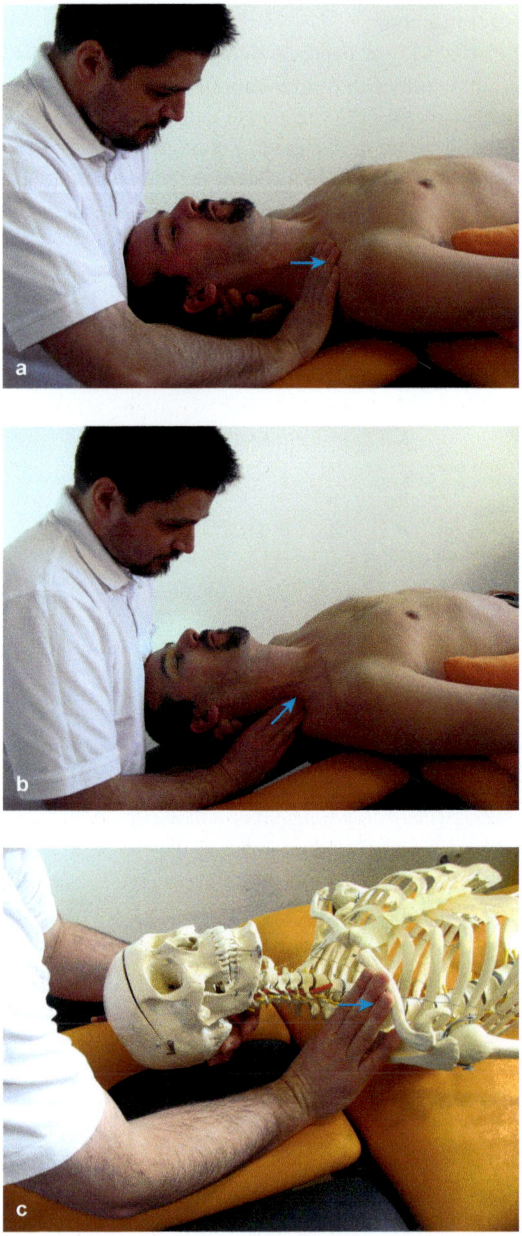

Abb. 4.87 Behandlung der Mm. scaleni: Variante 1 (a), Variante 2 (b) und Variante 1 am Modell (c).

Behandlung einer Hypertonie der Mm. scaleni anterior und medius

(➤ Abb. 4.87a–c)

Ausgangsstellung des Patienten:

Der Patient befindet sich in Rückenlage, der Arm ist schmerzfrei gelagert.

Ausgangsstellung des Therapeuten:

Der Therapeut sitzt am Kopfende.

Positionierung der Therapeutenhände:

Eine Hand des Therapeuten stabilisiert die mittlere Halswirbelsäule, die andere Hand liegt an der 1. oder 2. Rippe der zu behandelnden Seite.

Durchführung:

- Der Kopf des Patienten wird in leichte Extension, kontralaterale Seitneigung und gegensinnige Rotation geführt, bis es zu einem leichten Spannen der Mm. scaleni kommt. Diese Position wird gehalten und die erste und die zweite Rippe werden während der Ausatmung forciert nach unten geschoben (➤ Abb. 4.87a).
- Variante 2: Der Kopf des Patienten wird in leichte Extension, kontralaterale Seitneigung und gegensinnige Rotation geführt, bis es zu einem leichten Spannen der Mm. scaleni kommt. Diese Position wird gehalten und die andere Hand führt nun eine Querfriktion der Mm. scaleni durch (➤ Abb. 4.87b).

Ziele:

- Detonisierung der Mm. scaleni
- Druckabnahme von den Nervenästen im Skalenusdreieck.

HINWEIS

Zur Vorbereitung der in diesem Kapitel genannten Techniken eignet sich sehr gut eine Wärmeanwendung, z. B. eine Heiße Rolle.

4.13 Daily Life Activities

Leider müssen manche Patienten akzeptieren, dass sie das volle Bewegungsausmaß und somit eine voll funktionsfähige Schulter auch durch intensivste Therapie nicht mehr erreichen können und werden. Die Gründe hierfür können vielfältig sein, z. B. das Alter eines Patienten, der schlechte Ausgangszustand vor der Verletzung, die eigentliche Schwere der Verletzung oder andere Einflüsse. Dennoch ist es für diese Patienten wichtig, dass sie die kleinen Dinge des täglichen Lebens problemlos bewerkstelligen können, wie z. B.

- Essen/Trinken
- Haare frisieren, kämmen
- Geldbeutel einstecken, Gesäß nach dem Toilettengang abwischen
- Anziehen/Ausziehen
- Hausarbeiten wie Fenster putzen, Wäsche aufhängen, Hängeschränke einräumen usw.

Therapeutisch müssen hier häufig Abstriche von der Idealvorstellung des Bewegungsablaufs am Schultergürtel gemacht werden. Viele dieser Bewegungen sind den Patienten nur über **Ausweichbewegungen** möglich. Typischerweise ist der glenohumerale Rhythmus gestört oder nicht mehr herzustellen, die notwendige Außenrotation des Humerus bei Flexion oder Abduktion ist nicht mehr möglich, oder die Kraftverhältnisse sind nicht ausreichend, um die notwendigen Bewegungen durchzuführen.

Viele dieser Ausweichbewegungen oder Kompensationsmechanismen laufen bereits auf der Schulterblattebene ab. Durch ein verfrühtes Mitlaufen der Skapula in die Bewegung kommt es trotz aller Schultergelenkseinschränkung noch zu einer verhältnismäßig guten Bewegung, die die meisten Dinge des täglichen Lebens ermöglicht. Ab dem Zeitpunkt, ab dem klar ist, dass das Idealbild nicht mehr erreichbar ist, sollten auch diese Kompensationsmechanismen trainiert werden.

Essen und Trinken sind existenzielle Bewegungsabläufe, die bei nicht funktionsgerecht arbeitender Schulter über die vermehrte und verfrüht einsetzende Skapulabewegung in Kombination mit einer vermehrten Flexion des Ellenbogens kompensiert werden müssen.

Zum **Frisieren der Haare,** Föhnen und Kämmen ist eine Bewegung des Schultergelenks im Sinne der Flexion, Abduktion und Außenrotation notwendig. Wenn diese nicht möglich ist, kann der Patient sich mit Hilfsmitteln, wie einer Verlängerung der Stiele von Haarbürste und Kamm, behelfen. Viele Patienten kompensieren dies auch mit einer vermehrten Flexion der Brustwirbel- und Halswirbelsäule. So ist es durchaus möglich, die Haare vornüber gebeugt zu föhnen. Durch diese Flexion des Rumpfes ist eine Flexion und Abduktion über 90° im Schultergelenk nicht erforderlich.

Bewegungen, die eine maximale Innenrotationskomponente vom Schultergelenk fordern, wie z. B. den **Geldbeutel einzustecken** oder sich nach dem **Toilettengang** das Gesäß abzuwischen, können über eine verstärkte Seitneigung der Wirbelsäule kompensiert werden.

Beim **An- und Ausziehen** der Kleidung ist es wichtig, dass der Patient mit dem betroffenen Arm zuerst in den Hemd- oder den Jackenärmel schlüpft. Somit verhindert er auch bei dieser Tätigkeit eine unnötige Maximalbewegung.

Bei der **Hausarbeit** ist es sehr viel schwieriger, Kompensationsmechanismen zu trainieren, denn schließlich ist das Einräumen eines Hängeschranks auch mit der gesunden Seite möglich. Schwere Gegenstände hingegen sollten in greifbarer Nähe, also im unteren Bereich, einsortiert werden. Das Aufhängen der Wäsche sollte nicht mehr an einer Wäschespinne erfolgen, sondern an einem Wäscheständer. Aber auch hierbei ist Vorsicht geboten, denn nasse Wäsche hat durchaus ihr Gewicht und kann bei plötzlichem und ruckhaftem Arbeiten zu Schmerzen im Arm führen. Fensterputzen ist durch die Ablage des Gewichts des Armes an der Fensterscheibe meist gut möglich, allerdings sollte die putzende Hand am Fenster wieder nach unten geführt werden, sonst droht in dieser ungewohnten Flexionsstellung beim Wegnehmen der Hand von der Fensterscheibe Schmerz. Erschwerend kommt in dieser Position auch noch der nasse Lappen hinzu.

Bei all diesen Bewegungen arbeiten viele der Patienten über den Kompensationsmechanismus einer verfrüht mitlaufenden Skapula und einer Stabilisierung über die Muskelkraft der die Skapula führenden Muskeln. Es macht aus der Sicht des Autors keinen Sinn, dieser Patientengruppe diese Ausweichmechanismen zu untersagen, sondern eigentlich müssten sie ab dem Zeitpunkt, an dem klar ist, dass der Patient das volle Bewegungsausmaß nicht mehr erreichen wird, gefördert und trainiert werden, damit die Patienten ihren Alltag wieder besser meistern können.

4.14 Weitere therapeutische Möglichkeiten

Mit diesem Kapitel soll ein kurzer und schneller Überblick über weitere mögliche Behandlungstechniken gegeben werden. All diese Techniken können sehr gut als Vorbereitung für die Therapie oder auch begleitend bzw. nach der Therapie angewandt werden.

4.14.1 Elektrotherapie

Bei der Elektrotherapie werden verschiedene Stromformen verwendet, um Heilungsprozesse im Gewebe anzuregen. Man unterscheidet nieder-, mittel- und hochfrequente Ströme.

Bei der **Niederfrequenztherapie** werden Ströme im Bereich von 0–1.000 Hz benutzt. Diese können als Reizstrom oder in Form von Galvanisation appliziert werden. Bei der Reizstromtherapie können vor allem schlaffe Lähmungen sehr gut behandelt werden, denn bei dieser Therapieform werden Nerven gezielt aktiviert und gereizt.

Bei der Galvanisation wird meist mit Platten- oder Saugelektroden behandelt, um im Gewebe eine Reaktion hervorzurufen. Diese umfasst eine Gefäßerweiterung, eine Schmerzlinderung, und – je nach Lokalisation der Elektroden (➤ Abb. 4.88, ➤ Abb. 4.89) – eine Dämpfung oder Anregung des Nervensystems. Aus diesen Gründen wird die niederfrequente Elektrotherapie vor allem bei Muskelschmerzen, Neuralgien, Arthrosen, muskulärem Hartspann und peripheren Lähmungen angewandt.

Eine Sonderform der Niederfrequenztherapie stellt die Iontophorese dar. Bei dieser Behandlungstechnik wird ein Medikament, z. B. Voltaren® oder Ähnliches, mithilfe des Stroms in seiner Molekularstruktur so verändert, dass es besser in das Gewebe eindringen kann. Vor allem bei Bursitiden, Arthrosen, Hämatomen und Muskelschmerzen zeigt diese Behandlungsform gute Erfolge.

Die **Mittelfrequenztherapie** verwendet Ströme im Bereich von 1.000–100.000 Hz. Üblicherweise werden bei dieser Technik Interferenzströme verwandt. Es werden zwei Wechselströme gekreuzt, die im Gewebe eine Gefäßdilatation, Muskelstimulation oder eine Analgesie hervorrufen. Diese Behandlungstechnik wird bei Patienten mit Muskelverletzungen, Neuralgien, Schmerzen, Arthrosen und Durchblutungsstörungen angewandt.

Bei der **Hochfrequenztherapie** wird im Bereich über 100.000 Hz gearbeitet. Bei der Anwendung wird im Inneren des Gewebes Wärme freigesetzt, die therapeutisch genutzt werden kann.

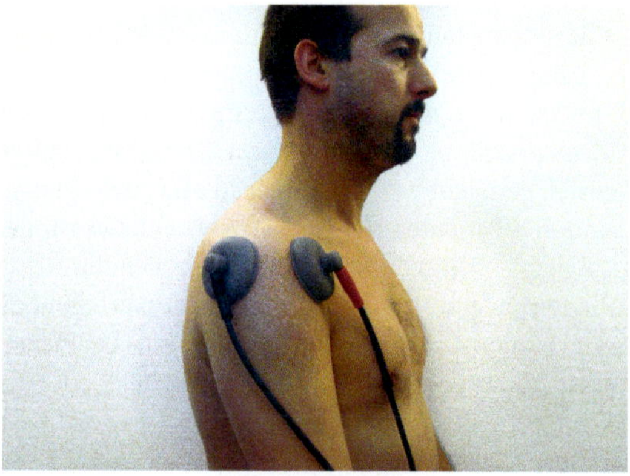

Abb. 4.88 Bild einer Elektrodenanlage bei einem Schulterpatienten.

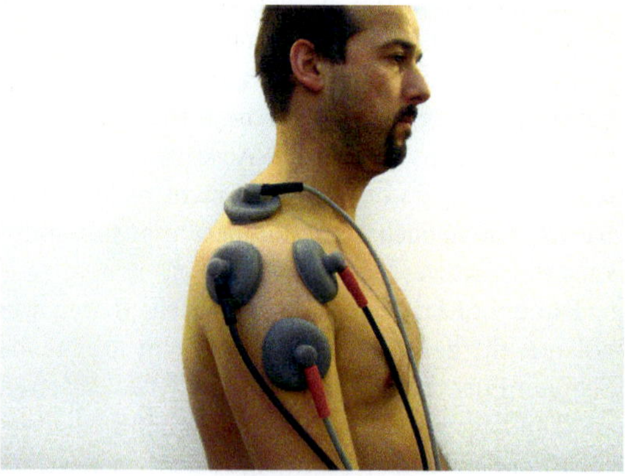

Abb. 4.89 Bild einer 4-Punkte-Anlage bei Schulterpatienten.

4.14.2 Ultraschall

Durch den Ultraschall wird eine mechanische Schwingung im Gewebe hervorgerufen. Die Schallwellen werden mit einem Schallkopf unterschiedlicher Größe, der mit einem Kopplungsgel versehen und auf der zu behandelnden Stelle aufgesetzt wird (> Abb. 4.90), appliziert. Durch die mechanischen Schwingungen des Gewebes wird eine Wärmeentwicklung im behandelten Areal erreicht.

Insbesondere Sehnenansatzreizungen, Reizungen im Bereich des Übergangs Sehne/Muskelbauch oder Narbenschmerzen lassen sich im Schulterbereich sehr gut mit Ultraschall behandeln.

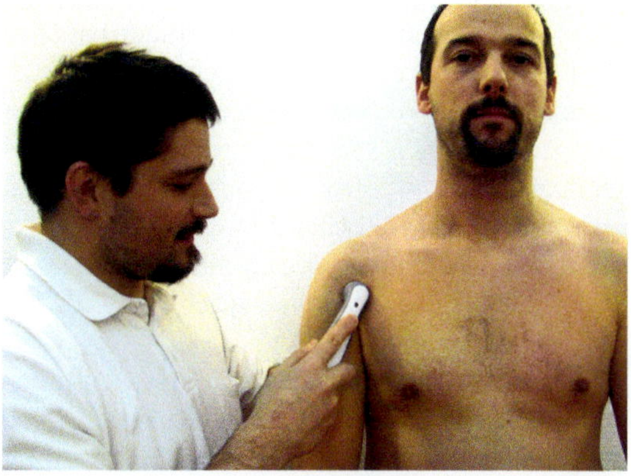

Abb. 4.90 Bild einer Ultraschallanwendung an der Sehne des langen Bizepskopfes.

4.14.3 Thermotherapie

Die Thermotherapie, bei der Wärmereize an bestimmten Körperregionen zur Erzielung eines therapeutischen Effekts eingesetzt werden, eignet sich, um eine lokale Hyperämisierung der Haut und der tiefer liegenden Gewebe sowie eine Verbesserung und Anregung des Stoffwechsels dieser Strukturen zu erreichen. Gleichzeitig reagieren hypertone Muskeln sehr rasch mit einer Tonussenkung. Daher bietet es sich an, eine Muskelbehandlung mit einer Wärmetherapie vorzubereiten.

Die Thermotherapie kann auf verschiedene Weise durchgeführt werden: z. B. in Form einer Heißluftbehandlung mittels Rotlichtstrahlern, einer Fangopackung oder einer Heißen Rolle. Bei der Schultertherapie ist die Anwendung in Form von Fango oder einer Heißen Rolle am effektivsten.

Fango kann benutzt werden, um die Muskeln des gesamten Schultergürtels zu detonisieren und einen wärmenden Einfluss auf die Gelenkkapsel und somit eine Verbesserung der Mobilität des Schultergelenks zu erhalten. Allerdings ist mit einer Fangoanwendung eine gezielte Behandlung einzelner hypertoner Muskeln nicht möglich. Gleichzeitig können entzündete und/oder operierte Bereiche des Schultergürtels nur sehr schwer von der Auflage der Fangopackung ausgespart werden.

Die **Heiße Rolle** hingegen ist eine sehr gute Möglichkeit, um gezielt Wärmereize in einem bestimmten Körperbereich oder in einem Muskel zu erzielen. Hierzu werden ein oder zwei Handtücher der Länge nach gefaltet. Die Seite der Umschlagfalte wird sehr fest und leicht schräg zusammengerollt, sodass auf dieser Seite ein Trichter entsteht. In diesen Trichter wird langsam heißes Wasser eingefüllt. Die Heiße Rolle sollte nicht tropfen. Durch das langsame Eingießen des heißen Wassers kann die feuchte Wärme langsam bis in die äußeren Schichten der Wicklung gelangen.

Die heiße Rolle wird dann mit sanftem Druck und kurzen Berührungen auf der zu behandelnden Körperpartie abgerollt. Ist der äußere Bereich der Heißen Rolle erkaltet, wird sie langsam aufgewickelt. Durch dieses Aufwickeln der Rolle kommen die inneren, noch wärmespeichernden Wicklungen zum Therapieeinsatz. Nachdem die Heiße Rolle aufgebraucht ist, kann die Restwärme genutzt werden, indem die aufgerollten Tücher auf dem Behandlungsgebiet aufgelegt werden. Durch den Einsatz einer Heißen Rolle kommt es sehr schnell zu einer intensiven Hyperämisierung der Haut und der tiefer liegenden Gewebeschichten, daher eignet sie sich bei der Schultertherapie hervorragend zur Behandlung von Muskelhypertonien (> Abb. 4.91).

HINWEIS

Durch die lokale Begrenztheit des Wärmereizes einer Heißen Rolle kann die Anwendung bereits sehr früh im Rehabilitationsprozess erfolgen. So kann man z. B. mit ihr die Muskelbäuche der Rotatorenmanschettenmuskeln detonisieren, ohne einen kontraproduktiven Wärmereiz im Operationsgebiet, also im Bereich des Schultergelenks, zu erzeugen. Am Schultergelenk selbst könnte nach der Behandlung eine Eispackung zur Anwendung gelangen.

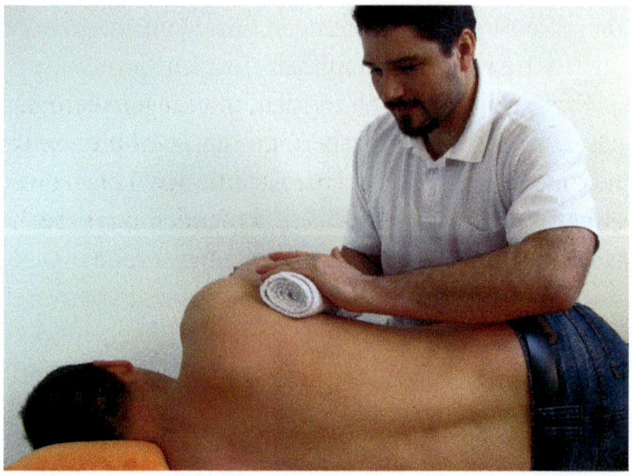

Abb. 4.91 Anwendung einer Heißen Rolle am M. teres major.

4.14.4 Kryotherapie

Die Kryotherapie ist eine gute Möglichkeit, um eine Schmerzdämpfung sowie eine Herabsetzung des Gewebetonus und des -stoffwechsels zu erreichen. Sie wird in der Regel als Trockeneisbehandlung in Form von Eispackungen, sogenannten Coolpacks, oder als Feuchteisbehandlung in Form von Eislollys und/ oder Abreibungen mit Eisstücken angewandt.

Mit einem Coolpack lässt sich an der Schulter eine längerfristige Eisanwendung durchführen, die zu einer deutlichen Reduzierung von Schmerzen führt. Dieser Effekt kann nach einer intensiven Therapieeinheit genutzt werden.

Zur Herstellung eines Eislollys wird ein Spatel in einen Joghurtbecher, der mit Wasser gefüllt ist gesteckt und in ein Eisfach gelegt.

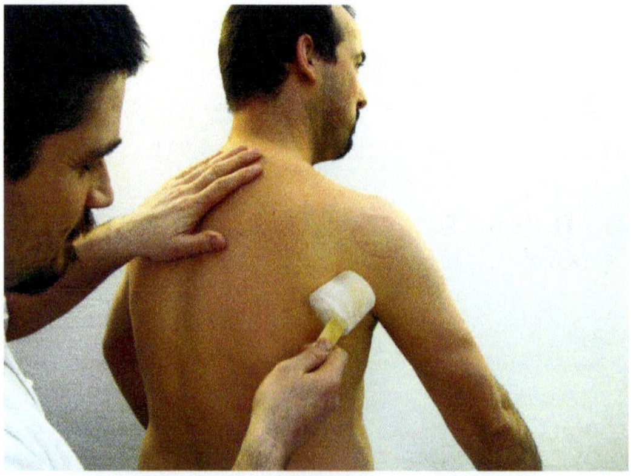

Abb. 4.92 Vorbereitende Behandlung zur Nozizeptionsdämpfung des M. teres major mittels Eislolly.

Mit einem Eislolly oder einer lokalen Abreibung mit einem Eisstück, z. B. einem Eiswürfel, kann hervorragend während der Behandlung gearbeitet werden. Es können gezielt hypertone Muskelpunkte oder auch die gesamte Schulterkapsel im Sinne der Nozizeptionsdämpfung behandelt werden (➤ Abb. 4.92).

4.14.5 Ohrakupunktur

Der Körper besitzt an vielen Stellen Reflexzonen, die in engem Zusammenhang mit den zugehörigen Organsystemen stehen. Veränderungen dieser Organsysteme können Veränderungen in den Reflexzonen, z. B. im Sinne einer erhöhten Schmerzhaftigkeit oder einer Gewebeverquellung, hervorrufen. Es besteht also eine Wechselwirkung, die teilweise über die Großhirnrinde verschaltet wird. Im Falle der Ohrakupunktur werden neuronale Verbindungen zwischen der Ohrmuschel und der Großhirnrinde vermutet. Bestimmten Organzonen sind also bestimmte Bereiche des Ohrs zugeordnet, die mit Nummern bezeichnet werden.

Bevor die Akupunkturnadeln gesetzt werden, werden die für das Krankheitsbild relevanten Zonen ausgetestet und desinfiziert. Anschließend wird mit den Nadeln ein Reiz gesetzt, der die Heilungsprozesse im zugeordneten Organ in Gang setzt und/oder unterstützt.

Die Ohrakupunktur kann als kurzzeitige Anwendung oder in Form einer Dauerakupunktur über mehrere Tage durchgeführt werden.

Für die Behandlung der **Schulter** bieten sich folgende Punkte an (➤ Abb. 4.93):

- Nr. 63 Klavikula (sofern eine Störung vorhanden ist)
- Nr. 64 Schultergelenk
- Nr. 65 Schulter.

Sollte das Beschwerdebild durch eine ursächliche **Wirbelsäulenstörung** bedingt sein, so können folgende Punkte ebenfalls akupunktiert werden (➤ Abb. 4.93):

- Nr. 37 Halswirbelsäule
- Nr. 39 Brustwirbelsäule.

Ist das Beschwerdebild durch eine Störung der **Oberbauchorgane** mitbedingt oder wird es von dieser beeinflusst, so können z. B. folgende Punkte mit akupunktiert werden (➤ Abb. 4.93):

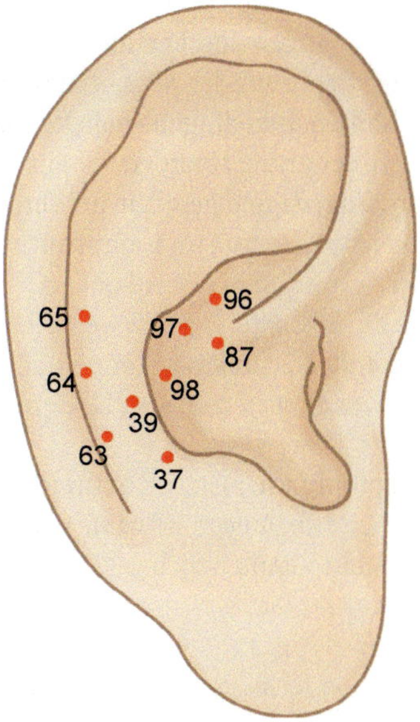

Abb. 4.93 Ohrmuschel mit relevanten markierten Akupunkturpunkten. [L231]

- Nr. 97 Leber
- Nr. 87 Magen
- Nr. 96 Galle
- Nr. 98 Milz.

Üblicherweise wird die Ohrakupunktur von einem Arzt oder einem Heilpraktiker durchgeführt. Sie ist allerdings nicht als alleinige Therapieform, sondern im Schulterbereich eher als sinnvolle Ergänzungsmaßnahme zu sehen, um z. B. Schmerzen zu dämpfen.

4.14.6 Trockenes Schröpfen

Das trockene Schröpfen ist eine Therapieform, die bereits seit Jahrhunderten bekannt ist. Bei dieser Therapieform wird ein Schröpfglas, in dem ein Unterdruck erzeugt wird, auf die Haut gesetzt. Es kommt zu einem Ansaugen der Haut und der tieferen Gewebeschichten.

Das Schröpfglas kann nur auf die Haut aufgesetzt werden oder es kann mittels Zug im Sinne einer Schröpfkopfmassage über die Haut gezogen werden.

Bei der Schultertherapie kann das Schröpfen sehr gut zur Lösung von Geweberestriktionen, Lösen einzelner Gewebeschichten untereinander oder auch zur Muskelbehandlung selbst benutzt werden.

- Bei Restriktionen von **Narben** kann durch ein trockenes Schröpfen eine Verbesserung der Gewebeverschieblichkeit und des Stoffwechsels erzielt werden. Das Schröpfen darf hier selbstverständlich erst bei vollständig geschlossenen und verheilten Narben zum Einsatz gelangen.
- Im Schultergelenkbereich kann diese Behandlungstechnik zum Lösen von **Kapselverklebungen** begleitend eingesetzt werden.
- Auch eine direkte Anwendung am **Muskelbauch** ist möglich. Am Muskel angewendet (➤ Abb. 4.94), sorgt der erzeugte Sog für eine Lockerung und Lösung der Muskelfasern untereinander sowie für eine Verbesserung des lokalen Stoffwechsels.

Bei der Schröpftherapie kann es durch den starken Sogeffekt und das damit verbundene Lösen der Gewebeschichten zu Einblutungen und Hämatomen im behandelten Gewebe kommen. Die Patienten sollten vom Therapeuten auf diese Möglichkeit vorbereitet werden.

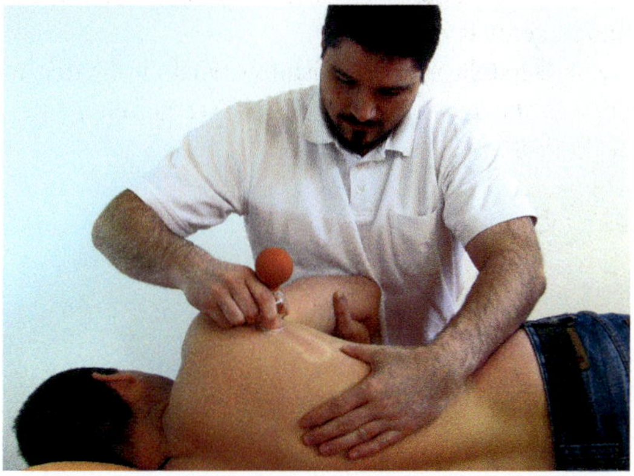

Abb. 4.94 Anwendung einer Schröpfmassage am M. teres major.

4.15 Hinweise für Patienten zur Vermeidung erneuter Beschwerden

- Einseitige Körperhaltungen und Bewegungsabläufe sollten vermieden werden. Lasten sollten auf beide Körperhälften verteilt werden.
- Vor und nach einer sportlichen Aktivität sollte intensiv gedehnt werden. Sport sollte generell erst nach einem spezifischen Muskelaufbautraining ausgeübt werden.
- Im Beruf und im Alltag sollte auf eine ergonomische, physiologische Haltung geachtet werden.
- In einer kurzen Pause können schnell ein paar Lockerungsübungen durchgeführt werden.
- Erlernte Übungen aus der physiotherapeutischen Therapie sollten unbedingt beibehalten und regelmäßig durchgeführt werden.
- Eine ausgewogene und gesunde Ernährung schont den Stoffwechsel und somit auch die Gelenke; bei Genussgiften wie Alkohol oder Zigaretten sollte Zurückhaltung geübt werden.
- Bei auftretenden Schmerzen können Kälte- oder Wärmeanwendungen zunächst Linderung verschaffen.
- Erste Symptome wie plötzlich auftretende Schmerzen, Bewegungsminderung oder ein Steifigkeitsgefühl sollten ärztlich geklärt werden.

KAPITEL

5 Behandlungsschemata

Behandlungsschemata sollen eine Orientierung für den Therapeuten darstellen. Sie sollten jedoch niemals stur verfolgt werden, da Patienten auch immer Menschen mit sehr individuellen Problemen sind. Um der Individualität eines jeden Patienten gerecht zu werden, sollte von Therapeuten immer folgender Spruch bedacht werden: „Derjenige, der ein und dieselbe Behandlung für identische Krankheitsbilder bei zwei verschiedenen Personen anwendet und dabei das gleiche Ergebnis erwartet, kann ohne Weiteres als soziale Bedrohung betrachtet werden."

Die folgenden Therapieschemata sind im klinischen und rehabilitativen Bereich entstanden und sollen dem Therapeuten als Orientierungshilfe dienen. Viele Operateure haben inzwischen allerdings eigene Therapieschemata für bestimmte Probleme entwickelt und geben diese den Patienten direkt z. B. am postoperativen Tag mit. Selbstverständlich gelten bei diesen Patienten die mitgebrachten Therapieanweisungen als bindend.

5.1 AC-Verletzung

- 3 Wochen postoperativ keine Außenrotation der Schulter, bis zur 5. Woche ist diese dann langsam steigernd bis auf 30° Außenrotation erlaubt.
- In den ersten 3 Wochen ist passiv/assistiv eine Flexion/Abduktion von 70° erlaubt, bis zur 5. Woche sollten 90° Flexion/Abduktion erreichbar sein.
- Ab der 5. Woche gelten keine Beschränkungen mehr.
- Die Aktivität des Patienten sollte sich in den ersten 3 Wochen auf ein Bewegungsausmaß von 40° Flexion/Abdduktion bei 0° Rotation beschränken.
- Zwischen der 3. und der 5. Woche darf der Patient eine Flexion/Abduktion von 70° durchführen.
- Nach der 5. Woche kann der Patient aktiv bewegungserweiternd behandelt werden, lediglich die Schmerzgrenze ist als Limit zu beachten.

5.2 Bursitis, subakromiale Enge (Impingementsyndrom)

Der Schwerpunkt liegt hier eindeutig auf der Schmerzlinderung und dem Wiedererlangen einer möglichst schmerzfreien Bewegung, insbesondere einer schmerzfreien Bewegungserfahrung.

- Eine Schleimbeutelentzündung ist durch Testung auszuschließen
- Entlastung des subakromialen Raums mittels intermittierender Traktionen
- Behandlung hypertoner Schulterblattmuskeln (v. a. M. supraspinatus)
- Achten auf Zentrierung des Humeruskopfes, Harmonisierung des Gleichgewichts der Rotatorenmanschette
- gepulster Ultraschall mit Iontophorese
- Schröpfen der Schulter-Nacken-Zone
- ggf. ärztliche Infiltration
- entlastende Lagerung über Nacht
- möglichst Einhalten von Gelenkruhe
- orale Gabe von Entzündungshemmern.

5.3 Periarthritis humeroscapularis (PHS)

Dieser Begriff bezeichnet eigentlich nur das Endstadium einer anderen zugrundeliegenden Verletzung oder Erkrankung. Bei der Behandlung ist besonders auf den psychischen Zustand und die soziale Umgebung des Patienten einzugehen, denn diese Aspekte können das Krankheitsbild wesentlich unterhalten. Entsprechend sollte mit dem Patienten in der Therapie umgegangen werden.

- Eine vorbereitend durchgeführte Heiße Rolle dient der Kontaktaufnahme und der Vertrauensbildung.
- Sanfte Mobilisationstechniken für das Schultergelenk und das Lösen der umgebenden hypertonen Muskeln sollten folgen.
- Die gesamte Therapie sollte schmerzlos mit dem Ziel der Schmerzlinderung und der Bewegungserweiterung erfolgen.
- Diese Patientengruppe hat in der Regel bereits ein Schmerzgedächtnis ausgebildet und daher muss die schmerzlose Erfahrung der Schulter wesentlicher Therapiepunkt sein.

5.4 Arthrotische Veränderungen

5.4.1 Schmerzhafte Phase

- Traktionen (axial und zur Cavitas)
- Detonisierung der schmerzhaften Muskeln
- orale Gabe von Entzündungshemmern
- Schulterblattmobilisation
- Achten auf Humeruskopfzentrierung
- schwere Arbeiten vermeiden
- Schröpfen
- Elektrotherapie.

5.4.2 Schmerzarme Phase

- Dosierte Bewegung des Gelenks gegen Widerstände (Schwimmen, dosierter Fitnesssport)
- Achten auf Auftreten eines muskulären Hartspanns
- Zentrierung Humeruskopf.

5.5 Sehnenirritationen (z. B. Bizeps- oder Supraspinatussehne)

- Traktionen (axial und zur Cavitas)
- Detonisierung der umgebenden hypertonen Muskeln
- Friktionsmassage des irritierten Sehnengewebes
- orale Gabe von Entzündungshemmern
- Achten auf Humeruskopfzentrierung
- schwere Arbeiten vermeiden
- Elektrotherapie, v. a. Ultraschall mit Iontophorese.

5.6 Konservativ behandelte Schulterluxation

Die Schulterluxation, ob habituell oder traumatisch bedingt, ist häufig die Folge anderer Vorerkrankungen und daher eher als Symptom zu werten. Mögliche Verletzungen der Schulter können durch eine Bankart-, Hill-Sachs- oder Rotatorenmanschettenläsion entstanden sein.

Therapeutisch gilt es, das Symptom der Schulterinstabilität mit Luxationsfolge zu behandeln. Die Grunderkrankung ist bei konservativem Therapieansatz, also ohne operatives Vorgehen, meistens nicht behandelbar.

Häufige Befundergebnisse

- Defizit in der Schultergelenkmobilität, Bewegung meist nur unter Schmerzen möglich
- Kraftdefizit, insbesondere bezüglich Flexion und Abduktion
- häufig Ruheschmerz
- Hämatom, teilweise ist der gesamte Arm ödematös geschwollen
- „schwimmender" dezentrierter Humeruskopf (Erguss im Gelenk)
- manchmal zusätzlich Nervenschäden.

Habituelle Luxationen des Schultergelenks werden meistens operativ versorgt. Viele dieser Patienten kommen aber auch schon vor Durchführung einer operativen Maßnahme zur Behandlung in die Praxis. Quasi zur „vorbereitenden Behandlung bei feststehendem OP-Termin" oder aber als letzter konservativer Behandlungsversuch. Bei diesen Patienten sollte frühestmöglich mit stabilisierenden Übungen begonnen werden. Sehr häufig fehlt den Patienten eine koordinierte

Muskelabfolge im Bereich der Schulter und die Kapsel ist schon maximal „ausgeleiert". Würde der Therapeut bei diesem Ausgangsbefund noch lange mit einer Muskelaktivierung warten, so würde dies durch die weitere reflektorische Muskelhemmung nur zu weiteren Minusqualitäten in der Muskulatur führen.

Therapie

Erste 2 bis 3 Wochen

- Schmerzlindernde manuelle Traktionen der Stufen 1–2 (gleichzeitige Ergussresorption)
- Detonisierung der die Schulter umgebenden Muskeln (Triggerpunkte, sanfte Massage)
- diadynamischer Strom
- Zentrierung des Humeruskopfes mit Gleitmobilisation und statischer Aktivität der Rotatorenmanschettenmuskeln (möglichst im geschlossenen System)
- abschwellende Maßnahmen mit Lagerung und dynamischen Bewegungsübungen
- Kryotherapie
- statische Muskelarbeit der schulterführenden Muskeln (z. B. mit Pezziball®)
- Schulterblattmobilisation und Mobilisation mittels Widerlager, später auch aktiv, aber ohne große Widerstände, um eine Schultersteife zu verhindern
- Bahnung der Muskeln zur Schulterblattstabilisation v. a. in Richtung Adduktion und Depression

Vermieden werden sollten:

- Mobilisation der Schulter über 90° Abduktion/Flexion
- Rotation und Extension
- mobilisierende Gelenktechniken (Traktionsstufe 3)
- der bekannte Luxationsweg.

Bei geringem Schmerz und resorbiertem Erguss kann bereits unterhalb der 90° mit stabilisierenden Übungen begonnen werden (evtl. sogar mit PNF bei kurzem Hebel).

Ab der 2./3. Woche

- PNF, beginnend mit kurzem Hebel insbesondere mit stabilisierenden Techniken (evtl. mit Schlingentisch)
- Erarbeitung des gesamten Bewegungsraums (Manuelle Therapie, Weichteiltechniken usw.)
- Kräftigungsübungen mit Deuser- und Theraband® unter Beachtung der Schulterblattstabilisation mit Kontrolle durch Spiegel
- Gerätetraining, z. B. mit Hantel und Seilzug
- Training mit dem Bodyblade®
- Empfehlung an den Patienten: Schwimmen.

Als Komplikation kann bei der Schulterluxation eine Parese des Plexus brachialis, vor allem aber des N. axillaris auftreten. Sollte diese erst im Verlauf der Behandlungsserie auftreten, sollte der Patient sofort mit der Bitte um Abklärung an den behandelnden Arzt verwiesen werden (der Patient sollte nicht unnötig beunruhigt werden, keine „Weltuntergangsstimmung" verbreiten).

Zusätzliche Maßnahmen sollten hier sein:

- konsequente, entlastende Lagerung des Armes
- gezielte Elektrostimulation
- Kryotherapie und PNF in Kombination zur Bahnung
- Patienten anhalten zu „geistigem" Training der betroffenen Muskelgruppen
- im Wasser Aktivierung der paretischen Muskelgruppen.

5.7 Konservative Behandlung von Kapsel-, Band- und Muskelschäden der Schulter

Befund

- Oft im chronischen Zustand auch als Periarthritis humeroscapularis (➤ Kap. 5.3) bezeichnet
- schmerzhafte Bewegungseinschränkung der Schulter
- häufige Druckdolenz über Tuberculum majus
- insbesondere Außenrotation und Flexion betroffen
- Röntgenbefund: häufig ein Humeruskopfhochstand
- Ultraschall: Darstellung von Muskel-Sehnen-Verletzungen

Therapie bei frischer Verletzung

Ziel ist, die Entwicklung des Vollbildes einer Periarthritis humeroscapularis zu verhindern durch:

- manuelle Traktionen der Stufen 1–2
- widerlagernde Mobilisationtechnik an der Schulter
- Um dem Körper die Erfahrung der Schmerzfreiheit zu ermöglichen, sollte unterhalb der Schmerzgrenze gearbeitet werden.
- sanfte Massagetechniken an der umliegenden Muskulatur
- Elektrotherapie (Diadynamik), bei lokalen Sehnen- und Muskelverletzungen
- Ultraschall
- Rotationsmobilisation der Brustwirbelsäule zur Aktivierung des Sympathikus
- assistive Schultermobilisation
- nach 2 Wochen PNF, beginnend mit kurzen Hebeln, später auch mit langem Hebel
- mittelfristige Stabilisation der Schulter mit allen verfügbaren Mitteln.

Die Stabilisation in den oberen Graden der Bewegung spielt eine wesentliche Rolle, da diese Verletzung häufig eine chronische Manifestation früherer, übergangener Luxationen bzw. Subluxationen ist.

Bei chronifizierter Verletzung sollte mit Anwendung von lokaler Wärme (Heiße Rolle, Heißluft) gearbeitet werden. Bei frischen Verletzungen sollte der Kryotherapie der Vorzug gegeben werden.

5.8 Kapselraffung und/oder Labrumrefixation

Erlaubte Bewegungsausmaße

- 3 Wochen postoperativ sollte keine Außenrotation an der Schulter stattfinden, bis zur 5. Woche ist diese dann wieder bis zu 30° Außenrotation erlaubt
- Passiv/assistiv ist eine Flexion/Abduktion von 70° in den ersten 3 Wochen erlaubt, bis zur 5. Woche sollte dann eine Flexion/Abduktion von 90° erreichbar sein.
- Ab der 5. Woche ist kein Limit mehr gegeben.
- Die Aktivität des Patienten sollte sich in den ersten 3 Wochen auf 40° Flexion/Abduktion bei 0° Rotation beschränken.
- Nach der 3. Woche postoperativ darf der Patient dann bis zur 5. Woche eine Flexion/Abduktion von 70° durchführen.
- Nach der 5. Woche darf er aktiv bis zur Schmerzgrenze gehen.

Zusätzliche Maßnahmen

- Schulterblattmobilisation und widerlagernde Mobilisation des Glenohumeralgelenks
- Detonisierung der schulterblattführenden hypertonen Muskulatur in den ersten 3 Wochen mit passiven Maßnahmen
- Einsatz einer Heißen Rolle zur Detonisierung der Muskulatur ab der 2. Woche
- Manuelle Therapie des Glenohumeralgelenks zur Schmerzlinderung (Traktionsstufen 1–2)
- Die Zentrierung des Humeruskopfes spielt in den ersten 3 Behandlungswochen eine zentrale Rolle für das Gesamtergebnis, da ohne sie kein gutes funktionelles Ergebnis zu erwarten ist: manuelle Mobilisation des Humeruskopfes nach dorsal und kaudal.
- Kontrolle von Halswirbelsäule sowie von AC- und SC-Gelenk
- kontralaterales PNF der Arme
- Rückenschule: Auflösen einer eventuellen Schonhaltung und mit ihr verbundener Blockierungen im Brustwirbelsäulenbereich
- Nach schmerzfreiem Erreichen einer Flexion von 70° sollte mit isometrischem Rotatoren- und Deltoideus-Training in verschiedenen Gelenkpositionen (beginnend in der Neutral-Null-Position) begonnen werden.
- Ab der 1. Woche postoperativ sollte ein dynamisches Training der das Schulterblatt stabilisierenden und führenden Muskeln zum Erreichen eines harmonischen Bewegungsablaufs durchgeführt werden.
- Insbesondere die Schulterblattfixation am Thorax (Adduktions- und Depressionskomponente) kann sofort nach der Operation mit isometrischen PNF-Patterns trainiert werden.
- Ab der 3. Woche sollte mit PNF an der betroffenen Extremität in der mittleren Bewegungsbahn bei kurzen Hebeln und gelenknahen Widerstän-

den (kein Einsatz von Stretch oder Dehnung) begonnen werden.

- nach guter Schulterstabilisierung und freier Beweglichkeit des Glenohumeralgelenks: Übergang zu Training mit Geräten (Theraband®, med. Trainingstherapie, Hanteln u. Ä.) etwa ab der 5. Woche postoperativ
- Ab der 5. Woche postoperativ wird mit dem spielerischen Erarbeiten der harmonischen Bewegung des Armes und des Umgangs mit ihm unter Zuhilfenahme von Ball/Stab/Medizinball begonnen.

5.9 Nachbehandlung bei Akromioplastik und subakromialer Bursektomie

- 24 Stunden Ruhigstellung (z. B. in Gilchrist-Bandage)
- Bei einer AC-Gelenkresektion erfolgt eine Ruhigstellung über 3 Tage.
- anschließend Beginn der frühfunktionellen Behandlung.

Frühfunktionelle Behandlung

- Während der ersten 2 Wochen erfolgt eine rein passive Bewegungstherapie bis 90° Flexion/Abduktion unter Berücksichtigung der Schmerzgrenze.
- Einsatz des Seilzugsystems und der Küchenrolle als Hausaufgabe
- Schulterblattmobilisation und widerlagernde Mobilisation des Glenohumeralgelenks
- Detonisierung der schulterblattführenden hypertonen Muskulatur in den ersten 2 Wochen mit passiven Maßnahmen
- Einsatz einer Heißen Rolle zur Detonisierung der Muskulatur ab der 2. Woche
- manuelle Therapie des Glenohumeralgelenks zur Schmerzlinderung (Traktionsstufe 1–2)
- Die Zentrierung des Humeruskopfes spielt in den ersten 2 Behandlungswochen eine zentrale Rolle, da ohne sie kein gutes funktionelles Ergebnis zu erwarten ist: manuelle Mobilisation des Humeruskopfes nach dorsal und kaudal.
- Kontrolle von Halswirbelsäule sowie von AC- und SC-Gelenk
- kontralaterales PNF der Arme
- Rückenschule: Auflösen einer eventuellen Schonhaltung und mit ihr verbundener Blockierungen im Brustwirbelsäulenbereich
- Ab 3. Woche wird eine vorsichtige assistive, später zunehmend aktive Therapie bis 90° Flexion/Abduktion durchgeführt. Die Außenrotation sollte bis zu 10° möglich sein.
- Gleichzeitig kann im unteren Bereich (45° Flexion/Abduktion) mit der Aktivität zunächst isometrisch begonnen werden.
- Nach schmerzfreiem Erreichen einer Flexion von 90° sollte mit isometrischem Rotatoren- und Deltoideus-Training durch verschiedene Gelenkstellungen hindurch begonnen werden.
- Dynamisches Training der das Schulterblatt stabilisierenden und führenden Muskeln zum Erreichen eines harmonischen Bewegungsablaufs ab der 1. Woche postoperativ. Insbesondere die Schulterblattfixation am Thorax (Adduktions- und Depressionskomponente) kann gleich nach der Operation mit isometrischen PNF-Patterns trainiert werden.
- Ab der 3. Woche sollte mit PNF an der betroffenen Extremität in der mittleren Bewegungsbahn mit kurzen Hebeln und gelenknahen Widerständen (kein Einsatz von Stretch oder Dehnung) begonnen werden.
- nach guter Schulterstabilisierung und freier Beweglichkeit des Glenohumeralgelenks: Übergang zu Gerätetraining (Theraband®, med. Trainingstherapie, Hanteln u. Ä.) etwa ab der 5. oder 6. Woche postoperativ
- Ab der 5. oder 6. Woche postoperativ wird mit dem spielerischen Erarbeiten der harmonischen Bewegung des Armes und des Umgangs mit ihm unter Zuhilfenahme von Ball/Stab/Medizinball begonnen.

Begleitende physikalische Therapie

- 1 Woche Kryotherapie
- anschließend Wärmepackungen und Elektrotherapie
- ab der 3. Woche Bewegungsbäder und Aquajogging
- evtl. zusätzliche Behandlung, bei Bedarf mit manueller Lymphdrainage.

5.10 Nachbehandlung Rotatorenmanschetten-rekonstruktion

1. Tag

- Anleitung des Patienten zur ödemreduzierenden Hochlagerung des Armes und zum Eigentraining um die Mobilität der nicht betroffenen distalen Gelenke zu erhalten.
- Beginn mit Kryotherapie zur Schmerzlinderung
- PNF kontralateral zum Erhalt der Kraft und Fazilitation der Muskeln (Irradiation)
- bei Bedarf sofortiger Beginn der Lymphdrainage
- passive Flexion 30°, Abduktion 30°, Außenrotation 0°
- Schulterabduktionskissen über 3 Wochen, nachts Kissenlagerung der Schulter in leichter Flexion (Ruhestellung des Gelenks).

1.–4. Woche

- Weitere schmerzlindernde (Eis) und ödemreduzierende Maßnahmen (bei Bedarf Lymphdrainage)
- nach Fädenentfernung: Narbenbehandlung, Anleitung zur Eigenbehandlung und zur eigenständigen Schulterblattdepression
- Humeruskopfzentralisierung und Traktionen des Subakromial- und Glenohumeralgelenks (Traktionsstufen 1–2)
- Ohne eine gute Zentrierung des Humeruskopfes ist kein gutes funktionelles Ergebnis zu erwarten.
- Erhalten der endgradigen Mobilität und Funktion von Fingern, Handgelenk, Ellenbogen und deren bewegungsführenden Muskeln
- weitere Anleitung zum Eigentraining (Seilzugsystem und Nudelholz)
- kontralaterale PNF-Übungsbehandlung
- Ablegen der Schultertasche bzw. des Abduktionskissens nach 21 Tagen. Die Woche vorher sollte das Kissen zweimal täglich jeweils für eine Stunde abgelegt werden (u. U. sind hier andere Vorgaben durch den Operateur zu beachten).
- Auf alle Fälle sollte der Patient weiterhin auf eine korrekte Lagerung des Armes während der Nachtruhe achten (leichte Flexion/Abduktion, Arm möglichst auf einem Kissen abgelegt).
- Kontrolle von Wirbelsäule (HWS/BWS) sowie der SC- und AC-Gelenke (evtl. Blockierungen)
- Schulterblattmobilisation und -stabilisation im PNF-Muster (isometrisch)
- Ab der 1. Woche postoperativ sollte dynamisch geübt werden.
- Besonders die Schulterblattadduktion und -depression sollte trainiert werden.
- Vorsichtiges Detonisieren der die Schonhaltung fördernden Muskeln (z. B. M. pectoralis minor, M. teres major, M. subscapularis, M. serratus anterior usw.) sowie Triggerpunkttherapie und Maximalpunkttherapie an den entsprechenden Muskeln
- Ab der 3. Woche sollte eine Heiße Rolle zur Detonisierung der Muskeln vorgeschaltet werden.
- Um einer zu großen Atrophie entgegenzuwirken, sollte ab der 2. Woche mit einer vorsichtigen isometrischen Aktivierung des M. deltoideus in der Nullstellung begonnen werden (Vorsicht: Kokontraktion des M. supraspinatus).
- Gleichzeitig kann eine gezielte isometrische Aktivierung der nicht operativ versorgten Muskelgruppen durchgeführt werden (z. B. der Außenrotatoren-Gruppe o. Ä.).

Entscheidend hierfür ist das Wissen um die operativ versorgten Muskeln.

Folgendes **passives Bewegungsausmaß** ist bereits erlaubt:

- 2. Woche: 30–40° Flexion und 20–30° Abduktion (Bewegungsachse beachten). Dies darf ab der 2. Woche zunehmend assistiv durchgeführt werden.
- 3. Woche zunehmende Mobilisation Schultergelenk
- 4. Woche: Flexion 90°, 80° Abduktion und 10° Außenrotation orientierend an der Schmerzgrenze
- Die Retroversion sollte bis zur 7. Woche strikt vermieden werden, ebenso die Adduktion des Armes an den Körper (bis das Abduktionskissen entfernt ist). So wird eine Hebelwirkung im Glenohumeralgelenk verhindert.

4.–6. Woche: Therapieziel Mobilität

- Bewegungserweiternde assistive/aktive Maßnahmen für das Schultergelenk aus verschiedenen

Ausgangsstellungen (Seitlage/Bauchlage usw.) bis 90° Flexion/Abduktion
- manualtherapeutische Traktionen (möglichst dreidimensional) an der Bewegungsgrenze im Sinne der Bewegungserweiterung (Traktionsstufe 3) über 90° Flexion/Abduktion
- dynamische Harmonisierung des Gleichgewichts der schulterblattführenden Muskeln, vor allem Kräftigung der Schulterblattadduktoren und -depressoren
- schmerzorientierte, selektive Aktivierung der Schultermuskulatur mit dosierten Widerständen
- Die Aktivierung der schulterführenden Muskeln sollte langsam, dosiert und mit kurzen Hebeln begonnen werden.
- Auf keinen Fall sollte mit vom Therapeuten nicht zu kontrollierenden Widerständen gearbeitet werden (Hantel, Theraband o. Ä.).
- Erweiterung bzw. Ergänzung des Hausaufgabenprogramms
- kontralaterale PNF-Behandlung und gegen Ende dieser Therapiephase PNF am betroffenen Arm mit kurzen Hebeln im schmerzfreien Raum mit geringen Widerständen
- Bei Aktivierungsproblemen der Außenrotatoren sollte eine manualtherapeutische Kontrolle des Segments C5 erfolgen, um eine Plexusproblematik auszuschließen (N. supraspinalis, N. axillaris).

Ab 7. Woche (bis Ende 3. Monat): Therapieziel Stabilisation

- Erarbeiten der vollen passiven Beweglichkeit mittels manueller Gleitmobilisation, widerlagernder Mobilisation (Dreidimensionalität des Gelenks beachten) usw.
- Bei keinen bis geringen Schmerzen kann hiermit bereits in der 6. Woche begonnen werden
- Längs- und Querdehnungen der operierten Rotatorenmanschettenmuskeln ab der 8. Woche
- Übergang zu aktiven Übungen der schulterführenden Muskeln v. a. im Bereich der Kraftausdauer
- spielerisches Erarbeiten von Alltagsbewegungen (mittels Ball, Rolle, Stab u. Ä.)
- Bei Bedarf sollten Kompensationsbewegungen (daily life activities) erarbeitet werden.
- Zum Ablegen der letzten psychologischen Hemmschwellen sollten alltägliche Bewegungen in den letzten Therapiesitzungen eine zunehmende Gewichtung erfahren.
- PNF durch die bereits erarbeitete Bewegungsbahn mit proximalem Widerstand
- später zunehmend mit distalerem Widerstand
- MTT bevorzugt am Seilzug in PNF-Diagonalen

Wichtig ist das **grenzwertige Arbeiten beim Spiel:**
- Ball von der Brust stoßen
- Ball nach oben stoßen
- Kugelstoßen mit Ball
- Stab frontal anheben, schieben
- PNF-Diagonale Flexion/Abduktion/Außenrotation
- unilaterales Halten Stab → Schlag → Schulung der Autostabilisation
- Bodyblade® in verschiedenen Ausgangstellungen.

HINWEIS

Dem Erreichen eines vollen Bewegungsausmaßes der operierten Schulter steht bei konsequenter Arbeit mit und am Patienten nichts im Wege. Allerdings verlangt die Rehabilitation vom Patienten ein gewisses Maß an Geduld und im richtigen Moment ein gutes Stück Durchhaltewillen.

5.11 Nachbehandlung Humeruskopfprothese/Schulterprothese

5.11.1 CTA-Prothese

1. Tag

- Anleitung des Patienten zur ödemreduzierenden Hochlagerung des Armes
- Eigentraining, um die Mobilität der nicht betroffenen distalen Gelenke zu erhalten
- Beginn mit Kryotherapie zur Schmerzlinderung
- PNF kontralateral zum Erhalt der Kraft und Fazilitation der Muskeln (Irradiation)
- sofortiger Beginn der Lymphdrainage.

1.–4. Woche

- Weitere schmerzlindernde (Eis) und ödemreduzierende Maßnahmen (Lymphdrainage)

- nach Fädenentfernung: Narbenbehandlung, Anleitung zur Eigenbehandlung
- Prothesenkopfzentralisierung und Traktionen des Subakromial- und des Glenohumeralgelenks (Traktionsstufen 1–2)
- Erhalten der endgradigen Mobilität und Funktion von Fingern, Handgelenk, Ellenbogen und deren bewegungsführenden Muskeln
- weitere Anleitung zu Eigentraining und insbesondere zur Schulterblattdepression und -adduktion
- kontralaterale PNF-Übungsbehandlung
- Ablegen der Schultertasche, des Abduktionskissens oder des Gilchrist-Verbands nach 21 Tagen (u. U. sind hier andere Vorgaben durch den Operateur zu beachten)
- Der Patient sollte auf die Bedeutung einer guten Lagerung des Armes insbesondere während der Nachtruhe hingewiesen werden.
- Kontrolle von Wirbelsäule (HWS/BWS) sowie der SC- und AC-Gelenke durch den Therapeuten (evtl. Blockierungen)
- Schulterblattmobilisation und -stabilisation im PNF-Muster (isometrisch)
- vorsichtiges Detonisieren der die Schonhaltung fördernden Muskeln (z. B. M. pectoralis minor, M. teres major, M. subscapularis, M. serratus anterior usw.) sowie Triggerpunkttherapie und Maximalpunkttherapie an den entsprechenden Muskeln.

Folgendes **passives Bewegungsausmaß** ist bereits erlaubt:

- 2.–3. Woche: Flexion und Abduktion maximal bis zur Schmerzgrenze
- 4. Woche: Flexion bis 90°; Abduktion bis 80° (max. 90°); 0° Außenrotation
- Die Retroversion sollte bis zur 7. Woche strikt vermieden werden.

4.–6. Woche: Therapieziel Mobilität

- Bewegungserweiternde passive und assistive Maßnahmen für das Schultergelenk aus verschiedenen Ausgangsstellungen heraus (Seitlage/Bauchlage usw.) bis 90° Flexion/80° Abduktion
- manualtherapeutische Traktionen im Sinne der Bewegungserweiterung (Traktionsstufe 3) an der Bewegungsgrenze
- Harmonisierung des Gleichgewichts der schulterblattführenden Muskeln (v. a. Kräftigung der Schulterblattadduktoren und -depressoren)
- schmerzorientierte, selektive Aktivierung der Schultermuskulatur mit dosierten Widerständen
- Erweiterung bzw. Ergänzung des Hausaufgabenprogramms
- kontralaterale PNF-Behandlung und gegen Ende dieser Therapiephase PNF am betroffenen Arm mit kurzen Hebeln im schmerzfreien Raum mit geringen Widerständen.

Ab 7. Woche (bis Ende 3. Monat): Therapieziel Stabilisation

- Übergang zu aktiven Übungen der schulterführenden Muskeln v. a. im Bereich der Kraftausdauer
- spielerisches Erarbeiten von Alltagsbewegungen (mittels Ball, Rolle u. Ä.)
- u. U. Erarbeitung von Kompensationsbewegungen (daily life activities)
- Isokinetik, falls nötig, ab der 10.–12. Woche.

HINWEIS

Je nach verwendeter Humeruskopfprothese ist ein aktives Bewegungsausmaß von 90° Flexion und 80° Abduktion ein anzustrebendes Ergebnis. Allerdings kann mit neueren Prothesenformen und geänderten Operationstechniken u. U. auch schneller ein sehr viel beweglicheres Ergebnis erreicht werden.

MERKE

Trotz allen funktionellen Denkens sollte der Therapeut nie den großen Eingriff und seine Auswirkungen auf das umgebende Gewebe (Hämatom-, Lymphödembildung) aus den Augen verlieren.

5.11.2 Abweichungen bei der Delta-III-Prothese

- Während der ersten 2 Wochen wird das Schultergelenk über die Aktivität v. a. des M. deltoideus bereits assistiv bewegt (bei Deltarefixation keine Aktivierung des Delta [je nach OP-Technik]).
- Im schmerzfreien Bereich ist diese Bewegung auch aktiv steigerbar.

- Bereits nach 2 Wochen kann die aktive Übung von Flexion/Abduktion erfolgen.
- Nach 6 Wochen wird mit der gezielten Kräftigung begonnen.
- Bei Deltarefixation (veraltete OP-Technik) sollte eine Überlastung des M. deltoideus vermieden werden. Abgesehen davon kann insgesamt eine frühfunktionelle Behandlung erfolgen, da der M. deltoideus wichtige Halte- und Führungsaufgaben bei dieser Prothesenform übernimmt.
- Bei der Manuellen Therapie muss unbedingt die Umkehrung der Konvex-Konkav-Regel beachtet werden!

5.12 Proximale Humerusfraktur

5.12.1 Grundsätzliche Therapiemöglichkeiten (je nach Schweregrad der Verletzung)

- **Konservativ:** Über 3 Wochen erfolgt eine Ruhigstellung im Gilchrist- oder Dessault-Verband
- **K-Drähte:**
  - bleiben meistens 6 Wochen liegen (mindestens 3–4 Wochen)
  - 1. Woche Gilchrist-Verband, dann kann der Patient abhängig von seiner Compliance eine Armtragetasche erhalten.
  - 3 Wochen lang werden keine Schultergelenksbewegungen durchgeführt, da die Gefahr einer Instabilität der Versorgung gegeben ist.
- **Elastic Nails** werden vom distalen Humerusende aus implantiert und müssen nicht zwingend wieder entfernt werden. Die Patienten haben oft ein Defizit bei der Bewegung des Ellenbogens (bedingt durch den operativen Zugang).
- **Verplattung:**
  - Winkelstabile Platten vermitteln eine gute Stabilität und werden daher zunehmend verwendet.
  - Dennoch sollten keine aktiven Schultergelenksbewegungen bis zur 4. Woche (Rücksprache mit dem Operateur) stattfinden.

5.12.2 Therapie bei Philosplattenversorgung

1. postoperativer Tag

- Hausaufgabenprogramm für den Patienten: Therapieknete (evtl. auf Rezept) oder Igelball zur Eigentherapie der Unterarmmuskulatur
- Feuchteis-Behandlung
- aktives Bewegen aller distalen Gelenke im physiologischen Bewegungsausmaß (Manuelle Therapie). Dabei auf gute Lagerung des Oberarmes achten.
- Die Patienten sind häufig älter und oder schwerfällig, deswegen muss ihnen das richtige Aufstehen und Hinlegen über die nicht betroffene Seite gezeigt werden (Vermeiden einer Retraktion).
- aktive Atemtherapie, da ein erhöhtes Pneumonierisiko auf der betroffenen Seite besteht
- konsequente ödemreduzierende Hochlagerung des Armes.

1. postoperativer Tag bis 3. Woche

- Passive Schultergelenksmobilisation (widerlagernde Mobilisation)
- hubfreie Mobilisation in Abduktion und Flexion
- je nach klinischem Bild (Schmerz, Krepitation) Übergang zu assistiven Schultergelenksbewegungen bis 90° Flexion/Abduktion, **keine Rotation!**
- Schmerzorientiert kann der Schulterstuhl eingesetzt werden.
- Zentralisierung des Humeruskopfes über manualtherapeutische Techniken
- PNF kontralateral
- Narbenbehandlung nach Abschluss der Wundheilung
- Vermeiden einer Schonhaltung, Erarbeiten der Skapuladepression posterior in Rückenlage und Sitz, Aktivierung der Wirbelsäulenextensoren
- Detonisierung der die Schonhaltung fördernden Muskeln (M. levator scapulae, M. teres major, M. pectoralis minor, M. subscapularis)
- Isometrie und dynamische Muskelaktivität für Finger, Hand und Unterarm
- Skapulamobilisation aktiv/passiv
- Kontrolle der Halswirbelsäule und des AC-/SC-Gelenks.

Ab 4. Woche

- Dosierte isometrische Widerstände zur Aktivierung der Rotatorenmanschettenmuskulatur
- Manchmal kommt es zu einer reflektorischen Inaktivität der führenden Schultermuskulatur (M. deltoideus und v. a. der Rotatorenmanschettenmuskulatur), wodurch der Humeruskopf aus der Pfanne dezentriert wird. Hier sollte ohne Hebelkrafteinwirkung der M. deltoideus aktiviert werden (evtl. mittels NMES-Gerät).

Ab 7. Woche

- Erarbeiten der vollen passiven Beweglichkeit über 90° Flexion/Abduktion
- Übergang zu aktiveren Übungen der schulterführenden Muskeln, inkl. Gerätearbeit
- Bei Bedarf sollten Kompensationsbewegungen erarbeitet werden.

5

5.12.3 Therapie nach Versorgung mit K-Drähten und Elastic Nails

1. postoperativer Tag

- Hausaufgabenprogramm für den Patienten: Therapieknete (evtl. auf Rezept) oder Igelball
- Feuchteis-Behandlung
- Aktives Bewegen aller distalen Gelenke im physiologischen Bewegungsausmaß (Manuelle Therapie). Dabei auf gute Lagerung des Oberarmes achten.
- Die Patienten sind häufig älter und oder schwerfällig, deswegen muss ihnen das richtige Aufstehen und Hinlegen über die nicht betroffene Seite gezeigt werden (Vermeiden einer Retraktion).
- aktive Atemtherapie, da ein erhöhtes Pneumonierisiko auf der betroffenen Seite besteht
- konsequente ödemreduzierende Hochlagerung des Armes.

1. postoperativer Tag bis 3. Woche

- PNF kontralateral
- Narbenbehandlung nach Abschluss der Wundheilung
- Vermeiden einer Schonhaltung, Erarbeiten der Skapuladepression posterior in Rückenlage und Sitz, Aktivierung der Wirbelsäulenextensoren
- Detonisierung der die Schonhaltung fördernden Muskeln (M. levator scapulae, M. teres major, M. pectoralis minor, M. subscapularis)
- Isometrie und dynamische Muskelaktivität für Finger, Hand und Unterarm
- Skapulamobilisation
- Kontrolle von Halswirbelsäule und AC-/SC-Gelenk
- Zentralisierung des Humeruskopfes über manualtherapeutische Techniken.

Ab 4. Woche

- Passive Schultergelenkmobilisation (widerlagernde Mobilisation)
- hubfreie Mobilisation in Abduktion und Flexion
- je nach klinischem Bild (Schmerz, Krepitation) Übergang zu assistiven Schultergelenksbewegungen bis 90° Flexion/Abduktion, **keine Rotation!**
- dosierte isometrische Widerstände zur Aktivierung der Rotatorenmanschettenmuskulatur
- Manchmal kommt es zu einer reflektorischen Inaktivität der führenden Schultermuskulatur (M. deltoideus und v. a. der Rotatorenmanschettenmuskulatur), wodurch der Humeruskopf aus der Pfanne dezentriert wird. Hier sollte ohne Hebelkrafteinwirkung der M. deltoideus aktiviert werden (evtl. mittels NMES-Gerät).
- Schmerzorientiert kann der Schulterstuhl eingesetzt werden.

Ab 7. Woche

- Erarbeiten der vollen passiven Beweglichkeit über 90° Flexion/Abduktion
- Übergang zu aktiven Übungen der schulterführenden Muskeln, inkl. Gerätearbeit
- Bei Bedarf sollten Kompensationsbewegungen erarbeitet werden.

KAPITEL

6 Exemplarischer Behandlungsaufbau bei bestimmten Therapiezielen

In diesem Kapitel soll ein möglicher, an bestimmten Problemen im Rehabilitationsablauf orientierter exemplarischer Therapieaufbau dargestellt werden. Diese Musterbehandlungen können selbstverständlich in ihrer Schwerpunktlage verändert, variiert und/oder ergänzt werden.

Die Behandlungsvorschläge umfassen die folgenden Therapieziele bzw. Problembereiche:

1. Ergussresorption, Schmerzlinderung und Humeruskopfzentrierung
2. Verbesserung der Außenrotationsfähigkeit des Schultergelenks bei freier Beweglichkeit der klavikulären Gelenke
3. Verbesserung der notwendigen Außenrotation des Humeruskopfes, Problem der Kapselschrumpfung, fehlende Gleitbewegung des Humeruskopfes
4. fehlende Kraft bei passiv endgradig freier Beweglichkeit des Schultergelenks
5. Verbesserung einer akuten Impingementsymptomatik
6. nicht mögliche endgradige Flexion bei ausreichenden Kraftverhältnissen und regelrecht stehender Skapula
7. fehlende Stabilität des Schultergelenks im Alltag
8. Angstabbau, Propriozeptionstraining der Schultermuskulatur
9. Linderung einer Schmerzausstrahlung bedingt durch eine Hyperkyphosierung des zervikothorakalen Übergangs mit Skalenusproblematik
10. Linderung der Schmerzausstrahlung nach zervikalem Bandscheibenvorfall.

6.1 Ergussresorption, Schmerzlinderung und Humeruskopfzentrierung

Begleitende Maßnahmen

- Eisabreibungen
- Elektrotherapie.

Therapeutische Maßnahmen

- **Ausgangsstellung:** Patient in **Rückenlage,** Arm hoch gelagert, Schulter ebenfalls unterlagert:
  - Beginn mit assistiven Bewegungen aller distalen, freien Gelenke im Sinne der Mobilitätserhaltung und des Vertrauensaufbaus beim Patienten
  - Übernahme der Bewegungen als aktive Bewegungen durch den Patienten
  - Beginn einer sanften Widerstandsgabe durch den Therapeuten
  - Sofern Fäden entfernt sind, Narbenbehandlung (insbesondere Anleitung zur eigenständigen Narbenbehandlung)
  - und/oder nochmalige Feuchteisanwendung.
- **Ausgangsstellung:** Patient in **Rückenlage,** Arm hoch gelagert, Schulter ebenfalls unterlagert. Übernahme des Gewichts des Armes durch den Therapeuten:
  - Feuchteisanwendung
  - intermittierende Traktionen in Rückenlage (Stufen 1–2)
  - Schub des Humeruskopfes nach dorsal (Humeruskopfzentrierung)

  → mehrmaliger Wechsel der Maßnahmen

- **Wechsel** der Ausgangsstellung in die **Seitenlage,** betroffener Arm liegt oben:
  - Feuchteisanwendung
  - präventive Behandlung von M. teres major und M. subscapularis zur Verhinderung einer reflektorischen Hypertonie und in der Folge einer muskulären Außenrotationshemmung
  - Schub des Humeruskopfes nach dorsal (Humeruskopfzentrierung)
  - Weichteiltechniken an den primär schmerzhaften Muskeln M. serratus anterior, M. infraspinatus und M. supraspinatus und M. levator scapulae
  - passive Flexionserweiterung in der Gelenkebene, in der Folge assistive Flexionserweiterung
  - Bahnung des glenohumeralen Rhythmus

  → mehrmaliger Wechsel der Maßnahmen
- **Wechsel** der Ausgangsstellung in den **Sitz:**
  - Feuchteisanwendung
  - intermittierende Traktion des subakromialen Raums (Stufen 1–2)
  - intermittierende Traktion zur Cavitas glenoidalis (Stufen 1–2)
  - Schub des Humeruskopfes nach dorsal zur Humeruskopfzentrierung

  → mehrmaliger Wechsel der Maßnahmen.

6

6.2 Verbesserung der Außenrotationsfähigkeit des Schultergelenks bei freier Beweglichkeit der klavikulären Gelenke

Ursache: muskuläre Hemmung der Außenrotion durch Hypertonie der Innenrotatoren.

Begleitende Maßnahmen

Heiße Rolle oder Fango.

Therapeutische Maßnahmen

- **Ausgangsstellung:** Patient in **Seitenlage,** Arm in leichter Flexion mit maximal möglicher Außenrotation gelagert, freier Zugriff auf das Schulterblatt:
  - Anwendung einer Heißen Rolle auf M. teres major, M. subscapularis, M. pectoralis minor und M. subclavicularis
  - Weichteiltechniken der primär bewegungungshemmenden Muskeln M. teres major, M. subscapularis, M. pectoralis minor und M. subclavius
  - Fixation der Skapula durch den Therapeuten, passive Mobilisation des Armes in die Flexion mit Betonung der Außenrotation am Ende der Bewegung zur reflektorischen Hemmung der Innenrotatoren
  - aktive Fixierung der Skapula durch den Patienten, passive Mobilisation des Armes in die Flexion mit Betonung der Außenrotation am Ende der Bewegung zur reflektorischen Hemmung der Innenrotatoren

  → mehrmaliger Wechsel der Maßnahmen
- **Wechsel** der Ausgangsstellung in die **Rückenlage:**
  - Behandlung des M. subscapularis in Rückenlage
  - Behandlung des M. pectoralis minor in Rückenlage
  - Arm in Flexion in Behandlungsstellung mit anschließender aktiver Arbeit der Außenrotatoren zur antagonistischen Hemmung der Innenrotatoren
  - dreidimensionale Kapseldehnung mit Betonung der Außenrotation

  → mehrmaliger Wechsel der Maßnahmen
- abschließend assistives bis aktives PNF der Außenrotationsmuster.

6.3 Verbesserung der notwendigen Außenrotation des Humeruskopfes, Problem einer Kapselschrumpfung, fehlende Gleitbewegung des Humeruskopfes

Begleitende Maßnahme

Heiße Rolle.

Therapeutische Maßnahmen

- **Ausgangsstellung: Sitz:**
  - Anwendung einer Heißen Rolle auf den Muskeln des Schulterblatts und des Schultergelenks direkt
  - Humeruskopfzentrierung im Sitz
  - Traktion (Stufe 3) des subakromialen Raums im Sitz
  - Traktion (Stufe 3) des Glenohumeralgelenks im Sitz
- **Wechsel** der Ausgangsstellung in die **Seitenlage,** der betroffene Arm liegt oben:
  - Anwendung einer Heißen Rolle auf den Muskeln des Schulterblatts und des Schultergelenks direkt
  - Weichteiltechniken der primär bewegungshemmenden Muskeln M. teres major, M. subscapularis, M. pectoralis minor und M. subclavius
- **Wechsel** der Ausgangsstellung in die **Rückenlage:**
  - Humeruskopfzentrierung in Rückenlage
  - Traktion (Stufe 3) des subakromialen Raums in Rückenlage
  - Traktion (Stufe 3) des Glenohumeralgelenks in Rückenlage
  - Kaudalgleiten des Humerus in Rückenlage zur Verbesserung der Abduktion
  - Kaudalgleiten des Humerus in Rückenlage zur Verbesserung der Flexion
  - intensive Muskel-Kapsel-Dehnung in 90° Flexion
  - intensive Muskel-Kapsel-Dehnung oberhalb 90° Flexion
  - Alternativ:
    - Traktion (Stufe 3) des Schultergelenks in Bauchlage
    - dreidimensionale Mobilisation zur Flexionsverbesserung
- **Abschließend** je nach Zeitpunkt der Rehabilitation und Möglichkeiten des Patienten:
  - Aktivierung der Außenrotatoren mittels PNF im unteren und mittleren Abschnitt mit kurzem Hebel
  - Aktivierung der Außenrotatoren im offenen System mit sanften Widerständen
  - Aktivierung der Außenrotatoren mittels PNF im oberen Abschnitt
  - Training der schulterführenden Muskulatur durch die gesamte Bewegungsbahn mit PNF.

6.4 Fehlende Kraft bei passiv endgradig freier Beweglichkeit des Schultergelenks

Therapeutische Maßnahmen

- **Ausgangsstellung: Seitenlage**:
  - Erarbeitung der Schulterblattstabilität
- **Wechsel** der Ausgangsstellung in die **Bauchlage:**
  - Bahnung und Training der Skapulastabilisation
  - Flexions- und Abduktionserweiterung
  - Training der endgradigen Flexion/Abduktion/Außenrotation gegen die Schwerkraft
  - Training der endgradigen Flexion/Abduktion/Außenrotation gegen Widerstandsgabe
- **Wechsel** der Ausgangsstellung in die **Rückenlage:**
  - Aktivierung der Außenrotatoren im offenen System mit sanften Widerständen
  - Aktivierung der Außenrotatoren mittels PNF im oberen Abschnitt
  - Training der schulterführenden Muskulatur durch die gesamte Bewegungsbahn mit PNF bei langem Hebel:
    - Muster Flexion/Abduktion/Außenrotation
    - Muster Extension/Adduktion/Innenrotation
    - Muster Flexion/Adduktion/Außenrotation
    - Muster Extension/Abduktion/Innenrotation
  - Dem Behandlungszeitpunkt angemessene Eigenübungen (z. B. mit Theraband® u. Ä.).

6.5 Verbesserung einer akuten Impingementsymptomatik

Begleitende Maßnahmen

- Eisanwendung
- Heiße Rolle
- Elektrotherapie.

Therapeutische Maßnahmen

- **Ausgangsstellung: Sitz:**
  - Humeruskopfzentrierung im Sitz
  - Traktion des subakromialen Raums im Sitz
  - Traktion des Glenohumeralgelenks im Sitz
- **Wechsel** der Ausgangsstellung in die **Seitenlage:**
  - Verbesserung der Schulterblattmobilität
  - Abheben des Skapula zwischen Thoraxwand und M. serratus anterior
  - Abheben der Skapula zwischen M. serratus anterior und M. subscapularis
  - Weichteiltechniken der primär bewegungungshemmenden Muskeln M. teres major, M. subscapularis, M. pectoralis minor und M. subclavius
  - Weichteiltechniken an den primär schmerzhaften Muskeln M. serratus anterior, M. infraspinatus, M. supraspinatus und M. levator scapulae
- **Wechsel** der Ausgangsstellung in die **Rückenlage:**
  - Humeruskopfzentrierung in Rückenlage
  - Traktion des subakromialen Raums in Rückenlage
  - Traktion des Glenohumeralgelenks in Rückenlage
- **Alternativ:** Wechsel der Ausgangsstellung in die **Bauchlage**
  - Weichteiltechniken in Bauchlage
  - Abheben des Schulterblatts in Bauchlage
  - Traktion des Schultergelenks in Bauchlage.

6.6 Nicht endgradig mögliche Flexion bei ausreichenden Kraftverhältnissen und regelgerecht stehender Skapula

Begleitende Maßnahme

Heiße Rolle.

Therapeutische Maßnahmen

- **Ausgangsstellung: Sitz:**
  - Weichteiltechniken der primär bewegungshemmenden Muskeln M. teres major, M. subscapularis, M. pectoralis minor und M. subclavius
  - Humeruskopfzentrierung im Sitz
  - Traktion des Sternoklavikulargelenks
  - Traktion des Akromioklavikulargelenks
  - Mobilisation des Akromioklavikulargelenks
- **Wechsel** der Ausgangsstellung in die **Rückenlage:**
  - Humeruskopfzentrierung in Rückenlage
  - Verbesserung der Kranialbewegung der Klavikula
  - Behandlung der Außenrotation der Klavikula
  - Kaudalgleiten des Humerus in Rückenlage zur Verbesserung der Abduktion
  - Kaudalgleiten des Humerus in Rückenlage zur Verbesserung der Flexion
  - intensive Muskel-Kapsel-Dehnung in 90° Flexion
  - intensive Muskel-Kapsel-Dehnung oberhalb 90° Flexion
  - Training der schulterführenden Muskulatur durch die gesamte Bewegungsbahn mit PNF bei langem Hebel:
    - Muster Flexion/Abduktion/Außenrotation
    - Muster Extension/Adduktion/Innenrotation
    - Muster Flexion/Adduktion/Außenrotation
    - Muster Extension/Abduktion/Innenrotation.

6.7 Fehlende Stabilität des Schultergelenks im Alltag

Therapeutische Maßnahmen

- **Ausgangsstellung:** in der **Seitenlage:**
  - Verbesserung der Schulterblattmobilität
  - Abheben der Skapula zwischen Thoraxwand und M. serratus anterior
  - Abheben der Skapula zwischen M. serratus anterior und M. subscapularis
  - Erarbeitung der Schulterblattstabilität
- **Alternativ** in der **Bauchlage:**
  - Abheben des Schulterblatts in Bauchlage
  - Bahnung und Training der Skapulastabilisation
  - Training der endgradigen Flexion/Abduktion/Außenrotation gegen die Schwerkraft
  - Training der endgradigen Flexion/Abduktion/Außenrotation gegen Widerstandsgabe

- **Wechsel der Ausgangsstellung:**
  - Übungen im Sitz mit Belastung des Armes in geschlossener Kette
  - Übungen in Bauchlage in 90° Flexion in geschlossener Kette mit unterschiedlichen Unterlagen
  - Übungen im Stand in verschiedenen Flexionsstellungen der Schulter in geschlossener Kette mit verschiedenen Unterlagen
  - Übungen im Sitz/Stand mit Stab in offener Muskelkette
  - Übungen im Sitz/Stand mit Ball (Medizinball) in offener Muskelkette
  - Übungen im Sitz/Stand mit Bioswing®, Posturomed® in offener Muskelkette.

6.8 Angstabbau, Propriozeptionstraining der Schultermuskulatur

Therapeutische Maßnahmen

- **Ausgangsstellung: Rückenlage:**
  - Weichteiltechniken der primär bewegungshemmenden Muskeln M. teres major, M. subscapularis, M. pectoralis minor und M. subclavius
  - intensive Muskel-Kapsel-Dehnung oberhalb 90° Flexion
  - Training der schulterführenden Muskulatur durch die gesamte Bewegungsbahn mit PNF bei langem Hebel:
    - Muster Flexion/Abduktion/Außenrotation
    - Muster Extension/Adduktion/Innenrotation
    - Muster Flexion/Adduktion/Außenrotation
    - Muster Extension/Abduktion/Innenrotation
- **Alternativ:** Wechsel der Ausgangsstellung in die **Bauchlage:**
  - Weichteiltechniken in Bauchlage
  - Traktion des Schultergelenks in Bauchlage
  - dreidimensionale Mobilisation zur Flexionsverbesserung
  - Bahnung und Training der Skapulastabilisation
  - Training der endgradigen Flexion/Abduktion/Außenrotation gegen die Schwerkraft
  - Training der endgradigen Flexion/Abduktion/Außenrotation gegen Widerstandsgabe
- **Wechsel der Ausgangsstellung in den Sitz/Stand:**
  - Übungen im Stand in verschiedenen Flexionsstellungen der Schulter in geschlossener Kette mit verschiedenen Unterlagen
  - Übungen im Sitz/Stand mit Stab in offener Muskelkette
  - Übungen im Sitz/Stand mit Ball (Medizinball) in offener Muskelkette
  - Übungen im Sitz/Stand mit Bioswing®, Posturomed® in offener Muskelkette.

6.9 Linderung der Schmerzausstrahlung bedingt durch Hyperkyphosierung des zervikothorakalen Übergangs mit Skalenusproblematik

Begleitende Maßnahmen

- Wärmeanwendung, z. B. eine Heiße Rolle
- Elektrotherapie (Detonisierung der Muskulatur).

Therapeutische Maßnahmen

- **Ausgangsstellung:** Patient in **Bauchlage:**
  - sanfte Massage des M. trapezius und des M. erector trunci
  - Mobilisation der Wirbel unterhalb Th4 in Extension
- **Wechsel** der Ausgangsstellung: Patient in **Rückenlage,** Arm und Schulter werden schmerzfrei gelagert:
  - unspezifische Traktionen der Halswirbelsäule
  - Mobilisation des zervikothorakalen Übergangs in Extension, von kaudal beginnend, es werden alle betroffenen Segmente mobilisiert
  - Mobilisation der ersten Rippe, falls erforderlich
  - Mobilisation des zervikothorakalen Übergangs in Extension, von kaudal beginnend, es werden alle betroffenen Segmente mobilisiert

- Behandlung der Mm. scalenii mit Längsdehnungen und Querfriktionen
- Mobilisation des zervikothorakalen Übergangs in Extension, von kaudal beginnend, es werden alle betroffenen Segmente mobilisiert
- unspezifische Traktionen der Halswirbelsäule

→ mehrmaliger Wechsel der Maßnahmen.

HINWEIS

Nach Rückgang der akutesten Beschwerden sollten im weiteren Therapieverlauf eine physiologische Haltung sowie eine ausreichende Muskelkraft der Extensoren trainiert werden. Unter Umständen muss auch der M. sternocleidomastoideus gedehnt werden.

6.10 Linderung der Schmerzausstrahlung nach zervikalem Bandscheibenvorfall

Begleitende Maßnahmen

- Wärmeanwendung, z. B. eine Heiße Rolle
- Elektrotherapie (Schmerzlinderung).

Therapeutische Maßnahmen

- **Ausgangsstellung:** Patient in **Rückenlage,** die Schulter und der Arm sind schmerzfrei gelagert:
  - unspezifische Traktionen des zervikothorakalen Übergangs
  - spezifische Traktionen des zervikothorakelen Übergangs
  - Mobilisation des zervikothorakalen Übergangs in Extension, je nach Bedarf
  - Detonisierung der Pars descendens des M. trapezius und des M. sternocleidomastoideus, allerdings ohne verstärkte Einstellung der Halswirbelsäule im Sinne der Seitneigung und Rotation
  - unspezifische Traktionen der Halswirbelsäule
  - spezifische Traktionen der Halswirbelsäule
  - Detonisierung der Mm. scaleni anterior und medius, allerdings ohne verstärkte Einstellung der Halswirbelsäule im Sinne der Seitneigung und Rotation

  → mehrmaliger Wechsel der Maßnahmen.

HINWEIS

Eine vollständige Detonisierung der Muskulatur sollte vermieden werden, da der Patient einen gewissen Tonus benötigt, um seine Pathologie, d. h. seinen Bandscheibenschaden, zu stabilisieren oder besser „zu schienen". Nimmt man ihm seine komplette Schutzspannung, können zusätzliche Schmerzen auftreten.

6

Register